Die besten
# Hausrezepte
gegen alle Krankheiten

Für Tubo und Gerald,
auf daß sie immer
gesund und munter bleiben

# Die besten
# Hausrezepte
## gegen alle Krankheiten

*Heilende Tees und Gewürze · Heilkräfte und Säfte*
*Rezepte gegen: Halsschmerzen, Nasenbluten, Schluck-*
*auf, Sodbrennen, Warzen, Hexenschuß, Erkältung,*
*Blasenkrankheiten, Wadenkrämpfe, Durchblutungs-*
*störungen, brüchige Fingernägel, Fußpilz*

**Franziska von Au**

## Cormoran

## Impressum

**Bildnachweis:**
Die Abbildungen sind folgenden Werken entnommen: Busemann, L.: Der Pflanzenbestimmer. Stuttgart 1908; Hörmann, Bernhard (Hrsg.): Pflanzenatlas I und II. München 1943; Klein, Ludwig: Unsere Wald- und Farngewächse. 2. Aufl. Heidelberg o.J.; Klein, Ludwig: Unsere Wiesenpflanzen. 2. Aufl. Heidelberg o.J.; Plüß: Unsere Bäume und Sträucher. 2 Aufl. Freiburg/Br. o.J.; Recknagel-Jahn (Hrsg.): Kräuterbuch. Gedruckt in München o.J.; Rümpler, Th.: Die Gartenblumen. 2. Aufl. Berlin 1888.

© 1997 Cormoran in der Südwest Verlag GmbH & Co. KG, München
Alle Rechte vorbehalten.
Nachdruck – auch auszugsweise – nur mit Genehmigung des Verlages.
Umschlaggestaltung: Till Eiden
Umschlagfoto: Superbild, Grünwald (Bernd Ducke)
Layout/Satz: DTP Haus, München

Printed in Italy
Gedruckt auf chlor- und säurefreiem Papier

ISBN 3-517-07925-1

# Inhalt 5

Vorwort   7

**Wie Hausmittel helfen können**   11

So wirken Heilpflanzen und
  Gewürze   12
Zubereitung und Anwendung
  von Kräutertees   14
Innerliche und äußerliche
  Anwendung von Kräutertees   15
Andere Hausmittel   17

**Heilende Kräuter und Gewürze von A bis Z**   25

**Heilkräuter und Gewürze Richtig sammeln, trocknen und aufbewahren**   100

Was man vor dem Sammeln
  wissen muß   102
Wie und wann sammelt man
  Kräuter und Gewürze?   103
Wie trocknet man Kräuter
  und Gewürze?   104
Wie bewahrt man Kräuter
  und Gewürze auf?   105

**Krankheiten und Beschwerden von A bis Z – und was dagegen hilft**   106

Abszesse und Geschwüre   110
Altersbeschwerden   113
Beschwerden im Kopfbereich   127
Blasen- und Nieren-
  beschwerden   134
Depressive Verstimmungen   141
Erkältungskrankheiten   143
Frauenleiden   157
Hautprobleme   166
Herz- und Kreislauf-
  beschwerden   177
Ischias und Hexenschuß   183
Kinderkrankheiten   183
Kuren   198
Leber- und Gallen-
  beschwerden   200
Männerbeschwerden   208
Magen- und Darmbeschwerden   214
Nervosität und Schlafstörungen   229
Rheuma und Gicht   234
Sonnenbrand   242
Verbrennungen und
  Verbrühungen   242
Verletzungen   243

# 6 Inhalt

## Hausmittel für die Schönheit 246

Pflanzenwirkstoffe 248
Ätherische Öle 254
Öle und Fette 254
Vitamine 256
Gemüse und Obst 257
Milch und Honig 258
Aus der Küche 259

## Bewährte Schönheitsrezepte 260

Wir stellen unseren Hauttyp
fest 262
Glatte Haut 263
*Reinigungsemulsionen und
Reinigungsmilch – Gesichts-
wässer – Lotionen – Friktionen –
Hautcremes – Packungen,
Masken und Kompressen –
Kräuteröle – Bäder –
Sonnenschutzmittel*
Glänzendes Haar 275
*Shampoos – Spülungen –
Festiger – Färben und
Tönen – Haarwässer –
Packungen und Kuren*
Schöne Hände 281
Gepflegte Fingernägel 282
Glänzende Augen 283
Weiche Lippen und
schöne Zähne 284
Frischer Atem 284

## Register 286

Großmütter haben meist viel erlebt und erfahren. Sie haben in ihrem Leben viel gelernt und wissen sich aufgrund ihrer reichhaltigen Erfahrung in fast jeder Lage selbst zu helfen. Gerade im Bereich der Gesundheit kennen sie heute noch so manche Hausmittel, die gegen allerlei Beschwerden helfen. Zu ihren Zeiten ging ja man nicht sofort zum Arzt, wenn man sich einmal nicht ganz gesund fühlte. Einen Besuch beim Doktor oder beim Bader, der im dörflichen Leben meist auch die Funktion des Arztes innehatte, konnte sich damals nicht jeder leisten. Deshalb mußte man sich selbst helfen können: bei kleineren Verletzungen genauso wie bei Krankheiten, bei Unpäßlichkeiten ebenso wie beim Zipperlein, das manchen jedes Jahr aufs Neue plagte. Man kurierte sich selbst – mit Mitteln aus der Natur, die schon seit vielen Generationen überliefert worden waren.

Das Wissen um die Kraft der Pflanzen, um die Wirkung der Heilkräuter und Gewürze lag meist in der Hand der Frauen: Sie waren es ja, die Haus und Hof hüteten, die in der Küche mit Gewürzen und Kräutern hantierten und die ihre geheimnisvollen Rezepte oft seit Jahrhunderten, manchmal schon seit Jahrtausenden bewahrt hatten – bis auf den heutigen Tag.

Nicht nur wir selber entdecken zunehmend, daß unsere Altvorderen doch eine ganze Menge an Kenntnissen um natürliche Heilweisen hatten; auch die Wissenschaft selbst erkannte in den vergangenen Jahren, daß manches Hausmittel besser, schneller und vor allem schonender auf den menschlichen Körper wirkt als eine "chemische Keule" der Pharmaindustrie. Und vor allem – ohne die oft gravierenden Nebenwirkungen der vom Arzt verschriebenen Medikamente.

Altbewährte Rezepte sind seit langer Zeit überliefert worden. Nicht alle Hausmittel unserer Großeltern überstehen zwar eine wissenschaftliche Prüfung. Doch selbst wenn die Wirkung eines Rezepts aus Großmutters Tagen einer gründlichen Nachforschung nicht standhält – was macht's, wenn es trotzdem, wider besseres Forscherwissen, hilft? Es mag ja auch Einbildung eine Rolle bei der Heilung mancher Krankheiten spielen. Doch je weiter die Wissenschaft fortschreitet, desto öfter müssen die Forscher zugeben: Es ist durchaus etwas dran an der überraschenden Wirksamkeit alter, überlieferter Hausmittel.

Unsere Großmütter wußten sich mit einfachen Mitteln zu helfen. Sie fanden ihre Arzneien im Garten, auf dem Feld oder im Wald. Sie wußten um die geheimnisvollen Kräfte der Pflanzen, und sie wußten auch, wann und wie man diese Kräfte wie anzuwenden hatte: ob als Wickel oder Umschlag, als Tee oder Saft, als Gewürz oder Bad.

**Vorwort**

Bewährtes hat sich im "Schatzkästlein" unserer Großmütter nämlich schon immer erhalten, untaugliche Rezepte dagegen gerieten schnell wieder in Vergessenheit. Der große Erfahrungsschatz unserer Vorfahren findet sich in diesem Buch wieder.

Sie, lieber Leser, liebe Leserin, werden ganz einfache Heilmittel entdecken, die Sie sich ohne größere Zutaten aus den Gewürzen in Ihrer Küche "brauen" können. Für manches Rezept müssen Sie vielleicht in die Apotheke oder ins Reformhaus gehen, um die nötigen Ingredienzen zu finden. Wenn Sie Freude an der Natur haben, machen Sie sich vielleicht die Mühe und sammeln künftig so manches Kraut selbst oder pflanzen es im Garten oder auf dem Balkon an.

Im zweiten Kapitel finden Sie über 150 Heil- und Gewürzpflanzen aufgelistet. Viele davon sind recht einfach selbst zu ziehen; das haben wir jeweils im "Pflanzensteckbrief" vermerkt.

Wenn Sie selbst alte Hausmittel herstellen wollen, müssen Sie Bescheid wissen, wie man sie richtig sammelt, trocknet, aufbewahrt und anwendet. Alles Wissenswerte dazu finden Sie im dritten Kapitel dieses Buches.

Im vierten Kapitel sind Krankheiten und Beschwerden von A bis Z aufgelistet – und dazu jeweils das Hausmittel aus dem alten Rezeptschatz unserer Großeltern, das die Beschwerden lindert oder heilen kann.

Bitte bedenken Sie in jedem Falle, daß Hausmittel – so bewährt sie auch sein mögen – bei einer langwierigen oder schwierigen Krankheit den Arzt nicht zu ersetzen vermögen. Aber wenn Sie einen guten Hausarzt haben, wird er in den allermeisten Fällen Ihr Bestreben unterstützen, den Körper mit möglichst natürlichen Mitteln zu kurieren. Vielleicht ist er Ihnen für so manchen Tip sogar dankbar. Beachten Sie bitte auch ganz genau die vorschriftsmäßige Anwendung jedes Heilmittels, halten Sie sich immer an die Dosierungsangaben. Ein Zuviel der richtigen Heilpflanze oder ihre falsche Anwendung kann nämlich durchaus schädliche Wirkungen hervorrufen.

Manche Beschwerden und Krankheiten müssen aber gar nicht erst auftreten. Man kann ihnen frühzeitig vorbeugen – indem man sich um eine gesunde und natürliche Körperpflege bemüht.

Damit lag unseren Vorfahren nicht nur die Gesundheit am Herzen: Sie pflegten ihren Körper mit natürlichen Mitteln, ohne Sprays, Konservierungsstoffe und künstliche Duftstoffe. Genau darauf besinnen wir uns heute ebenfalls wieder: Wir betreiben natürliche Körperpflege und gewinnen Schönheitsmittel aus der Natur.

Deshalb finden Sie in diesem Buch noch zwei weitere Kapitel, die sich weniger mit Krankheiten und Beschwerden befassen, vielmehr beschäftigen wir uns mit altbewährten Schönheitsmitteln. Wir stellen Ihnen darin die wichtigsten Pflanzenwirkstoffe vor, zeigen Ihnen, wie man so manches Körperpflege- und Schönheitsmittel selbst herstellen kann und wie man es dann anwendet. Altbewährtes und Überliefertes, Hausmittel und traditionelle Heilpflanzen haben nichts mit der Modeerscheinung "Nostalgie" zu tun. Die Rückbesinnung auf die gute alte Zeit , in der man mit einfachen Mitteln Krankheiten und Beschwerden linderte, in der man mit Methoden aus der Natur Körperpflege betrieb und Schönheitsmittel herstellte, ist vielmehr ein Abwenden von unserer allzu technisierten, allzu hektischen, schnellebigen Zeit. Vielleicht ist es auch ein Wiederentdecken unseres Körpers und seiner Selbstheilungskräfte – die man mit einfachsten Mitteln unterstützen kann. Dazu möchte dieses Buch ein Anreiz sein, dazu möchte es Hilfestellung geben.

# Wie Hausmittel helfen können

## So wirken Heilpflanzen und Gewürze

Früher hat man sich nur auf die Wirkung von Hausmitteln verlassen, ohne lange darüber nachzudenken, worauf die Wirkung von Heil- und Gewürzpflanzen eigentlich beruht. Man wußte nur: Bestimmte Pflanzen lindern und heilen bestimmte Krankheiten und Beschwerden. Man wußte dies aus Überlieferungen und aus der praktischen Erfahrung.

Heute dagegen müssen wir uns nicht mehr nur mit den Überlieferungen unserer Großeltern zufrieden geben, heute wissen wir genau, warum Heilpflanzen so wertvolle Arzneimittel sind. Die moderne Wissenschaft hat uns dabei geholfen: Die Inhaltsstoffe jeder einzelnen Pflanze wurden analysiert und auf ihre Wirkung hin überprüft. Dabei sind in den vergangenen Jahrzehnten unendlich viele Stoffe entdeckt worden: wirksame und weniger wirksame, große Mengen und manchmal nur winzige Spuren. Nach und nach konnte man genau feststellen, welche Pflanzen für die Gesundheit des Menschen heilsam und welche eher ungeeignet als Arzneimittel sind. Doch nicht allein die Menge der Wirkstoffe ist entscheidend, ob man eine Pflanze zur Heilung einsetzt: Die ganze Pflanze ist dafür wichtig, nicht nur die einzelnen Inhaltsstoffe.

Wirkstoffe der Heilpflanzen nennt man alle jene Stoffe, die eine Pflanze während ihres gesamten Wachstums in sich bildet und speichert. Nicht alle benötigt man für die Heilung und Linderung von Beschwerden und Krankheiten; solche **indifferenten Stoffe** sind jedoch trotzdem wichtig – sie steuern oftmals die Wirksamkeit des Heilmittels in der Pflanze. Manchmal beschleunigen sie die Aufnahme des **Wirkstoffs** im menschlichen Körper, manchmal verlangsamen sie diese auch.

**Bitterstoffe** kommen in vielen Heilpflanzen vor. Sie regen besonders die Magensaftsekretion an und haben darüber hinaus auch noch eine allgemein kräftigende Wirkung.

Als **ätherische Öle** bezeichnet man pflanzliche Inhaltsstoffe, die leicht flüchtig sind, die man jedoch in Wasser kaum oder nur schlecht lösen kann. Ätherische Öle riechen meist sehr stark, überwiegend jedoch angenehm. Ätherische Öle kommen praktisch in jeder Pflanze vor – nicht immer jedoch verwendet man sie zur Heilung.

**Gerbstoffe** nennt man solche Pflanzeninhaltsstoffe, die Eiweißstoffe der Haut und der Schleimhaut binden können. Sie überführen diese in widerstandsfähige, unlösliche Stoffe – und genau darauf beruht auch ihre Heilwirkung: Denn sie entziehen so den Bakterien, die sich auf Haut oder Schleimhaut befinden, den Nährboden. Heilpflanzen mit Gerbstoffen verwendet man

# So wirken Heilpflanzen und Gewürze

oft als Gurgelmittel, als Umschlag und als Arznei gegen Durchfälle. Auch für Badezusätze werden sie genommen. Manche dieser Heilpflanzen reizen den Magen, deshalb bereitet man aus ihnen einen Tee auf kaltem Weg, um den Magen nicht unnötig zu beanspruchen.

**Kieselsäure** nehmen manche Pflanzen über den Boden auf. Der menschliche Körper braucht Kieselsäure vor allem im Bindegewebe, in Haut, Haar und Nägeln.

**Schleim** nennt man in der Pflanzenkunde die kohlenhydrathaltigen Stoffe, die mit Wasser aufquellen und eine fadenziehende Flüssigkeit bilden. Schleim kommt in vielen Pflanzen vor, doch meist nur in sehr geringen Mengen, die man kaum nutzen kann. Doch Schleim beeinflußt die Wirkung anderer pflanzlicher Wirkstoffe und er mildert bestimmte Reizungen: Vor allem bei Entzündungen der Schleimhäute verwendet man Heilpflanzen, die Schleim enthalten (zum Beispiel Eibisch bei Husten).

**Vitamine, Mineralien, Spurenelemente** finden sich ebenfalls in allen Pflanzen. Sie sind für den menschlichen Körper unentbehrlich. Mit ihnen kann er Bindegewebe, Knochen und Zähne genauso aufbauen wie Zellstrukturen, körpereigene Enzyme und Hormone. Vitamine, Mineralien und Spurenelemente besorgen auch eine Aktivierung des Stoffwechsels, sie erhalten und beeinflussen den Wasserhaushalt. Wenn man mit Heilpflanzen umgehen lernt, wie unsere Vorfahren das durch alle Generationen gewohnt waren, so merkt man schnell, daß die heilenden Wirkstoffe in der Pflanze nicht gleichmäßig verteilt sind. Es gibt Pflanzen, bei denen man sie vor allem in den Blättern und Blüten findet; bei anderen sammelt man Samen und Früchte, bei manchen schält man die Rinde ab oder gräbt die Wurzeln aus, um an die heilenden Wirkstoffe zu gelangen. Es kommt auch darauf an, wo die Pflanze steht, zu welcher Jahreszeit man sie erntet und wie man sie trocknet. Wenn Sie nicht selbst sammeln, sind Sie jedoch mit den Heilpflanzen aus der Apotheke gut bedient: Das sind immer gut vorbereitete Arzneipflanzen, die richtig gelagert wurden und die deshalb durch das Trocknen ihre Wirkstoffe nur in äußerst geringem Maße verloren haben.

## Zubereitung und Anwendung von Kräutertees

Die meisten Hausmittel nimmt man in Form von Tees zu sich. Das klingt ganz harmlos, doch Kräutertees sind – und das darf man nie vergessen – ein Medikament. Sie entfalten nur dann die bestmögliche Wirkung, wenn man sie gezielt anwendet und richtig dosiert. Auch wie man den Tee zubereitet, ist von entscheidender Bedeutung:

- Die verwendete Menge (an den Rezepturen sollten Sie auf keinen Fall etwas verändern!).
- Die Wassertemperatur (man kann Tees mit kaltem, warmem, heißem oder kochendem Wasser übergießen).
- Die Dauer des Ziehens (ob nur einige Minuten oder mehrere Stunden).
- Die Art des Teetrinkens (ob heiß, kalt oder warm, ob schluckweise, ob über den Tag verteilt).

All das ist von Wichtigkeit für die Heilwirkung des Kräutertees. Sie sollten sich genau an die Rezepte in Kapitel 4 halten, wenn Sie einen guten Erfolg bei Heilung und Linderung von Krankheiten und Beschwerden erzielen wollen.

Kräutertees bekommen Sie in der Apotheke. Wenn Sie selbst Ihre Mischungen zusammenstellen wollen, so halten Sie sich bitte ebenfalls genau an die Angaben der Rezepturen im vierten Kapitel.

Wichtig für die Heilwirkung ist außerdem, ob Sie den Tee ungesüßt oder gesüßt trinken. Halten Sie sich bitte auch hier an die Angaben. Erst wenn alles zusammenstimmt, kann ein Kräutertee seine gesamte Heilwirkung entfalten.

## Innerliche und äußerliche Anwendung von Kräutertees

### Kräutertees für die innerliche Anwendung

werden in den meisten Fällen so zubereitet:

- 2 gehäufte Teelöffel (Einzeltee oder Teemischung) mit 1/4 Liter siedendem Wasser übergießen.
- Zugedeckt 10 Minuten ziehen lassen.
- Durch ein Sieb abseihen.

Man trinkt normalerweise 2–3 Tassen schluckweise und nicht allzu warm zwischen den Mahlzeiten. Sie können den Tee in den meisten Fällen mit Honig (nicht mit Zucker oder Süßstoff!) süßen.

**ACHTUNG:** Wenn Sie Diabetiker sind, dürfen Sie Ihren Tee nicht süßen.

### Kräutertees für die äußerliche Anwendung

Ungemischte Tees wendet man an für

#### Ansteigende Fußbäder

Sie sind ein wichtiges Mittel, um beginnende Erkältungskrankheiten abzuwehren. Ansteigende Fußbäder erwärmen den ganzen Körper und sorgen damit für eine bessere Durchblutung.

In eine hohe Fußwanne gibt man zur Teemischung heißes Wasser (zunächst etwa 37 Grad Celsius), dessen Temperatur man langsam steigert (solange es für den Patienten erträglich ist). Nach etwa 10–15 Minuten beendet man das Fußbad, trocknet die Füße ab und zieht sich warme Socken an.

**ACHTUNG:** Heiße Fußbäder sind für all jene Patienten verboten, die kranke Venen haben oder unter Herz- und Kreislaufstörungen leiden.
Auf jeden Fall den Arzt befragen!

#### Augenwaschungen

Auch dafür nimmt man natürlich ungesüßten Kräutertee: Man wäscht die Augen mit einem Wattebausch (oder Mulläppchen) aus, das man vorher in Tee getränkt hat. Jedes Auge wird etwa 3 Minuten lang behandelt. Man sollte darauf achten, immer von außen nach innen, also von der Schläfe zur Nase hin zu waschen. Für Augenspülungen kann man in der Apotheke eine Augenbadewanne kaufen. Dafür sollte der Kräutertee allerdings unbedingt gefiltert werden. Die gefilterte Flüssigkeit noch ein zweites Mal kurz aufkochen.

#### Dampfbäder

Beim Dampfbad läßt man die Dämpfe auf die Haut wirken. Steigen (nach kurzer Zeit schon) keine Dämpfe mehr auf, muß man den Kräuteransatz noch einmal erhitzen – die gesamte Dauer sollten nicht viel länger als 5–10 Minuten betragen.

# Wie Hausmittel helfen können

## Gurgellösungen und Mundspülungen

Dafür verwendet man – natürlich ungesüßten – Kräutertee. Man muß darauf achten, daß man lange genug gurgelt: mindestens 1 Minute lang. Mundspülungen sollten man 5 Minuten
lang machen.

## Inhalationen

Dafür braucht man 1 kleine Handvoll
Teekräuter. Man gibt sie in einen Topf
und übergießt sie mit 1/2–1 Liter siedendem Wasser. Bei der Inhalation
beugt man nun den Kopf über den
Topf, deckt ein Tuch darüber und atmet die Kräuterdämpfe langsam tief
durch Nase und Mund ein.

## Kräutersäckchen

Sie helfen dabei, Geschwüre zu erwei-
chen, zu reifen oder zu zerteilen. Die
Wärme einer Kräutersäckchens wirkt
außerdem schmerzlindernd. Man sollte es deshalb sehr warm oder sogar
heiß auflegen (ganz wie der Patient
es verträgt).
Die Teemischung wird für das Kräuter-
säckchen in einen Leinenbeutel gefüllt, der etwa 10 Minuten in kochendem Wasser liegen muß. Danach einfach nur abtropfen und abkühlen lassen und auf die erkrankte Stelle legen.

## Teilbäder

Sie sind meist bei verletzten Gliedmaßen anzuwenden. Die Herstellung
ist einfach: Man bereitet einen Tee
(35–40 Grad Celsius) und badet
darin die erkrankten Körperteile (etwa
10 Minuten lang). Für 1 Liter Bad
rechnet man 1 Eßlöffel Tee oder Teemischung. Diese übergießt man mit
kaltem Wasser, kocht sie auf und läßt
sie 10 Minuten ziehen. Danach abseihen und auf die angegebene Temperatur abkühlen lassen.

## Umschläge

Feuchte Verbände oder Wundumschlä-
ge macht man mit einem Wattebausch
oder Mulltupfer. Man tränkt ihn mit
dem Kräutertee, drückt ihn leicht aus
und legt ihn auf die zu behandelnde
Stelle. Der Wundumschlag sollte mehrere Stunden aufliegen, der feuchte
Verband lediglich so lange, bis er
trocken ist. Man kann ihn allerdings
mehrmals mit Tee nachfeuchten.

## Vollbäder

Bei Temperaturen zwischen 35 und
38 Grad Celsius badet man etwa 10
Minuten. Danach sollte man Bettruhe
einlegen, weil dies die heilende Wirkung des Bades verstärkt. In der Apotheke bekommen Sie medizinische
Badeextrakte auf pflanzlicher Basis.

### Waschungen

Sie empfehlen sich vor allem bei Hautunreinheiten. Man taucht ein sauberes Tuch (oder Mulläppchen) in lauwarmen Kräutertee und wäscht dann die Hautstellen mit kreisenden Bewegungen. Will man Krusten aus Blut, Sekreten oder Eiter entfernen, drückt man zunächst ein mit Tee getränktes Mulläppchen auf die verkrusteten Stellen (so heiß wie nur möglich). Erst nach etwa 10 Minuten beginnt man dann mit der Waschung. Die Krusten sind in dieser Zeit normalerweise aufgeweicht und lassen sich schmerzlos abwaschen.

## Andere Hausmittel

**Innerlich** angewendet werden

### Ätherische Öle

In der Apotheke oder im Reformhaus kann man ätherische Öle kaufen. Dabei sind die Höhe der Dosis und ihre Anwendungsdauer angegeben.

### Geiste

Darunter versteht man die Auflösung ätherischer Öle in Weingeist. Das bekannteste Beispiel dafür ist der Melissengeist, der als probates Hausmittel wohl jedem bekannt ist. Geiste erhält man in Apotheken, im Reformhaus und in Drogerien. Auch hier sind die Höhe der Dosis sowie ihre Anwendungsdauer immer angegeben.
ACHTUNG: In Geisten ist immer Alkohol enthalten!

### Homöopathische Hausmittel

Sie sind ebenfalls in der Apotheke zu bekommen. Man kann sie als Streukügelchen (Globuli) oder in Tropfenform erhalten.
ACHTUNG: In homöopathischen Tropfen ist Alkohol enthalten!

# Wie Hausmittel helfen können

### Säfte

Es lohnt sich meist nicht, selbst Säfte aus Heilpflanzen herzustellen. Man bekommt sie im Reformhaus, in der Drogerie und selbstverständlich auch in der Apotheke. Frische Fruchtsäfte dagegen kann man leicht selbst zubereiten: Ein Haushaltsentsafter (ob elektrisch oder "von Hand") ist dabei hilfreich.

ACHTUNG: Auch hier gilt: Gesüßte Fruchtsäfte sind für Diabetiker verboten!

### Tropfen und Tinkturen

Einzeln oder gemischt sind diese beiden Darreichungsformen in der Apotheke erhältlich. Auch hier gilt: Die Höhe der Dosis und die Anwendungsdauer sind jeweils angegeben.

ACHTUNG: In Tropfen und Tinkturen ist immer Alkohol enthalten!

**Äußerlich** angewendet werden neben Tees und Teemischungen auch noch andere pflanzliche Heilmittel. Dazu gehören

### Ätherische Öle

Sie eignen sich – äußerlich angewendet – für Dampfbäder, für Einreibungen und für Inhalationen (ausgenommen sind Säuglinge und Kinder unter fünf Jahren). Ätherische Öle bekommt man in Apotheken und Reformhäusern. Die Zubereitung der äußerlichen Anwendung, die Höhe der Dosierung und auch die Anwendungsdauer sind immer angegeben.

ACHTUNG: Auf ätherische Öle reagieren manche Menschen allergisch, mit Hautjucken. Dann muß das Öl sofort abgesetzt werden.

### Badeextrakte und Badeöle

Man kann aus Heilpflanzen beides herstellen. Badeextrakte wie auch Badeöle eigenen sich für alle Arten von Bädern: für Voll-, Teil- und Sitzbäder. Man bekommt sie im Reformhaus oder in der Apotheke, man kann sie aber auch selbst zubereiten. Genaue Rezepturen finden Sie in Kapitel 4. Auch hier gilt: Genau auf Dosierung, Badetemperatur und Dauer der Anwendung achten.

### Emulsionen und Salben

Sie sind besonders gut für Einreibungen und Auflagen geeignet. Salben und Emulsionen bekommt man in Apotheken und Reformhäusern. Es lohnt sich kaum, sie selbst herzustellen.

### Fluide, Geiste und Spiritus

Alle drei sind alkoholische Lösungen mit verschiedenartigen Wirkstoffen. Man verwendet sie für Einreibungen, Auflagen und Umschläge. Fluide, Geiste und Spiritus bekommt man in Apotheken, in Reformhäusern und in Drogerien. Zubereitung, die Höhe der Dosis sowie die Anwendungsdauer sind hier ebenfalls genau vorgeschrieben.

## Packungen, Umschläge und Wickel

sind beliebte und bewährte Heilmittel unserer Großeltern. Wer kennt nicht den probaten Wadenwickel gegen Fieber oder den Halswickel gegen Husten und Heiserkeit.

Unser Körper hat normalerweise eine Temperatur von etwa 36 Grad. Wickel, die mit Wasser gemacht werden, liegen etwa 10–15 Grad darunter und wirken direkt auf die feinen Kapillargefäße und damit auf das Blut, das den entsprechenden Körperteil durchströmt. Durch diese Kühlung der Hautoberfläche erreicht man einen Kältereiz – und damit eine gesteigerte Hautdurchblutung.

Mit der Haut erwärmen sich auch die für den Umschlag oder Wickel verwendeten Tücher – es entsteht eine feuchte Stauwärme. Dabei werden Krankheitserreger und die Fremdstoffe, von denen sich der Körper befreien will, durch den Einfluß der feuchten Wärme gelockert und aufgelöst. Durch die Hautporen dringen sie nach außen. Manchmal kann man dann feststellen, daß Wickel beim Abnehmen einen starken Geruch ausströmen, oder daß das Waschwasser der Tücher trüb wird.

Vor allem Umschläge für einzelne Körperteile werden in kalter oder kühlender Form verwendet.

## Anregende Umschläge

- Das Tuch 2-, 4- oder 6fach zusammenfalten.
- In kühles (16–22 Grad Celsius) Wasser eintauchen.
- Gut auswringen.
- Auf den zu behandelnden Körperteil legen.
- Diesen dann mit einem Wolltuch umhüllen.
- Liegen lassen, bis der Wickel trocken geworden ist.

## Kühlende Umschläge

- Das Tuch 4- bis 8mal zusammenfalten, damit genügend Wasser gespeichert werden kann.
- Das Tuch in kaltes Wasser (also unter 16 Grad Celsius) legen.
- Dann nicht auswringen, sondern naßfeucht auflegen.
- Nicht abdecken.
- Ein kalter Wickel sollte möglichst oft erneuert werden.

Kühlende Umschläge verwendet man zum Beispiel gegen Nasenbluten. Dabei wird die kalt-nasse Auflage in die Nackengegend gelegt.

# Wie Hausmittel helfen können

Es gibt viele unterschiedliche Packungen und Wickel, die bei verschiedenen Beschwerden sehr wirksam sind.

## Armpackungen

Man macht sie bei akuten Krankheiten, z.B. der Lunge, des Brust- und des Rippenfells, der Atmungsorgane. Es muß immer auch das Handgelenk mit eingewickelt werden. Die Armpackung wird in der üblichen Form durchgeführt: zunächst ein feuchtes Tuch, dann ein trockenes, zuletzt ein Wollwickel. Die Armpackung sollte man alle 1/2 Stunde wechseln.

## Beinpackungen

Sie wirken ableitend und werden bei chronischen Leiden (Blutandrang im Kopf, Kopfschmerzen, Schwindel, Hals- und Lungenbeschwerden, Gicht- und rheumatische Beschwerden, Blutstauungen in den Beinen) eingesetzt. Beinpackungen sollte man mit einer Wassertemperatur von 18–20 Grad Celsius durchführen.

Das ganze Bein wird bis zur Mitte des Oberschenkels eingepackt, die Füße jedoch nicht. Zuerst kommt die feuchte,-dann die trockene Unterlage und dann die Wollumhüllung. Man muß darauf achten, daß immer beide Beine eingepackt werden müssen – auch dann, wenn nur ein Bein erkrankt ist.

## Fußpackungen

Sie werden bei Gehörstörungen und bei Augen- und Kopfschmerzen (die auf Blutmangel im Gehirn zurückzuführen sind) angelegt. Man nimmt zur Fußpackung am besten baumwollene, nasse Socken, die man mehr oder weniger auswringt und dann anzieht; darüber zieht man noch ein oder zwei weitere Paar wollene Strümpfe. Fußpackungen legt man am besten während der Nacht an. Man kann sie (wenn sie nicht vorher lästig werden) bis zum nächsten Morgen tragen.

## Fußwickel

Ungesunde Ablagerungen, besonders im Bereich der Beine, werden durch den Fußwickel ausgeleitet. Sie sollen auch bei Beingeschwüren helfen. Fußwickel kann man kalt oder warm anlegen. Dabei wird ein serviettengroßes Tuch 1- bis 2mal um den Fuß bis zur Höhe des Knöchels gewickelt. Das Tuch sollte sehr feucht sein, jedoch nicht tropfen. Anschließend wird es mit einem wollenen Tuch umhüllt und gut abgedeckt. Fußwickel werden 1–2 Stunden am Fuß gelassen.

## Halswickel

Man verordnet Halswickel bei Husten und Heiserkeit, bei entzündeten Mandeln sowie Rachen- und Kehlkopfaffektionen. Für Halswickel faltet man ein Tuch 2-, 4- oder 6mal und taucht es in Wasser von 19–22 Grad Celsius. Das ausgewrungene Tuch wird um den Hals gelegt, ein trockenes Tuch kommt darüber sowie ein Wollschal.

## Handpackungen

Sie haben einen erregenden oder beruhigenden Einfluß und wirken sich besonders auf die Durchblutung aus. Man kann die Handpackung mit der Fußpackung vergleichen. Sie wird ebenfalls warm oder kalt angelegt. Bei einer kalten Packung sollte es jedoch Voraussetzung sein, daß die Hände warm sind. Sind sie dagegen kalt, wird man immer eine warme Packung anlegen. Auch bei der Handpackung gilt: Immer werden beide Hände eingewickelt, niemals nur eine Seite.

## Kopfpackungen

Besonders bei Kopfschmerzen, bei Migräne, bei allen Zuständen, die auf eine krankhafte Verengung der Blutgefäße zurückzuführen sind, ist der Kopfwickel ein leider sehr in Vergessenheit geratenes Hausmittel. Die Kopfpackung sollte mit einer Wassertemperatur von 18–20 Grad durchgeführt werden. Vor dem Schlafengehen legt man ein nasses, gut ausgewrungenes Handtuch auf Stirn und Kopf und wickelt einen dicken, wollenen Turban darüber. Die Kopfpackung bleibt bis zum nächsten Morgen angelegt.

## Schulter- und Brustpackungen

Speziell bei Beschwerden an den inneren Brustorganen (Lunge, Luftröhre, Bronchien) können diese Packungen helfen und lindern. Zur Schulterpackung wird ein langes, nicht zu nasses Handtuch wie ein Schal von den Schultern und über der Brust über Kreuz gelegt. Dann legt man die Brustpackung (18–20 Grad Celsius Wassertemperatur) an. Die Schalenden des Schulterwickels reichen dabei unter den Brustwickel. Es gilt die übliche Regel: feuchter Unterwickel, trockener Leibwickel und Wollabdeckung. Bei dieser Packung sind Bettruhe und gute Zudecke besonders wichtig. Nach etwa 1 Stunde kann man den Schulter- und Brustwickel abnehmen, sollte aber noch mindestens 1 Stunde Bettruhe folgen lassen.

## Wadenwickel

Er hilft ganz besonders gut bei fieberhaften Zuständen und dient zur Ableitung von übermäßigem Fieber. Beim Wadenwickel wird nur die Wade eingepackt, der Fuß bleibt frei. Das Wasser für den Wickel sollte 18–20 Grad haben. Beim Wadenwickel ist es wichtig, daß die Füße warm bleiben, deshalb sollte man warme Socken anziehen oder eine Wärmflasche unter die Füße legen. Besonders gut hilft ein Wadenwickel, wenn er zusammen mit einer Brust- oder Halspackung – und dann über Nacht – gemacht wird.

ACHTUNG: Fieberstillende Wickel und Packungen sollte man nicht mit allzu kaltem Wasser anlegen. Bei fieberhaften Schüben und einer zu kalten Ganzpackung etwa kann es zu erheblichen Kreislaufbeschwerden kommen. Je höher das Fieber ist, je empfindlicher und erregter der Patient ist, desto höher sollte das Wasser temperiert sein.

Man kann Wickel natürlich nicht nur mit Wasser machen, sondern dafür bestimmte Pflanzen verwenden – Pflanzen, die wir aus der Küche gut kennen, und die unsere Großmütter als ganz natürliche Heilmittel ansahen.

### Kartoffelpackungen

etwa wandte man gegen entzündete Hautstellen, schlecht heilende Wunden, Gelenkrheumatismus, Geschwülste und Quetschungen an. Je nach Größe des zu behandelnden Gebietes nimmt man bis zu 250 Gramm gewaschene und geschälte Kartoffeln, kocht sie und rührt sie danach zu Mus. Diesen Brei streicht man auf eine Leinen- oder Mullunterlage und legt sie dann so heiß wie nur möglich auf die kranke Körperstelle. Anschließend sollte man die behandelte Hautpartie gut mit Johannisöl abreiben und abdecken.

### Kohlwickel

setzte man überall dort ein, wo die Durchblutung gestört war: bei schlecht durchbluteten Beinen, bei Geschwüren, bei rheumatischen Gelenkerkrankungen, aber auch bei Schmerzen im Bereich der Lendenwirbelsäule (Hexenschuß). Verwenden kann man für den Kohlwickel alle Kohlarten, besonders gut ist jedoch der Weißkohl. Die dicken Blätter werden abgenommen und gewaschen. Man entfernt die harten Rippen und walzt das Blatt mit einer Nudelrolle suppig (ohne daß jedoch

seine Struktur zerstört wird). Diese feuchten Blätter legt man dann jeweils auf Gelenke, Beine, Brust, Bauch oder Schulter oder auf die Lendenwirbelsäule und fixiert sie mit einem Verband. Am besten macht man Kohlwikkel abends vor dem Zubettgehen und beläßt sie über Nacht am Körper.

### Leinsamenumschläge

verwendeten unsere Großmütter bei Entzündungen aller Art, bei Furunkeln, Eiterherden und zur Schmerzstillung. Gemahlenen Leinsamen gab man in einen Beutel aus Gaze, der groß genug für die entzündete Fläche war. Der Stoffsack wird in Wasser aufgekocht. Dann legt man ihn so heiß wie möglich auf die betreffende Stelle, bis er abgekühlt ist. Danach wird er entfernt, die Stelle wird aber weiterhin warm gehalten.

### Milchwickel

Dieses Rezept stammt aus Rußland; es soll bei Entzündungen der Gallenblase helfen. Ein Tuch (groß genug, um den Raum zwischen Brustbein und rechter Körperhälfte zu überdecken) wird in frische, kalte Milch getaucht. Es soll gut feucht sein, aber nicht tropfen. Dieses Tuch wird dann so auf den rechten Rippenbogen gelegt, daß dieser etwa 2 Zentimeter überlappt wird. Der Milchwickel wird erneuert, wenn er warm geworden ist.

## Senfwickel

Bei Bronchialkatarrh, bei Erkältungskrankheiten, Lungenentzündungen und Lungenstauungen, bei Kreislaufstörungen oder Atemnot empfahlen unsere Großmütter einen Senfwickel. Er wurde auf Rücken oder Brust aufgelegt. Man nahm gemahlene Senfkörner, rührte sie mit lauwarmem Wasser an. Diesen Brei strich man direkt auf die Haut und deckte ihn dann mit einem Handtuch und dieses wiederum mit einem Wolltuch ab. Der Wickel bleibt so lange auf der Haut, bis eine leichte Rötung entsteht (etwa 5–10 Minuten).

ACHTUNG: Empfindliche Menschen können von einem Senfwickel Bläschen bekommen. Auf jeden Fall die Haut nach dem Wickel mit kaltem Wasser abwaschen. Danach sofort warme Kleidung anziehen oder gut abdecken. Man kann dem Senfwickel 1/3 Leinsamenmehl beifügen, dann wirkt er nicht so stark.

## Zwiebelwickel

Bei allen entzündlichen Zuständen (außer Nierenentzündungen und Zuckerkrankheit) wandten unsere Großmütter den Zwiebelwickel an. Er soll auch gegen Bronchialkatarrh, chronischen Husten, Lungenentzündung, Blasenentzündungen, Ohrenentzündungen sowie Stirnhöhlen- und Nasennebenhöhlenkatarrh helfen. Für diesen Wickel schneidet man frische Zwiebeln in dünne Scheiben und legt sie in ein Säckchen aus porösem Stoff (zum Beispiel Gaze). Über einem Wasserbad wird es stark erhitzt; das Säckchen sollte aber nicht mit Wasser in Berührung kommen. Das erhitzte Zwiebelsäckchen legt man sofort auf die entzündete Stelle und deckt sie mit einem Wolltuch gut ab. Damit es nicht verrutscht, sollte man es gut fixieren. Zwiebelwickel sind besonders gut, wenn man erst im Anfangsstadium einer Krankheit ist, denn sie ziehen Giftstoffe aus dem Körper heraus. Der Zwiebelwickel wird etwa 15–20 Minuten angelegt. Wenn die Zwiebeln kalt sind, wird er abgenommen.

# Heilende Kräuter und Gewürze von A bis Z

# Heilende Kräuter und Gewürze von A bis Z

**U**nsere Großmütter haben die Gewürze und Kräuter selbst angebaut, gesammelt und geerntet, die sie für ihre heilenden Säfte und Tees benötigten. Wir können heute vieles davon in der Apotheke oder im Reformhaus kaufen. Doch man sollte "seine" Pflanzen und ihre Wirkung trotzdem genau kennen. Deshalb finden Sie in diesem Kapitel mehr als 150 Pflanzen von A bis Z aufgelistet, beschrieben und erklärt. Wer einen Balkon oder sogar einen Garten sein eigen nennt, kann so manches selbst anbauen und sich dann nicht nur an der heilenden Wirkung, sondern auch an der Pflanze selbst, an ihrer Blüte und ihrem Duft erfreuen.

## Ackergauchheil
*(Anagallis arvensis)*

wird auch Nebelpflanze, Weinbergstern oder Wetterkraut genannt.
Die Pflanze blüht von Juni bis Oktober, man sammelt das Kraut ohne die Wurzeln.
In der Volksmedizin wurde Ackergauchheil schon von alters her gegen Warzen, Verstopfung und Epilepsie angewendet.
**ACHTUNG:** Die Pflanze ist giftig und daher zur Selbstmedikation nicht geeignet.

## Ackerschachtelhalm
*(Equisetum arvense)*

wird auch Zinnkraut genannt, da man das Sommerkraut sehr gut zum Putzen von Zinn verwenden kann. Der Ackerschachtelhalm ist eine mehrjährige Pflanze ohne Blüten mit unterirdischen, schwarzen Wurzeln, die einen Frühlings- und einen Sommertrieb ausbildet. Die unfruchtbaren Sommertriebe ergeben den Schachtelhalm- oder Zinnkraut-Tee. Die grünen Stengel werden im Sommer geerntet (Mai bis September) und an einem schattigen, luftigen Platz getrocknet, dann zu Tee geschnitten.
Man kann Schachtelhalm selbst im Garten anbauen: Ackerboden, eventuell etwas mit Lehm durchsetzt, reicht der Pflanze gut aus. Schachtelhalm ist schon seit der Antike bekannt. "Hippuris" wurde er in Griechenland genannt, nach dem Aussehen der unfruchtbaren Triebe, die einem Pferdeschwanz gleichen. Schon um 50 n.Chr. berichtet der berühmte griechische Arzt Dioskorides, daß Schachtelhalm ein beliebtes harntreibendes und blutstillendes Mittel sei. Später hat Pfarrer Kneipp dies bestätigt, und noch heute gilt die Pflanze in der Volksmedizin als blutstillendes Mittel, aber auch als "Blutreinigungsmittel" für Frühjahrs- und Herbstkuren. Schachtelhalm-Tee soll außerdem zur Behandlung von Rheuma und Gicht, als Husten- und Asthmamittel, gegen Wasserstauungen, bei Hautunreinheiten, brüchigen

## *Polygonum lapathfolium*

Fingernägeln und Haarschäden helfen. Wissenschaftlich gilt folgende Empfehlung: Schachtelhalm-Tee dient der Erhöhung des Harnflusses. Er wird also dann von Nutzen sein, wenn der Arzt bei Blasen- oder Nierenleiden zur Durchspülung rät. Für einen Teeaufguß sollte man etwa 20 Gramm auf 1 Liter Wasser nehmen. Über den Tag verteilt trinkt man dann 2–3 Tassen schluckweise.

**ACHTUNG:** Wenn Wasserstauungen im Körper durch Leistungsminderung (Insuffizienz) von Herz oder Niere hervorgerufen werden, sollte man keine harntreibenden Tees verwenden. In solchen Fällen lieber den Arzt befragen!

dann halbiert. Danach trocknet man sie langsam. Alant ist bei allen Stoffwechselvorgängen von großer Bedeutung: In der Volksmedizin wird Alant gegen Appetitlosigkeit, Verdauungsschwäche, Magen-und Darmbeschwerden, Völlegefühl und Leberstauungen eingesetzt. Aber auch bei Bronchialkatarrh soll Alant helfen. Der in der Wurzel enthaltene Wirkstoff Helenin wirkt gegen Darmparasiten und wurde früher in der Kindermedizin oft gegen Spul- und Madenwürmer verwendet. Für den Tee nimmt man 1–2 Teelöffel auf 1/2 Liter Wasser. Äußerlich wendet man Alant zur Zubereitung von Gurgelmitteln und Bädern bei schlecht heilenden Wunden an, bei Hautausschlägen und Flechten.

## Alant
### *(Inula helenium)*

auch Helenenkraut genannt, ist ein ausdauerndes Kraut mit einer großen, verzweigten Wurzel; auf der ganzen Welt wird Alant als Zier- und Heilpflanze gezüchtet. Die Pflanze stammt ursprünglich aus Asien. Alant blüht im Juli und im August, die Wurzeln sammelt man für Heilzwecke von September bis November. Die Wurzeln der zwei- bis dreijährigen Pflanze werden ausgegraben, von Erde und Grünteilen gesäubert und

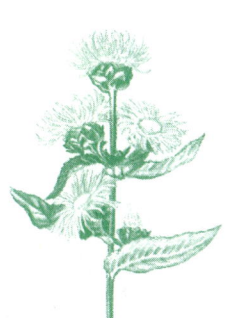

## Ampferknöterich
### *(Polygonum lapathfolium)*

ist eine einjährige Pflanze, die von Juni bis September blüht. Das Kraut wird im selben Zeitraum gesammelt und dann im Schatten getrocknet. In der Heilkunde verwendet man Ampferknöterich als bewährtes Mittel gegen Nierenkoliken. Die Pflanze wirkt harntreibend.

# Heilende Kräuter und Gewürze von A bis Z

## Andorn
### *(Marrubium vulgare)*

oder Brustkraut ist ein mehrjähriges Kraut, das in Büscheln wächst. Die Blüten duften nach Äpfeln. Ursprünglich stammt die Pflanze aus Südeuropa und wurde zur Heilung von Tuberkulose und Malaria eingesetzt.
Andorn blüht von Juni bis September, das Kraut wird von Juni bis August gesammelt. Man kann die Ernte mehrmals wiederholen. Das Kraut wird im Schatten an einem luftigen Platz getrocknet und danach zu Tee geschnitten. Andorn war lange in Vergessenheit geraten. Dabei wird er in der Volksmedizin oft gegen Entzündungen im Bereich der Leber und der Gallenblase eingesetzt. Bei Hämorrhoiden soll eine Teekur helfen, ebenso bei schlecht heilenden Wunden.
Bei Rückenschmerzen kann ein Teeaufguß aus 10 Gramm Andorn auf 1 Liter Wasser Linderung bringen. Diesen Tee sollte man täglich (etwa 2–3 Tassen) trinken. Tee aus Andorn hilft auch gegen Husten, Schnupfen, Asthma und Bronchialkatarrh. Äußerlich wird Andorn in Kompressen gegen Schmerzen im Rücken und bei entzündeten Wunden angewendet.

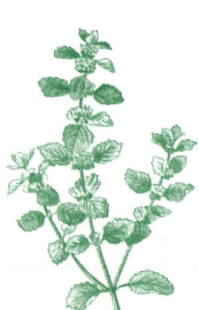

## Anis
### *(Pimpinella anisum)*

kennen wir heute fast nur noch als Gewürz für Weihnachtsgebäck. Doch die einjährige Pflanze hat durchaus ihren Platz unter den Heilkräutern. Sie blüht von Juli bis August, die Früchte werden im August und im September geerntet.
Die Anispflanze enthält wohlriechende ätherische Öle und ist schon seit alters für ihre Heilkräfte bekannt. In der Volksmedizin wird Anis als krampflösendes Mittel bei Magen- und Darmbeschwerden sowie auch bei Bronchialkatarrh verwendet. Vor allem Kindern gibt man bei Blähungen und Husten Anis-Tee. Man mischt ihn auch vielen Tees und Medikamenten bei, um den Geschmack zu verbessern.

## Arnika
### *(Arnica montana)*

wird auch Bergwohlverleih, Fallkraut, Gemsblume, Kraftwurz oder Wolfsblume genannt. Arnika ist eine der wichtigsten Heilpflanzen. Sie wächst wild auf Bergwiesen und Heideflächen, ist aber inzwischen eher selten geworden. Arnika blüht von Juni bis Juli; Blüten, Blätter und Kraut werden in dieser Zeit gesammelt. Die Wurzelstöcke dagegen gräbt man in den Monaten September und Oktober aus.
Pfarrer Kneipp soll täglich mit Arnika-Tee gegurgelt haben und hatte daher

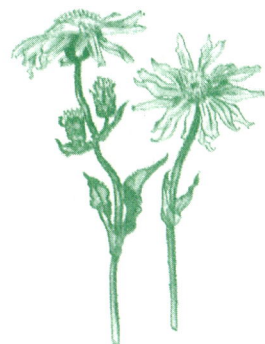

angeblich seine kräftige und gesunde Stimme. In der Volksmedizin wurde Arnika innerlich als Anregungsmittel für die Schleimhäute des Magens und des Darms verwendet. Der Spiritusextrakt – eine Tinktur – wird nur äußerlich angewandt. Er desinfiziert Wunden und fördert die Heilung verletzter Stellen. Absud und Auszüge der Pflanze nimmt man auch als Gurgelmittel, in Bädern und Umschlägen. Wissenschaftlich wird von der innerlichen Anwendung von Arnika-Zubereitungen abgeraten. Es kann nämlich zu Herzschäden, Magen- und Darmentzündungen kommen. Äußerlich dagegen hilft Arnika-Salbe bei Zerrungen, Quetschungen, Verstauchungen, Blutergüssen, Muskel- und Gelenkschmerzen. **ACHTUNG:** Arnika steht unter Naturschutz, darf also in freier Natur nicht gesammelt werden! Man kann aber – wenn man Arnika im Garten selber anbauen will – Samen kaufen.

## Augentrost
*(Euphrasia officinalis)*

wird auch Augen- oder Augustinuskraut genannt. Das einjährige Kraut wird während der Blüte von Juli bis September gesammelt. Man schneidet den oberen blühenden und blättrigen Teil der Pflanze ab, beseitigt Verunreinigungen und verholzte Teile und läßt alles dann in dünnen Schichten ausgebreitet (das ist wichtig!) trocknen. Es dürfen nicht zu viele Pflanzen aufeinander liegen. Der Name weist schon darauf hin: Die Pflanze wurde vor allem für Augenkrankheiten verwendet. Im ersten gedruckten Kräuterbuch aus dem 15. Jahrhundert ist Augentrost bereits erwähnt. In der Volksmedizin verordnet man die Pflanze bei Augenentzündungen, aber auch bei Husten. Auch gab man schwächlichen Kindern einen Tee, um sie zu kräftigen. Dabei wird aus 1 1/2 Eßlöffel mit 1 Tasse Wasser ein Auszug bereitet (25 Minuten ziehen lassen). Spülungen mit diesem Auszug helfen bei Augentränen, Bindehautentzündungen, Lichtempfindlichkeit und allgemeiner Müdigkeit der Augen. Tee aus Augentrost hilft bei Nervenleiden, bei Kopfschmerzen, Schlaflosigkeit und Krämpfen.

## Bärentraube
*(Arctostaphylos uva-ursi)*

wird auch Moosbeere genannt. Der niedrige Strauch blüht im April und im Mai, die Blüten werden von April bis Juni gesammelt. Bärentraube kann man gut im eigenen Garten anbauen; die Blätter erntet man – nach der ersten Blüte – das ganze Jahr hindurch. Erst seit relativ kurzer Zeit, nämlich

# Heilende Kräuter und Gewürze von A bis Z

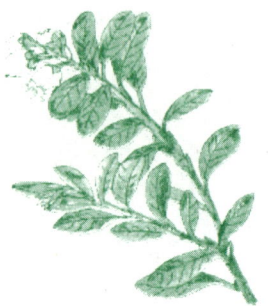

dem Beginn des 18. Jahrhunderts, sind die heilenden Kräfte dieser Pflanze bekannt. Aus den Blättern wird ein wirkungsvoller Tee gewonnen.

Er hilft in der Volksmedizin gegen entzündliche Erkrankungen der Harnwege, gegen Harngrieß, gegen Blasensteine und verschiedene Infektionen der Nieren. Wissenschaftlich erwiesen ist, daß Bärentrauben-Tee zur unterstützenden Behandlung von Nieren- und Blasenleiden geeignet ist. Man sollte ihn aber nicht über einen längeren Zeitraum hinweg anwenden. Im allgemeinen ist dies auch gar nicht nötig, denn die Beschwerden klingen nach dem Genuß des Tees in wenigen Tagen ab.

**ACHTUNG:** Die Bärentraube gehört zu den geschützen Pflanzen. Deshalb nicht selbst sammeln, sondern in der Apotheke kaufen.

## Bärlauch
*(Allium ursinum)*

wird auch wilder Knoblauch genannt. Die Pflanze wächst an feuchten Waldrändern. Die Blätter ähneln sehr denen des Maiglöckchens. Man kann Bärlauch frisch verwenden (dann erntet man die Blätter bis etwa Juni),

aber auch gut einfrieren. Die Pflanze enthält 12mal mehr Allantoin als der "normale" Knoblauch.

Bärlauch wird in der Volksmedizin bei Blähungsbeschwerden, empfindlichem Magen und Darm sowie gegen Arterienverkalkung verwendet.

## Baldrian
*(Valeriana officinalis)*

wird auch Augenwurz, Hexenkraut, Katzenkraut, Stinkwurz, Mondwurz oder Dreifuß genannt. Der Duft des Baldrians lockt Katzen an. Er ist ein uraltes Heilmittel. Die mehrjährige Pflanze blüht von Juni bis August, die Wurzeln werden von August bis Oktober gesammelt. Man gräbt sie aus, wäscht sie und hängt sie zum Trocknen gebündelt auf. Im Garten oder im Pflanzkübel auf dem Balkon kann man Baldrian gut selber ziehen. Er mag einen sonnigen oder halbschattigen Platz und sollte immer feucht gehalten werden. Da man für die medizinische Anwendung nur die Wurzeln braucht, muß man die Blühtriebe regelmäßig zurückschneiden. Im alten Griechenland verordnete man Baldrian hauptsächlich bei Frauenleiden; Hildegard von Bingen gab Baldrian bei Seitenstechen und Gichtschmerzen, später wurde er auch gegen Sehschwäche, Kopfschmerzen, Husten und Stichverletzungen verwendet. Die beruhigende Wirkung der Pflanze entdeckte man erst im 19. Jahrhundert. In der Volksmedizin gilt Baldrian seither als eines der besten Schlaf- und Beruhigungsmittel. Das ist auch wissenschaftlich bestätigt: Baldrian wird daher auch bei nervösen Erregungszuständen, bei Einschlafstörungen und bei nervös bedingten, krampfartigen Schmerzen im Magen-Darm-Bereich verordnet.

Ein kalter Auszug aus 1/2–3 Teelöffel 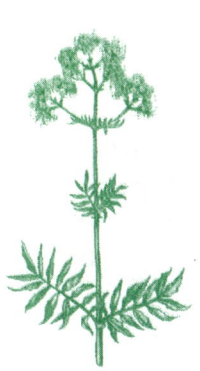 Baldrian und 1 Tasse Wasser wird über den ganzen Tag verteilt getrunken. Heute kann man allerdings in allen Apotheken Baldrian-Extrakt kaufen, der ebenfalls als beruhigendes Mittel verwendet wird.

## Basilienkraut
### (Ocimum basilicum)

kennen wir vor allem als Küchengewürz Basilikum. Es wird auch Suppenbasil, Herren- oder Königskraut oder Deutscher Pfeffer genannt. Die einjährige Pflanze duftet auffallend. Man kann sie im Topf genauso ziehen wie im Garten an einem sonnigen Platz. Die Blütezeit dauert von Juni bis September, die Sammelzeit des Krauts ebenfalls. Man trocknet Basilienkraut an einem luftigen und schattigen Platz. Es ist leider nicht bekannt, woher das Basilikum stammt; möglicherweise kommt es aus Südasien – es ist

aber heute überall beliebt und wird vor allem im Mittelmeerraum kultiviert. Es schmeckt und riecht scharf und aromatisch. Für Heilzwecke sammelt man – wie auch für die Küche – das Kraut. Zur Zeit der Vollblüte werden die oberen Stengelteile geschnitten, dann kann man sogar mehrmals im Jahr ernten. Die Wirkstoffe des Basilienkrauts wirken nach der Volksmedizin vor allem gegen chronische Magenkatarrhe und Schmerzen in der Magengegend. Ein Aufguß (2 Teelöffel getrocknetes Kraut auf 1 Tasse Wasser) hilft auch bei Beschwerden der oberen Atemwege, gegen Husten und Keuchhusten und bei Entzündungen der Darmwege. Äußerlich wird Basilikum – vor allem sein ätherisches Öl – für Erfrischungsbäder, für Umschläge auf schwer heilende Wunden und als Gurgelmittel verwendet.

## Beifuß
### (Artemisia vulgaris)

wird auch Besen-, Jungfern- oder Sonnwendkraut genannt. Die mehrjährige Pflanze gilt als Unkraut, obwohl sie heilende Kräfte hat – und dies ist auch schon seit langem bekannt. Beifuß ist dem Wermut sehr ähnlich. Die Pflanze blüht von Juli bis September, das Kraut wird in diesem Zeitraum gesammelt. Dabei erntet man die oberen Triebspitzen der blühenden Pflanze, die dann getrocknet werden. Man kann Beifuß auf dem Balkon und im

# Heilende Kräuter und Gewürze von A bis Z

Garten selbst ziehen. In der Volksmedizin wird Beifuß bei Nervenschäden, bei Schlaflosigkeit und bei Frauenleiden angewendet. Aber auch Magendrücken und Völlegefühl kann Beifuß lindern. Ein Aufguß aus 1/4 Liter kochendem Wasser und 1 Teelöffel Beifuß muß 10 Minuten ziehen und wird dann über den Tag verteilt (2–3 Tassen) getrunken. Bei manchen Gerichten (Gans, Ente, Hammel) gibt man bereits beim Kochen ein Zweiglein Beifuß zu, um sie bekömmlicher zu machen.

**ACHTUNG:** Bei Beifuß-Tee sollte man Überdosierungen vermeiden.

## Beinwell
*(Symphytum officinale)*

wird auch Beinwurz, Himmelsbrot oder Speckwurz genannt. Die mehrjährige Pflanze blüht von Mai bis September, die Wurzeln werden im März und von September bis November gesammelt. Die Wurzel wird aufgeschnitten und in der Sonne getrocknet. Man kann Beinwell auch im eigenen Garten pflanzen – im Halb- oder Vollschatten fühlt er sich wohl.

Beinwell ist eine sehr alte Heilpflanze, die fast immer nur äußerlich angewandt wird. Im Mittelalter wurde sie zur Behandlung von Knochenschäden verwendet, eiternde Wunden sollen durch Umschläge mit Beinwell rascher heilen. In der Volksmedizin wird Beinwell auch als Gurgelmittel zur Linde-

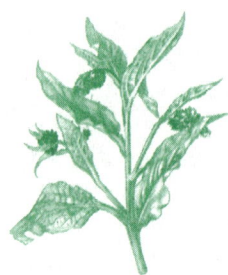

rung von Zahnschmerzen und Zahnfleischentzündungen empfohlen. Man trank früher Beinwell-Tee auch gegen chronische Entzündungen der Atemwege, gegen Magengeschwüre und Tuberkulose. Bäder mit Beinwellzusatz sollen gegen Krampfadern, Geschwürerkrankungen und Ekzeme helfen.

**ACHTUNG:** Wissenschaftlich ist anzumerken, daß man Beinwell auf gar keinen Fall innerlich anwenden darf. Denn er enthält – wenn auch nur in geringen Mengen – die giftigen Pyrrolizidin-Alkaloide.

## Benediktenkraut
*( Cnicus benedictus)*

wird auch Benediktendistel oder Kardobenediktenkraut, Bitter- oder Heildistel sowie Spinnendistel genannt. Die Pflanze blüht von Juni bis September, von Juni bis August sammelt man nur die Blätter und trocknet sie im Schatten.

In der Volksmedizin setzt man das Kardobenediktenkraut meist in Teegemischen gegen Störungen des Verdauungsapparates und zur Förderung von Magen- und Gallesaft ein.

**ACHTUNG:** Während der Schwangerschaft ist die Anwendung verboten!

## Berberitze
*(Berberis vulgaris)*

wird auch Sauerdorn genannt. Sie gehört zwar in jede Hausapotheke, aber man sollte die Pflanze auf gar keinen Fall selbst sammeln. Denn außer ihren Früchten und der Rinde ist sie giftig. Die Berberitze wächst auf sonnigen Hängen überall in Europa bis hin zum Kaukasus. Sie blüht von Mai bis Juni,

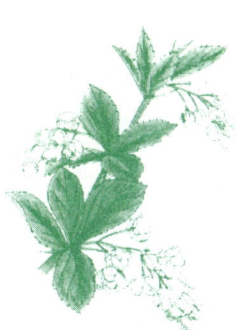

die Rinde wird in den Monaten März, April und Oktober geerntet, die Früchte nur im Oktober. Ihre Heilwirkung ist seit langem bekannt: Sie wurde in der Volksmedizin gegen Fieber und zur Behandlung von Magen-, Leber- und Herzleiden verwendet.

In Reformhäusern und Apotheken kann man Berberitzen-Sirup fertig zubereitet kaufen.

ACHTUNG: Die Berberitze ist giftig – nur ihre Früchte kann man verwenden.

## Bertramswurzel
*(Anacyclus pyrethrum)*

wird auch römischer Bertram, Speichelwurzel oder Zahnwurzel genannt. In der Heilkunde verwendet man die Wurzel dieser Pflanze. Schon die heilige Hildegard von Bingen hat Bertramswurzel gegen rheumatische Zahnerkrankungen oder als Tonikum bei Verdauungsschwäche verordnet.

## Berufskraut
*(Conyza canadensis)*

ist eine ein- bis zweijährige Pflanze, die von Juni bis Oktober blüht. Man sammelt das Kraut von Juni bis September. Die Stengelspitzen werden dabei geschnitten und schnell im Schatten getrocknet. Das Berufskraut gilt als zusammenziehende Pflanze. Nach alter Überlieferung gab man es gegen starke Durchfälle. Ein Tee (5 Teelöffel der getrockneten Pflanze auf einen Viertelliter Wasser) soll auch gegen Darmparasiten wirken.

## Bibernelle
*(Pimpinella saxifraga)*

oder Pimpernell ist eine mehrjährige Heilpflanze. Sie blüht von Juni bis September, die Wurzeln sammelt man in den Monaten März, April, Oktober und November. Man wäscht die Wurzeln, schneidet sie längs auf und trocknet sie dann im Schatten. Sie riechen stark aromatisch und werden leicht feucht: Deshalb muß man sie in geschlossenen Behältern aufbewahren. In der Volksmedizin wurde Bibernelle als schleimlösendes Mittel bei asthmatischen Zuständen und Katarrhen

# Heilende Kräuter und Gewürze von A bis Z

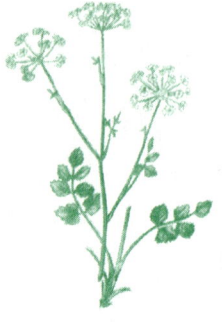

der oberen Atemwege empfohlen. Bibernelle soll außerdem gegen Magenbeschwerden, Blähungen und Durchfälle helfen. Ein Aufguß aus 1 Teelöffel Bibernelle auf 1 Tasse Wasser (2mal täglich) ist die übliche Dosierung. Äußerlich wendet man Bibernelle in Bädern gegen schlecht heilende Wunden und als Gurgelmittel an.

## Bingelkraut
### (Mercurialis annua und Mercurialis perennis)

gibt es in zwei Sorten: das einjährige Schuttbingelkraut und das mehrjährige Waldbingelkraut. Es wird auch Böser Heinrich genannt. Diesen abschreckenden Namen gaben unsere Vorfahren dem Bingelkraut, nachdem sie beobachtet hatten, daß mit der Pflanze durchsetztes Futter ihre Rinder vergiftete und diese darauf Durchfälle bekamen. Wegen dieser Wirkung wurde es in geringer Dosierung auch als Abführmittel beim Menschen gebraucht. Die Wissenschaft warnt davor, Bingelkraut als Hausmittel innerlich anzuwenden. Äußerlich ist der Aufguß jedoch ein exzellentes Mittel gegen Fußpilz.
**ACHTUNG:** Bingelkraut enthält giftige Saponine und darf nicht innerlich angewendet werden!

## Birke
### (Betula pendula)

galt früher als Baum mit Zauberkräften, vor allem im germanischen und slawischen Brauchtum. Als Heilmittel nutzt man in der Volksmedizin die Rinde, die Blätter und den Saft der jungen Hängebirke. Die Blätter werden etwa zwei Monate nach dem Ausschlagen im Schatten getrocknet. Als Blasen- und Nierenmittel ist der Birkenblätter-Tee bekannt; er soll auch gegen rheumatische Beschwerden

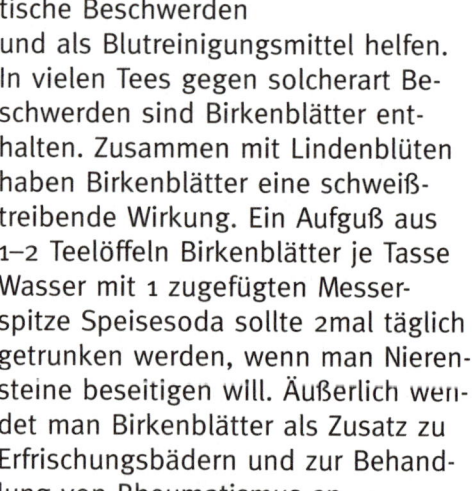

und als Blutreinigungsmittel helfen. In vielen Tees gegen solcherart Beschwerden sind Birkenblätter enthalten. Zusammen mit Lindenblüten haben Birkenblätter eine schweißtreibende Wirkung. Ein Aufguß aus 1–2 Teelöffeln Birkenblätter je Tasse Wasser mit 1 zugefügten Messerspitze Speisesoda sollte 2mal täglich getrunken werden, wenn man Nierensteine beseitigen will. Äußerlich wendet man Birkenblätter als Zusatz zu Erfrischungsbädern und zur Behandlung von Rheumatismus an.
**ACHTUNG:** Bei Wasseransammlungen infolge verminderter Nieren- und Herztätigkeit darf man Birkenblätter nicht anwenden!

# Bockshornklee
## *Trigonella foenum-graecum*

### Bitterklee
*(Menyanthes trifoliata)*

wird auch Fieber- oder Sumpfklee genannt. Er ist eine mehrjährige Sumpfpflanze und blüht im Mai und im Juni; die Blätter werden in diesem Zeitraum gesammelt. Dabei werden sie abgeschnitten und nicht -gerissen, denn ein Teil der Blätter muß an der Pflanze bleiben, damit diese nicht abstirbt. Sie werden dann an einer luftigen und schattigen Stelle getrocknet. In der Volksmedizin wird die Heilpflanze bei Appetitlosigkeit verordnet. Sie soll aber auch bei Kopfschmerz und Migräne helfen. Außerdem soll Bitterklee die Verdauung und die Gallentätigkeit anregen.
Ein Tee wird aus 15 Gramm Bitterklee und 1/2 Liter Wasser zubereitet. Davon sollte man täglich 3 Gläser trinken.
**ACHTUNG:** Bitterklee ist eine geschützte Pflanze.

### Blutwurz
*(Potentilla erecta)*

wird auch Tormentill oder Ruhrwurz genannt. Die mehrjährige Pflanze blüht zwischen Mai und September, die Wurzeln werden im September/Oktober oder im März gesammelt. Sie werden zerschnitten und dann getrocknet. Die Blutwurz ist weit verbreitet. Der Name Ruhrwurz weist schon auf die Heilwirkung hin: Die Pflanze

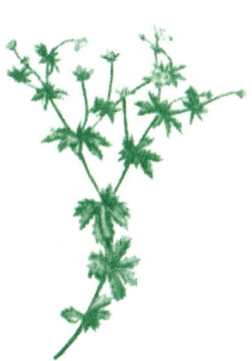

wurde in der Volksmedizin vor allem gegen Durchfälle verordnet. Innerlich wendet man Blutwurz als Tee an, äußerlich in Umschlägen und Salben gegen nässende Hautausschläge und Verbrennungen. Absud und Tinktur sollen auch als Gurgelmittel gegen Entzündungen der Mandeln und der Mundschleimhaut helfen. Auch wissenschaftlich ist die positive Wirkung von Blutwurz gegen Durchfälle abgesichert.
**ACHTUNG:** Bei empfindlichen Menschen können nach dem Genuß von Blutwurz gelegentlich Magenreizungen und Erbrechen auftreten.

### Bockshornklee
*(Trigonella foenum-graecum)*

oder Griechisch Heu ist schon seit sehr langer Zeit als einjährige Heilpflanze bekannt. Sie blüht im April und im Mai, die Sammelzeit der Samen dauert von Juli bis August.
Ursprünglich stammt Bockshornklee aus dem Mittelmeerraum. Die Samen sind reich an Eiweiß und Schleimstoffen. In der Volksmedizin wird Bockshornklee nur in grob pulverisierter Form verwendet. Den Aufguß, den man aus 1 Teelöffel zerstoßener Samen mit 1/4 Liter Wasser zubereitet,

# Heilende Kräuter und Gewürze von A bis Z

kann man zur Kräftigung für Rekonvaleszenten verordnen. Er wird dann 2- bis 3mal täglich getrunken. Bockshornklee riecht und schmeckt nicht sehr angenehm; deshalb wird dem Aufguß Menthol oder Orangenöl beigemengt. Er soll außerdem bei Abszessen und Furunkeln als Umschlag aufgetragen helfen, auch bei offenen Beinen, Neuralgien, Gelenkentzündungen und bei Ischias.

## Bohnenkraut
*(Satureja hortensis)*

wird auch Pfefferkraut oder – niederdeutsch – Kölle genannt. Wir kennen es meist als Gewürz, doch hat es durchaus auch Heilkräfte. Die einjährige Pflanze stammt ursprünglich aus

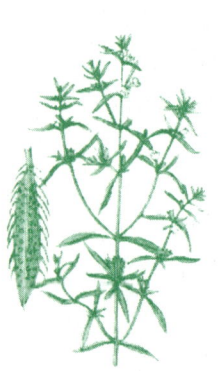

dem Mittelmeerraum; man sagte seiner Würzkraft auch nach, daß sie sexuelle Aktivität unterstütze. Die Blütezeit des Bohnenkrauts dauert von Juli bis August, das Kraut wird zum würzen von Juni bis September gesammelt und dann getrocknet. Für Heilzwecke sammelt man das Kraut zur Zeit der Blüte.
Bohnenkraut kann man im Garten aussäen und sogar im Topf auf dem Balkon ziehen. Karl der Große ließ

das Bohnenkraut systematisch in Kloster- und Bauerngärten anbauen. Es ersetzt – zusammen mit Rosmarin, Basilikum und Thymian – das Salz.
In der Volksmedizin gilt Bohnenkraut als Mittel gegen Magen- und Darmbeschwerden, zur Unterdrückung von Krämpfen, gegen Blähungen und Durchfälle. Ein Absud aus 2 Eßlöffel Bohnenkraut mit 1/2 Liter Wasser (etwa 15 Minuten ziehen lassen) sollte 2- bis 3mal täglich getrunken werden. Das regt an und kräftigt.

## Bohnenschalen
*(Phaseolus vulgaris)*

sind einfach nur die Schalen unserer allseits bekannten, einjährigen Gartenbohne. Zwar stammt sie ursprünglich aus dem tropischen Amerika, ist aber heute auf der ganzen Welt verbreitet. Die Bohne blüht von Juni bis August, im August und im September erntet man die Fruchtklappen. Man sollte als Heilmittel nur solche Bohnen verwenden, die strohgelb und ohne bräunliche Flecken sind. Bohnen kann man im Garten und sogar auf dem Balkon anbauen. In der Volksmedizin werden die Fruchthülsen vor allem gegen die Bildung von Harngrieß verordnet sowie als Mittel gegen Diabetes. Letzteres ist jedoch nicht wissenschaftlich erwiesen. Doch als harntreibenes Mittel sind Tees aus Bohnenschalen gut geeignet. Aus gemahlenen Bohnen bereitet man auch heiße Umschläge für schlecht heilende Wunden und juckende Ekzeme zu.

## **Boldo**
### *(Boldea fragans)*

stammt aus Chile und gedeiht nur in heißen Ländern. Er ist ein niedriger, immergrüner Strauch. Erst seit knapp 100 Jahren wird die Pflanze in der europäischen Heilkunde verwendet.
In der Volksmedizin findet Boldo als Anregungsmittel für die Verdauung Verwendung. Man bekommt Boldo als Extrakt, Pulver, Sirup oder Wein in der Apotheke.

## **Borretsch**
### *(Borago officinalis)*

wird auch Gurkenkraut, Wohlmutsblume oder Liebäuglein genannt. Die einjährige Pflanze blüht von Mai bis September, in dieser Zeit sammelt man das Kraut – und zwar am besten mit Handschuhen – und läßt es dann in dünnen Schichten in der Sonne vorwelken und im Schatten völlig austrocknen.
Borretsch kann man gut im Garten und auf dem Balkon selbst ziehen.
Auch Borretsch ist uns heute eher als Würzpflanze denn als Heilkraut bekannt; er riecht und schmeckt nach Gurke. Doch in der Volksmedizin weiß man, daß Borretsch eine stark entzündungshemmende Wirkung hat. Auch

Erkältungskrankheiten, Husten und Heiserkeit kann man mit einem Aufguß (2–3 Eßlöffel auf 2 Tassen Wasser) lindern. Äußerlich wird Borretsch bei Ausschlägen und Entzündungen der Haut aufgetragen.

## **Braunwurz**
### *(Scophularia nodosa)*

ist eine mehrjährige Pflanze mit unterirdischem, knotigem Wurzelstock. Deshalb nennt man sie auch "Knotiger Braunwurz". Die Blütezeit ist von Juli bis August; die Wurzelstöcke und auch das Kraut sammelt man von Mai bis September. Braunwurz gilt als gute Honigpflanze.
Wurzeln und Kraut werden gesäubert und dann an einem luftigen Standort getrocknet.
In der Heilkunde verwendet man einen Aufguß aus Braunwurz (ein Teelöffel auf eine Tasse Wasser, 20 Minuten ziehen lassen) zur Heilung geschwollener Drüsen, bei Geschwürerkrankungen und eitrigen Wunden.
Den Aufguß kann man auch für Umschläge und Wickel (dann drei Eßlöffel auf dieselbe Wassermenge) bei Ohrenschmerzen oder als Badezusatz bei Hämorrhoiden nehmen.

# Heilende Kräuter und Gewürze von A bis Z

## Brennessel
### *(Urtica dioica)*

ist eine mehrjährige Pflanze, von der wir mehrere Arten kennen. Sie gilt als Unkraut, dabei ist sie eine Heilpflanze. Brennesseln blühen von Juli bis September; man kann entweder das gesamte Kraut von Mai bis September ernten oder nur die Blätter. Anschließend schonend trocknen. Brennesseln muß man nicht extra anbauen – sie wachsen praktisch überall.
Für Heilzwecke verwendet man in der Volksmedizin Blätter und Wurzeln. Sie sollen Harnwege und Atemorgane heilen, gegen Magen- und Darmkatarrhe helfen. Auch zur Blutreinigung, gegen Hautunreinheiten und sogar gegen Rheuma werden Brennesseln eingesetzt. Ein Aufguß wird aus 1 Teelöffel Brennnesseln pro Tasse Wasser zubereitet und dann täglich 3mal getrunken. Wissenschaftlich ist lediglich erwiesen, daß Brennesseln stark entwässernd wirken können.

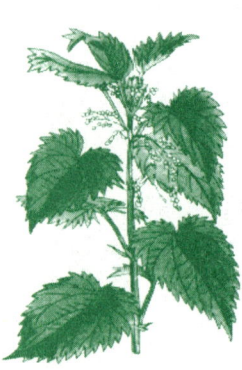

**ACHTUNG:** Bei Wasseransammlungen im Körper aufgrund von eingeschränkter Herz-oder Nierentätigkeit darf man Brennesseln nicht als Heilmittel anwenden!

## Brombeeren
### *(Rubus fruticosus)*

sind Rosengewächse. Der Strauch blüht von Mai bis August; in dieser Zeit sammelt man die Blätter, die Früchte von August bis Oktober. Brombeeren findet man teilweise noch im Wald, sie werden aber immer mehr auch im Garten angepflanzt. Schon seit uralter Zeit gilt die Brombeere als Heilpflanze. In der Volksmedizin ist bekannt, daß die Blätter – als Tee genossen – gegen Durchfall und Darmkatarrh helfen. Auch gegen Grippe, Erkältungen, Husten und Schnupfen wird der Brombeerblätter-Tee verordnet. Äußerlich wendet man Badezusätze aus Brombeerblättern gegen Hautausschläge an, Gurgellösungen helfen bei Schleimhautentzündungen.

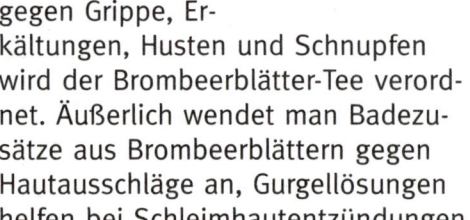

## Bruchkraut
### *(Herniaria glabra)*

ist eine einjährige Pflanze. Sie blüht von Mai bis August; man sammelt das Kraut von Juni bis August. Die einzelnen Stengel werden sorgfältig gesäubert und dann getrocknet. Das Bruchkraut selbst zu verarbeiten ist mühsam und kompliziert, obwohl es als

Unkraut in so manchem Garten
wächst.

Bruchkraut hilft – nach der Volksmedizin – zur Desinfizierung der Harnwege
und sorgt für vermehrte Wasseraus-
scheidungen. Auch sollen krampfartige Schmerzen damit gemildert werden. Wissenschaftlich ist dies nicht
erwiesen.

## **Brunnenkresse**
### *(Nasturtium officinale)*

wird auch Bornkasse und Wasserkres-
se genannt. Die mehrjährige Pflanze
blüht von Mai bis Juli, das Kraut wird
im Mai und im Juni gesammelt. Für
Heilzwecke muß man Brunnenkresse
unmittelbar vor dem Erblühen ernten
und dann trocknen. Sie riecht sehr
scharf, deshalb wird sie von anderen
Kräutern und Heilpflanzen getrennt
aufbewahrt. Die Volksmedizin setzt
Brunnenkresse als probates Mittel gegen Verdauungsstörungen und Gallebeschwerden ein. Sie wirkt außerdem
appetitanregend. Auch der frische
Saft hat eine gute Heilwirkung – etwa
bei Ekzemen und
Ausschlägen.
Brunnenkresse-Tee
(1–2 Teelöffel auf
1 Tasse Wasser)
hilft – 3mal täglich
1 Tasse – gegen
Verdauungsstörun-
gen und Gallenbe-
schwerden.

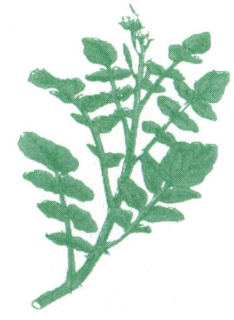

**ACHTUNG:** Brunnenkresse sollte man
getrocknet zu sich nehmen; frisches
Kraut nur in Maßen, denn größere
Mengen können Schleimhautentzündungen der Harnblase und der Därme
verursachen.

## **Buchweizen**
### *(Fagopyrum tataricum)*

wird auch Tatarischer Buchweizen genannt.
Buchweizen stammt aus Asien und
soll schon von Nomadenvölkern gezüchtet worden sein, denn er braucht
nur drei Monate, um auszureifen. Die
Samen enthalten viel Stärke und werden heute noch zu Mehl und Grieß
gemahlen.
Die einjährige Pflanze blüht von Mai
bis Juni, man sammelt das Kraut im
Mai. Danach wird es getrocknet.
In der Volksheilkunde nahm man früher Buchweizen vor allem wegen seines Rutingehaltes, der die Festigkeit
und Porosität der Kapillargefäße positiv beeinflußt. Heute wird Rutin meist
aus den Rohstoffen des Japanischen
Schnurstrauches gewonnen, kaum
mehr aus Buchweizen.

## **Damianakraut**
### *(Folia Damiana)*

erhält man in der Apotheke. Die
Pflanze stammt nicht aus unseren
Regionen.

# Heilende Kräuter und Gewürze von A bis Z

## Dill
*(Anethum graveolens)*

wird auch Gurkenkräutel oder Tillkraut genannt. Die einjährige Pflanze blüht von Juli bis September; die Früchte sammelt man im August und im September, die Blätter im Juni und im Juli. Man muß Dill ernten, wenn er noch vom Tau benetzt ist, die Früchte fallen sonst leicht aus. Sie werden – ebenso wie die Blätter – getrocknet. Dill stammt aus dem östlichen Mittelmeergebiet und West-

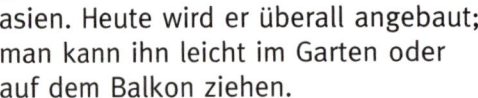

asien. Heute wird er überall angebaut; man kann ihn leicht im Garten oder auf dem Balkon ziehen.
In der Volksmedizin kennt man den Dill seit vielen tausend Jahren. Schon die alten Ägypter schätzten ihn, ebenso Griechen und Römer; denn Dill war ein bewährtes Mittel gegen Husten und Kopfschmerzen und wurde außerdem zur Herstellung von Salben verwendet.
**ACHTUNG:** Dill ist ein Doldengewächs, von denen es sehr viele giftige Arten gibt. Vorsicht beim Sammeln in freier Natur, damit man die Heilpflanze nicht mit einer giftigen Art verwechselt!

## Eberesche
*(Sorbus aucuparia)*

wird auch Vogelbeere genannt.
Der Baum oder Strauch blüht von Mai bis Juni. Die Früchte erntet man im Oktober und November. Sie werden bei sonnigem Wetter gepflückt und dann langsam an einem schattigen Platz getrocknet.
Früher hat man die Vogelbeeren als Abführmittel und zur Zubereitung von Essig und Spirituosen hergenommen, heute noch nimmt man die Beeren zur Herstellung von Kompott, Wein und Likör.
Die Eberesche galt in der Volksheilkunde als lindes Abführ-, harntreibendes und im großen und ganzen stärkendes Mittel.

## Eberraute
*(Artemisia abrotanum)*

wird auch Stabwurz oder Stangenwurzel genannt. Der Halbstrauch blüht im August und im September, die Sammelzeit für das Kraut ist Juli bis August. Dann wird es – wegen seines starken Duftes getrennt von anderen Kräutern – im Schatten getrocknet. Man muß die getrocknete Eberraute in dunklen Gläsern gut verschlossen aufbewahren. In der Volksmedizin wird Eberraute gegen Verdauungsstörungen, gegen Blähungen und gegen Darmparasiten angewendet. Das Heilkraut wirkt auch schweißtreibend: Dafür sorgt ein Aufguß aus 2 Teelöffel Eberraute auf 1 Tasse Wasser; 2–3 Tassen täglich sollte man trinken. Warmer Eberrauten-Tee ist ein Stärkungsmittel – er schmeckt allerdings streng und bitter, selbst wenn man ihn mit Honig süßt. Aus dem Absud kann man auch Bäder und Umschläge zur Heilung von Erfrierungen und Wunden zubereiten.

## Efeu
### (Hedera helix)

gehört wohl zu den bekanntesten Pflanzen überhaupt. Er ist ausdauernd, widerstandsfähig und ist in vielen Wäldern, an Felsen und Mauern in seinen wilden Sorten zu finden. Auch als Zimmerpflanze ist Efeu sehr beliebt. Zu Heilzwecken werden das ganze Jahr über, aber bevorzugt in den Monaten April und Mai die jungen Blätter gesammelt und am besten frisch verwendet. In der Volksmedizin wurde Efeu früher als Tee gegen Gicht und Rheumatismus getrunken. Heute wird er vor allem äußerlich als Umschlag bei Brandwunden und Geschwüren und als straffender Badezusatz verwendet.
ACHTUNG: Efeu sollte man nicht als Hausmittel innerlich anwenden; eine Überdosierung ist nicht ungefährlich! Die schwarzen Beeren des Efeus sind giftig!

## Ehrenpreis
### ( Veronica officinalis)

ist eine mehrjährige Pflanze, die von Juni bis August blüht. In dieser Zeit sammelt man das Kraut. Man trocknet die oberen Stengelteile zur Zeit ihrer Vollblüte, muß allerdings darauf achten, daß die Blüten beim Trocknen nicht abfallen und die Blätter nicht braun werden. Im Garten gedeiht er gut. In der Volksmedizin gilt Ehrenpreis als Mittel zur Appetitanregung, gegen Verdauungsbeschwerden und gegen Husten. Ein Aufguß aus 1 Teelöffel Ehrenpreis auf 1 Tasse heißes Wasser (6 Minuten ziehen lassen, 2mal täglich trinken) soll dagegen helfen. Der Saft aus frischen Blättern (2 Teelöffel in Milch oder Tee auf

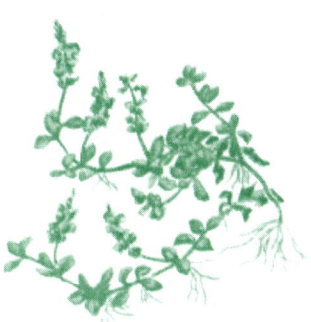

nüchternen Magen) verbessert den Stoffwechsel und hilft bei Nieren- und Rheumaerkrankungen. Äußerlich wendet man einen Absud als Gurgelmittel und als warme Packung bei Rheumatismus und Hautkrankheiten an. Wissenschaftlich sind diese Wirkungen allerdings nicht nachgewiesen.

## Eibisch
*(Althanea officinalis)*

wird auch Hilfswurz und Samtpappel genannt. Die Blütezeit dieser Staude ist von Juni bis August, Blätter und Blüten werden zu dieser Zeit gesammelt. Die Wurzeln gräbt man im Oktober und im November aus. Alles wird getrocknet. Man sollte die Blüten bei beständigem Wetter und frühmorgens, bevor sie sich entfalten, sammeln. Eibisch kann man gut im eigenen Garten anpflanzen.

Der Eibisch ist eine der wichtigsten schleimhaltigen Heilpflanzen. Er war schon im Altertum bekannt. Und heute wie damals werden die gleichen Beschwerden damit behandelt: Eibisch-Tee verordnet man in der Volksmedizin bei Rachenkatarrh, bei Husten und Heiserkeit, bei Halsweh und entzündeten Magen- und Darmschleimhäuten.

Wissenschaftlich ist die heilende Reizminderung im Mund- und Rachenraum, in den oberen Luftwegen und auch im Magen-Darm-Trakt anerkannt. Innerlich nimmt man außer Eibisch-Tee auch – vor allem bei Magen-Darm-Erkrankungen – einen Kaltauszug aus 1 Teelöffel Eibisch auf 1 Tasse Wasser zu sich. Äußerlich wird Eibisch als Umschlag bei Wundbehandlungen angewendet.

## Eiche
*(Quercus robur)*

nennt man auch Sommer- oder Stieleiche. Von diesem Baum ist für Heilzwecke die Rinde verwertbar. Sie wird im Frühling (März/April) von den jungen Bäumchen und Ästen geschält, solange sie noch glatt, glänzend und saftig ist und sich leicht löst. Man trocknet die Rinde in der Sonne oder – gebündelt – in der Zugluft. In der Volksmedizin verwendet man Eichenrinde bei starken Durchfällen sowie Magen- und Darmkatarrh. Dafür trinkt man 2- bis 3mal täglich einen Absud aus 1 Teelöffel zerstoßener Eichenrinde in 1 Tasse Wasser. Äußerlich wendet man Eichenrinde in Bädern an: Sie sollen gegen Erfrierungen, Verbrennungen, Hämorrhoiden und Pilzbefall helfen. Auch gegen Fußschweiß soll ein Absud helfen: etwa 500 Gramm Eichenrinde auf 4 Liter Wasser.

## Eisenkraut
*(Verbena officinalis)*

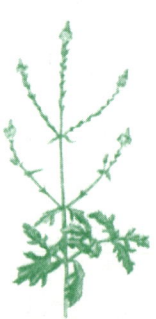

ist mehrjährig. Es blüht zwischen Juli und September und wird von Juli bis August geerntet und danach getrocknet. Eisenkraut ist schon seit der Antike als Heilpflanze bekannt: Die römischen Soldaten trugen es mit sich, um gegen Verletzungen geschützt zu sein, Verliebte brauten sich daraus einen Liebestrank. In der Volksmedizin wird Eisenkraut gegen Schüttelfrost und Kopfschmerzen verwendet. Ein Tee aus 1–3 Teelöffeln Eisenkraut auf 1 Tasse Wasser soll den Stoffwechsel anregen und gegen Schlaflosigkeit und Nervenschwäche wirken. Äußerlich wird Eisenkraut zur Wundbehandlung angewendet.

## Engelwurz
### (Angelica archangelica)

wird auch Brustwurz genannt. Sie ist eine zweijährige Pflanze. Sie blüht im Juli und August. Die Wurzeln werden im September und Oktober gesammelt, die Früchte im September. Beides wird getrocknet. In der Volksmedizin wird Engelwurz zur Beruhigung des Nervensystems angewendet; außerdem gibt man die Pflanze gegen das Auftreten von nervösen Zuständen und Migräne. Gegen einen »Kater« nach übermäßigem Alkoholgenuß soll das Kauen der Engelwurz helfen. Wissenschaftlich erwiesen ist, daß die Bitterstoffe der Engelwurz bei Magen- und Darmbeschwerden helfen. ACHTUNG: Engelwurz macht lichtempfindlich, wenn man ihn über einen längeren Zeitraum hinweg einnimmt. In dieser Behandlungszeit muß man auf Höhensonnen- und Solarienbestrahlung verzichten!

## Enzian
### (Gentiana lutea)

ist eine mehrjährige Pflanze mit einer verdickten Wurzel. Der Gelbe Enzian, der als Heilpflanze verwendet wird, kommt ursprünglich aus den Karpaten. Er ist in vielen Ländern geschützt. Enzian blüht von Juni bis August, seine Wurzeln sammelt man im März sowie im Oktober/November. Sie werden schnell gereinigt und getrocknet. Enzian hat einen ausgesprochen bitteren Geschmack und wird zur Anregung der Magensaftbildung verwendet. In der Volksmedizin verordnet man diese Heilpflanze gegen Blähungen, Völlegefühl und Verdauungsstörungen. Wissenschaftlich erwiesen ist, daß Enzian Magenbeschwerden lindert. Er sollte aber dann nicht genommen werden, wenn Magen- und Darmgeschwüre vorhanden sind.

## Erdrauch
### (Fumaria officinalis)

ist eine einjährige, giftige Pflanze, die von Mai bis Juli blüht. Das Kraut wird in dieser Zeit gesammelt und danach getrocknet. Erdrauch wird schon seit der Antike als Heilpflanze angewendet. Und zwar als wassertreibendes

Mittel, als Gallenmittel und als Medikament gegen Verstopfung. Lange Zeit geriet der Erdrauch dann in Vergessenheit, bis ihn die Wissenschaft "neu" entdeckte: als Mittel gegen krampfartige Beschwerden der Gallenblase und der Gallenwege. In der Volksmedizin wird Erdrauch auch äußerlich angewendet; er reinigt den Teint, beseitigt hartnäckige Ausschläge und heilt – in Verbindung mit Walnußblättern – Hämorrhoiden.
**ACHTUNG:** Erdrauch ist giftig. Er darf nur unter ärztlicher Aufsicht angewendet werden!

## Erika
*(Calluna vulgaris)*

wird auch Heidekraut oder Besenheide genannt. Der immergrüne, kriechende Strauch blüht von August bis Oktober. Die Blüten und das Kraut werden von August bis September gesammelt. Man trocknet beides schonend im Schatten und bewahrt es dann dunkel und trocken auf. Erika (vor allem das Schneeheidekraut – Erica herbacea) ist auch eine gute Honigpflanze.
In der Heilkunde wird Erika als entzündungshemmendes Mittel eingesetzt. Die Pflanze soll auch harntreibend und beruhigend wirken.

## Esche
*(Fraxinus excelsior)*

ist ein großer Baum, der im April zur Blüte gelangt. Die Rinde sammelt man im März, die Blätter von Juni bis August. Beides wird schonend getrocknet.
In der Heilkunde nimmt man sowohl Rinde wie Blätter als leicht abführendes Mittel zur Regulierung des Stuhlganges her. Eschenblätter sollen bei fiebrigen Erkrankungen auch zur Senkung der Körpertemperatur, bei Nierenleiden, bei Austreibung von Blasensteinen sowie bei Rheuma- und Gichtschmerzen helfen.

## Estragon
*(Artemisia dracunculus)*

wird auch Eier- und Schlangenkraut genannt. Die mehrjährige Staude blüht von Juli bis September; das Kraut wird im Juli und im August gesammelt und getrocknet. Estragon gibt es auf allen Kontinenten. Er galt früher als Heilmittel gegen die Pest und gegen Skorbut. Heute wird er meist als Würzkraut gezüchtet, doch hat er durchaus auch Heilkräfte. In der Volksmedizin wird Estragon-Tee verordnet, weil er appetitanregend wirkt und den Stoffwechsel günstig beeinflußt. Gegen Sklerose und Gefäßschäden wird empfohlen, frische Estragonblätter zu kauen oder einen Gesundheitswein mit Estragon zu trinken.

## Eukalyptus
### *(Eukalyptus globulus)*

wird auch Fieberbaum genannt. Er kam
ursprünglich aus Südwestaustralien
und Tasmanien zu uns. Heute wird
aber auch im Mittelmeerraum Eukalyptus angepflanzt. Arzneilich genutzt
werden die Blätter, die nur noch selten echter Bestandteil von Erkältung-
stees sind; aus ihnen gewinnt man
jedoch Eukalyptusöl – es wirkt antiseptisch, schleimlösend und kühlend.
Eukalyptusöl ist in vielen Präparaten
enthalten. Wir kennen ölhaltige Salben, Bonbons, Säfte und Einreibungen. Die Wirkung von Eukalyptus ist
wissenschaftlich nachgewiesen.
ACHTUNG: Bei Überdosierung kann es
zu Erbrechen, Übelkeit und Durchfällen kommen.

## Farnkraut
### *(Dryopteris filix-mas)*

wird auch Wurmfarn genannt. Der
Wurzelstock des Farns wird im Juni bis
September gesammelt.
ACHTUNG: Die ganze Pflanze ist
höchst giftig und darf nur unter ärztli-
cher Kontrolle angewendet werden!

## Faulbaum
### *(Rhamnus frangula)*

wird auch Gicht-, Grind-, Pulver- oder
Schusterholz genannt. Der Strauch
blüht im Mai und im Juni, die Rinde
wird von März bis Mai gesammelt. Vor
allem wenn es geregnet hat, läßt sich
die Rinde leicht von den jungen Ästen
schälen. Sie wird in der Sonne getrocknet und danach entweder ein
Jahr abgelagert oder etwa eine Stunde
lang auf 100 Grad Celsius erhitzt. Faulbaumrinde wird in der Volksmedizin
als Abführmittel eingesetzt. Sie wird
bei chronischen Ver-
stopfungen verord-
net, aber auch bei
der Behandlung von
Krankheiten der Gal-
le, der Leber und
der Bauchspeichel-
drüse.
Wissenschaftlich
wurde die abführen-
de Wirkung be-
stätigt. Faulbaumrinde ist auch Bestandteil von Teegemischen, die zur
Abmagerung benutzt werden. Man
sollte höchstens 10 Teelöffel als Tagesdosis verwenden.
ACHTUNG: Faulbaumrinde kann zur
Gewöhnung führen; höhere ständige
Tagesdosen wirken wie Gift. Kinder
verwechseln die Früchte des Faul-
baums manchmal mit Wildkirschen:
Die Früchte sind giftig; sie lösen hefti-
ge, von Koliken begleitete Durchfälle
aus.

## Federnelken
*(Dianthus plumarius)*

wachsen in jedem Garten und auf dem Balkon. Die beliebte Schnittblume gibt man wegen des Duftes gerne in Kräuterkissen.

## Feldthymian
*(Thymus serpyllum)*

ist ein ausdauerndes Gewächs, das von Mai bis September blüht. Von der schutzwürdigen Pflanze wird im Juni und August das Kraut gesammelt. Feldthymian kommt in ganz Europa und Asien vor und wird von alters her als Heilmittel benutzt.
Die zur Vollblüte geernteten Pflanzenteile werden im Schatten getrocknet und in geschlossenen Behältern, ohne andere Pflanzen zuzugeben, aufbewahrt.
In der Heilkunde gilt Feldthymian als stark antiseptische Pflanze. Man verwendet ihn zur Herstellung von Zahncremes. Der Extrakt der Pflanze wird gegen Keuchhusten, bei Katarrhen der oberen Atemwege und bei Magen- und Darmbeschwerden gegeben.
Bäder aus Feldthymian sollen nervenstärkend wirken und eitrige Wunden heilen.

## Fenchel
*(Foeniculum vulgare)*

wird auch Langer Kümmel oder Fenikel genannt. Die zwei- bis mehrjährige Pflanze blüht von Juli bis September, die Früchte werden im August und im September gesammelt. Danach werden sie getrocknet und gut verschlossen gelagert. Fenchel ist in der Küche sehr beliebt als Würzkraut zu Fisch. Man kann ihn leicht im Garten ziehen. Fenchel stammt ursprünglich aus dem Mittelmeerraum. Er ist schon seit vielen Jahrtausenden bekannt; man weiß dies aus altägyptischen Schriften aus der Zeit um 1500 v. Chr. Im Mittelalter entdeckte man neben seiner Wirksamkeit gegen Blähungen auch die Heilkräfte des Fenchels gegen Husten. In der Volksmedizin gibt man Fenchel heute zur Lösung von Krämpfen, zur Milderung von kolikartigen Schmerzen und gegen hartnäckige Verstopfungen. Wissenschaftlich wird Fenchel zur Schleimlösung in den Atemwegen ausdrücklich empfohlen.
Innerlich wendet man Fenchel als Tee an; äußerlich nimmt man Fenchelwasser (das aus dem ätherischen Öl der Pflanze hergestellt wird) als Augenspülung bei Bindehautentzündung und gegen Augenmüdigkeit.
**ACHTUNG:** Fenchel gehört in die Familie der Doldengewächse, von denen es viele giftige Arten gibt. Wenn Sie ihn in der freien Natur sammeln wollen, müssen Sie sicher sein, daß Sie die Pflanze gut kennen.

# Gänseblümchen *Bellis perennis*

## Fettkraut
### (Pinguicula vulgaris)

ist eine ausdauernde, fleischfressende Pflanze, die von Juni bis Juli blüht. Das Kraut des schutzwürdigen Fettkrauts wird in derselben Zeit geerntet. Man trocknet es an einer luftigen Stelle.

Die Inhaltsstoffe sollen in der Volksheilkunde gegen Krämpfe, bei hartnäckigem Husten, Asthma und Entzündungen der Bronchien helfen. Die frischen Blätter dagegen werden auf schlecht heilende Wunden aufgelegt.

## Fichte
### (Picea abies)

ist ein bei uns weit verbreiteter Nadelbaum. Die Knospen helfen gegen vielerlei Erkrankungen, zum Beispiel bei Husten, rauhem Hals und zur Desinfektion der Mundhöhle. Ein Absud aus Fichtenknospen wird in der Volksmedizin gegen Entzündungen, Wunden und Brandverletzungen als Umschlag empfohlen.

## Frauenmantel
### (Alchemilla vulgaris)

wird auch Löwenfuß, Taumantel, Aschnitz und Sinau genannt. Die ausdauernde Pflanze wächst in ganz Europa auf eher feuchten und schattigen Wiesen. Zu Beginn der Blütezeit, die

von Mai bis September dauert, sammelt man die Blätter und trocknet sie. Der Name des Heilkrautes deutet schon auf seine Verwendung in der Volksmedizin hin: Der bitter schmeckende Tee gilt als zusammenziehend, das heißt er wirkt blutstillend. Er wird deshalb hauptsächlich für Frauenleiden wie starke Periodenblutung und Blutungen nach der Geburt eingesetzt; er soll aber auch harntreibend und blutreinigend sein und außerdem gegen Durchfall und bei Magen-Darm-Erkrankungen helfen. Den Tee bereitet man aus 3 Teelöffel des getrockneten Krauts auf 1 Tasse Wasser; davon trinkt man täglich 2–3 Tassen warm.

## Galgant
### (Alpinia galanga)

wird auch Galangawurzel, Galgant-Alpinie oder Thai-Ingwer genannt. Die Galgantwurzel ist ein ausdauerndes Gewächs. Man erntet die Wurzeln, trocknet sie. In der Heilkunde werden sie vor allem als magenstärkendes Mittel verwendet.

## Gänseblümchen
### (Bellis perennis)

wird auch Gänseliese, Maßliebchen, Monatsblümchen, Marienblümchen oder Tausendschön genannt. Es blüht von April bis Oktober, die Blütenkörbe werden von April bis September ge-

# Heilende Kräuter und Gewürze von A bis Z

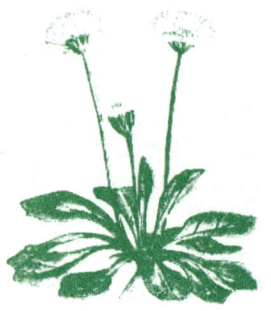

sammelt und dann getrocknet. Die ausdauernde Pflanze ist überall zu finden. In der Volksmedizin wird das Gänseblümchen bei Katarrhen der Atemwege und zur Erleichterung des Abhustens verordnet. Ein Aufguß aus 2 Teelöffel Gänseblümchen in 1 Tasse Wasser (20 Minuten ziehen lassen, 2–4 Tassen täglich trinken) soll jedoch auch bei Magen- und Darmkatarrh sowie Durchfall helfen. Die Blüten verbessern das Aussehen von Teegemischen.

Äußerlich werden Umschläge und Bäder aus Gänseblümchen gegen Entzündungen, blutende Wunden, Blutergüsse, Geschwüre und Ausschläge verwendet. Hier kann auch der Absud aus den grünen Blättern der Pflanze helfen.

## Gänsefingerkraut
### (Potentilla anserina)

oder Krampfkraut ist eine ausdauernde Pflanze. Das Kraut wird während der Blüte von Mai bis Juli gesammelt, die Wurzelstöcke sammelt man im März oder im Oktober. Man trocknet das Kraut im Schatten, im Luftzug und unter mehrfachem Wenden. In der Volksmedizin verordnet man Gänsefin-

gerkraut bei Magen- und Darmkatarrh, bei starken Durchfällen und bei Koliken. Auch in der Frauenheilkunde wird Gänsefingerkraut gegeben, wenn starke Blutungen auftreten. Den Tee (aus 2 Teelöffel Gänsefingerkraut, die mit 1 Tasse Wasser überbrüht werden) sollte man 2- bis 3mal täglich trinken. Er wirkt auch gegen die Übersäuerung. Äußerlich wendet man das Gänsefingerkraut als Absud in Bädern an oder als Gurgelmittel bei Schmerzen von Zahnfleisch und Zähnen. Auch gegen Hautausschläge und Ekzeme soll es helfen.

## Gamander
### (Teucrium chamaedrys)

ist ein Halbstrauch, der von Juli bis August blüht. Das Kraut wird in dieser Zeit bei trockenem, sonnigem Wetter gesammelt und an einem gut durchlüfteten Ort getrocknet.

In der Volksmedizin gilt Gamander als Mittel zur Anregung des Appetits und der Magentätigkeit. Gegen Durchfälle soll Gamander ebenfalls helfen. 2 Tassen eines Aufgusses (2 Teelöffel Gamander in 1 Liter Wasser) sollte stets vor dem Essen getrunken werden. Äußerlich wendet man Gamander für Bäder und als Umschlag für schlecht heilende Wunden und gegen Hämorrhoiden an. Verwandt ist der Bittere Gamander (Teucrium amarum), der nachweislich galletreibend und krampflösend wirkt.

## Geißraute
### *(Galega officinalis)*

ist ein dauerhaftes Kraut; es wird
während der Blüte von Juni bis August
gesammelt. An einer schattigen und
luftigen Stelle wird es dann getrocknet.
Die Pflanze stammt ursprünglich aus
Süd- und Osteuropa sowie Westasien.
Man kann – wenn man schon ältere
Pflanzen hat – mehrmals im Jahr
ernten. In der Volksmedizin wird
Geißraute eingesetzt, um den Blut-
zuckerspiegel zu senken. Sie hat eine
leicht harn- und schweißtreibende
Wirkung.
Auch als Hustenmittel wird Geißraute
verordnet: Von einem Aufguß von
30–60 Gramm Geißraute auf 1 Liter
Wasser sollten dann täglich 2–3 Tas-
sen getrunken werden. Äußerlich wird
Geißraute in Salben zugesetzt, die die
Vernarbung von Hautdefekten be-
schleunigen.

## Gelbwurz
### *(Curcuma longa)*

ist eine Staude, die in Südindien beheimatet ist. Man verwendet die Wurzeln schon seit dem Altertum, auch
bei uns. Die heilige Hildegard von
Bingen nannte den Gelbwurz in ihren
Rezepten auch Zittwerwurzel.

## Giersch
### *(Aegopodium podagraria)*

wird auch Geißfuß genannt. Im lateini-
schen Namen steckt allerdings ein
Hinweis darauf, daß dieses "Gartenun-
kraut" in früherer Zeit ein geschätztes
Gichtmittel war: Podagra ist eine alte
Bezeichnung für Gicht.
Die Pflanze blüht von Mai bis November, man sammelt die Blätter und
macht daraus einen
Tee, der gegen Rheu-
ma helfen soll.
Giersch wächst in
fast jedem Garten.
In der Volksmedizin
wendet man Giersch
auch äußerlich an:
Zerquetschte Blätter
werden zur Schmerz-
linderung auf die
Gichtknoten gelegt. Auch ein Gemüse
aus frischen Gierschblättern soll den
Gichtpatienten Linderung bringen.
**ACHTUNG:** Giersch gehört zu den Doldengewächsen, von denen es viele
giftige Sorten gibt. Beim Sammeln in
freier Natur bitte unbedingt darauf
achten, daß man die richtige Pflanze
erntet.

# Heilende Kräuter und Gewürze von A bis Z

## Ginseng
### (Panax ginseng)

wird auch die "Königin der tonischen Mittel" genannt. Die Pflanze kommt aus Asien zu uns und ist in Apotheken und Reformhäusern erhältlich. In der Volksmedizin ist sie ein Mittel gegen vielerlei Beschwerden: Ginseng beruhigt und regt das zentrale Nervensystem an; er stärkt die Abwehrkräfte gegenüber geistigem und körperlichem Streß, wirkt antidepressiv und bei Schwäche belebend.

## Goldrute
### (Solidago virgaurea)

heißt auch Wundkraut. Sie ist eine ausdauernde Pflanze, die von August bis Oktober blüht; das Kraut kann man von August bis September sammeln. Es wird so schonend getrocknet, daß es Farbe und Geruch nicht verliert. Die Goldrute kann man leicht selbst im Garten anpflanzen. Bei den alten Germanen soll Goldrute als Wundkraut verwendet worden sein. Seit dem Mittelalter ist sie als Blasen- und Nierenmittel bekannt. In der Volksmedizin werden Tees aus Goldrute heute noch für die Frühjahrs- und Herbstkur verordnet. Auch bei Rheuma und Gicht soll sie lindernd wirken. Wissenschaftlich wird Goldrute zur Erhöhung der Harnmenge bei Entzündungen von Blase und Niere empfohlen.

## Gundermann
### (Glechoma hederacea)

wird auch Gundelrebe genannt. Die ausdauernde Pflanze blüht von Mai bis Juli, in diese Zeit sammelt man das Kraut. Es wird in dünnen Schichten an schattigen Plätzen getrocknet. Gundermann wird als Heilmittel schon seit dem 12. Jahrhundert angewendet. In der Volksmedizin verordnet man Gundermann zur Behandlung von Durchfällen und Magenkatarrh. Er soll aber auch beim Abhusten, bei Lungenerkrankungen und bei asthmatischen Anfällen hilfreich sein. Ein Aufguß (2 Teelöffel pro Tasse Wasser, 2–3 Tassen täglich) soll den Appetit fördern und den Stoffwechsel im Körper anregen.
Äußerlich wendet man Gundermann als Gurgelmittel an; Bäder mit Gundermann-Zusatz sollen bei Hautkrankheiten helfen.

## Habichtskraut
### (Hieracium pilosella)

wird auch Felsenblümle, Kleines Habichtskraut, Mausöhrlein oder Nagelkraut genannt. Die Pflanze blüht von Mai bis Oktober, man sammelt das Kraut und trocknet es.

In der Heilkunde setzt man Habichtskraut gegen Magen- und Darmbeschwerden oder auch als Augenwasser ein.

## Hafer
### *(Avena sativa)*

wird auch Saathafer genannt. Die einjährige Pflanze blüht im Juli; das Korn wird ebenso wie das Stroh im August und September geerntet.

Für Heilzwecke verwendet man hauptsächlich die Körner, manchmal auch das Stroh. Wir alle kennen Haferflokken und Haferschleim, die als Schonkost bei vielerlei Magenbeschwerden verordnet werden. Früher jedoch wurde Hafer in der Volksmedizin auch in Form von Tropfen, von Tees und als Bad genutzt. Appetitanregend soll ein Tee wirken, den man aus 2–3 Löffel Haferflocken pro Tasse Wasser zubereitet (3mal täglich). Er wirkt auch gegen Hals- und Brustschmerzen sowie kräftigend bei geistiger Erschöpfung, bei Nervosität und Schlaflosigkeit. Äußerlich wendet man Bäder aus Haferheu an. Sie helfen bei rheumatischen Schmerzen, Ischias, Lähmungen und Leberkrankheiten. Ein Absud heilt Ekzeme, Erfrierungen und Krätze.

## Hagebutten
### *(Rosa canina)*

kommen vom Strauch der Heckenrose. Sie wird auch Hunds-, Hain-, Wilde Heide-, Hagrose, Hiefenstrauch oder Heinzerlein genannt und ist die Urform der vielen verschiedenen Zuchtrosen, die wir in unseren Gärten kennen. Die Heckenrose blüht im Juni und im Juli, die Hagebutten sammelt man von September an bis in den Oktober hinein. Man trocknet sie dann in dünnen Schichten sehr schonend und lagert sie trocken ein, bewahrt sie jedoch nicht länger als ein Jahr auf. Hagebutten wurden von den Menschen schon in grauer Vorzeit gesammelt. Am bekanntesten ist in der Volksmedizin der Hagebuttentee. Man trinkt ihn schon vorbeugend, denn er erhöht die Widerstandskraft gegen Infektionskrankheiten, unterstützt die Blutbildung und hat eine schwach harntreibende und abführende Wirkung. Hagebuttentee hat sich ausgezeichnet bei Erkältungskrankheiten bewährt. Äußerlich wendet man einen Absud von Hagebutten bei Zahnfleischbluten und Zahnschmerzen an. Frische Früchte verarbeitet man zu Mus, Marmeladen und Gesundheitsweinen – sie sollen den Appetit anregen.

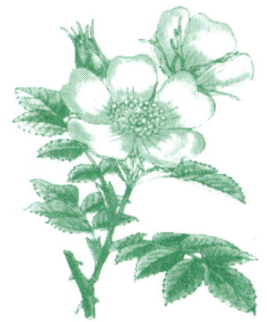

# Heilende Kräuter und Gewürze von A bis Z

## Hauhechel
### (Ononis spinosa)

heißt mit vollem Namen Dornige Hauhechel, ist aber auch als Heudorn oder Stachelkraut bekannt. Die Pflanze wächst bevorzugt auf trockenen, steinigen Wiesen und Abhängen und ist mehrjährig. Von Mai bis in den Herbst hinein blüht sie zart rosa; für Heilzwecke sammelt man im Frühjahr und Herbst die Wurzel und trocknet sie. Tee aus der Hauhechelwurzel wird seit alten Zeiten zur Förderung des Harnflusses eingesetzt – die harntreibende Eigenschaft ist auch wissenschaftlich bestätigt. Daher findet man Hauhechelwurzel als Bestandteil vieler Nieren- und Blasentees und Blutreinigungstees. Für den Tee nimmt man 2 Teelöffel getrocknete Wurzel auf 1 Tasse Wasser und läßt die Mischung mehrere Stunden kalt ziehen, bevor man sie aufkocht und abseiht. Morgens trinkt man nüchtern 1–2 Tassen lauwarm.
ACHTUNG: Großmutter wußte, daß die harntreibende Wirkung nur von kurzer Dauer ist. Deshalb nach 3 Tagen mit der Einnahme des Tees für kurze Zeit aussetzen!

## Haselnuß
### (Corylus avellana)

ist bei uns in vielen Gärten, aber auch im Wald zu finden. Der Haselnußstrauch blüht im Februar und März.

Die Blätter sammelt man von Mai bis August, die Rinde im März, die Früchte von September bis Oktober.
Die Blätter pflückt man bei sonnigem Wetter, die Rinde wird von jungen Zweigen geschält. Beides trocknet man an einem luftigen Platz.
In der Heilkunde kann man die Haselnußpflanze für harntreibende Tees verwenden; auch bei Kreislaufstörungen und sogar Krampfadern sollen die Inhaltsstoffe der Pflanze lindernd wirken.

## Heidekraut
### (Calluna vulgaris)

wird auch Besenheide genannt. Der immergrüne, kriechende Strauch blüht von August bis Oktober; die Blüten sammelt man ebenso wie das Kraut von August bis September. Auf Horden ausgebreitet wird das Sammelgut dann im Schatten getrocknet. In der Volksmedizin wird Heidekraut gegen Entzündungen (vor allem der Harnwege) verordnet. Es hat sich auch bei Nierenleiden bewährt. Ein Tee aus Heidekraut (1 Teelöffel auf 2 Tassen Wasser, 2- bis 3mal täglich 1/2 Tasse trinken) soll auch gegen Rheuma helfen.

# Heublumen *Flores graminis*

## Heidelbeeren
*(Vaccinium myrtillus)*

oder Blaubeeren sind niedrige Halbsträucher mit kriechenden Stengeln. Sie blühen im April und im Mai; die Blätter werden von Juni bis Oktober gesammelt, die Früchte erntet man von Juli bis September. Die Blätter dürfen beim Sammeln nicht beschädigt werden, sie müssen in dünnen Schichten trocknen. Getrocknete Heidelbeeren sind ein probates Mittel gegen Durchfälle. In der Volksmedizin werden Heidelbeeren auch gegen Zukkerkrankheit eingesetzt. Dies ist jedoch wissenschaftlich nicht gesichert. Anerkannt wird lediglich die Wirksamkeit der Beeren bei akuten Durchfallerkrankungen.
ACHTUNG: Heidelbeerblätter sollten Sie nicht verwenden. Sie können bei längerer Anwendung zu chronischer Vergiftung führen!

## Herzgespann
*(Leonurus cardiaca)*

heißt auch Löwenschwanz und ist ein ausdauerndes Kraut, das ursprünglich aus Sibirien stammt. Es blüht von Juni bis Oktober und wird von Juni bis September gesammelt. Man erntet die Pflanze sehr sorgfältig, mehrmals im Jahr, wenn sie in voller Blüte steht. Schonend wird dann getrocknet. In der Volksmedizin wird Herzgespann gegen nervöse Leiden verordnet. Auch

bei Herznervosität, Störungen des Herzrhythmus und zu hohem Blutdruck soll es helfen.
ACHTUNG: Herzgespann zählt zu den geschützten Pflanzen.

## Heublumen
*(Flores graminis)*

nennt man das Gemisch von Blütenteilen, Samen, kleineren Blatt- und Stengelstückchen verschiedener Gräser und Wiesenblumen, die bei der Heulagerung in der Scheune zurückbleiben. Gesammelt werden sie im Frühjahr auf dem leeren Heuboden. Neben typischen Wiesengräsern wie Quecke, Trespe, Wiesenlolch oder Wiesenschwingel findet man die Bestandteile zahlreicher anderer Wiesenpflanzen. Die heilende Wirkung der Heublumen war lange Zeit nicht anerkannt; Pfarrer Kneipp jedoch war von ihr überzeugt und verordnete Heublumen häufig. Heute kann man Heublumen auch in der Apotheke kaufen. In der Volksmedizin gelten Heublumen als Mittel gegen Schmerzen; sie sollen beruhigend wirken, die Muskulatur entspannen, die Durchblutung steigern und den Gewebestoffwechsel erhöhen. Heublumen werden äußerlich als Bäder angewendet; aber auch Heublumen-Wickel oder Heublumen-Hemden sind bekannt. Sie sollen die Abwehrkräfte des Körpers erhöhen und werden auch bei grippalen Infekten benutzt. Auch bei Rheuma hat man mit Heu-

# Heilende Kräuter und Gewürze von A bis Z

blumen schon Erfolge erzielt. Selbst bei chronischen Hautleiden, bei Magen-, Darm-, Blasen- und Nierenbeschwerden können Heublumenauflagen oder Voll- und Teilbäder helfen.

## Himbeere
### (Rubus idaeus)

ist ein zweijähriger Strauch, der im Juni blüht und von Juli bis August Früchte trägt. Blätter und Früchte erntet man von Juni (Blätter) bis August. Die Himbeere wird schon seit alters gesammelt und auch in Gärten gezüchtet.
In der Volksmedizin verwendet man die getrockneten Blätter.
Sie sollen als Tee oder Teegemisch (1–3 Eßlöffel auf 1 Tasse Wasser) zur Behandlung von Magenbeschwerden

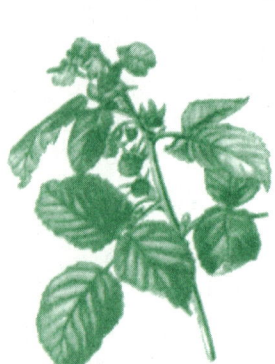

und zur Unterstützung von Harn- und Galleabsonderung hilfreich wirken. Gemischt mit Kamille wirken Himbeerblätter gegen Blähungen bei Kindern.

## Hirtentäschel
### (Capsella bursa-pastoris)

ist ein ein- oder zweijähriges Kraut; es blüht von April bis November, gesammelt wird es von Mai bis Juli. Man erntet den blühenden oberirdischen Sproß und trocknet ihn in dünnen Schichten. Danach muß man Hirtentäschel in geschlossenen Behältern aufbewahren. In der Volksmedizin wird dem Hirtentäschel eine blutstillende und zusammenziehende Wirkung zugeschrieben. Man gab es zum Stillen von Magen-, Gebärmutter- und Lungenblutungen. Hirtentäschel wirkt auch harntreibend. Äußerlich wendet man Hirtentäschel zur Waschung von Wunden, Hautausschlägen und Brandekzemen an.
**ACHTUNG:** In stärkeren Dosen ist Hirtentäschel giftig!

## Hohlzahn
### (Galeopsis segetum)

ist eine einjährige Pflanze, die ursprünglich überall in Westeuropa vorkam. Sie blüht von Juli bis August, das Kraut wird im selben Zeitraum gesammelt und getrocknet. Hohlzahn gilt als gute Honigpflanze.

Für Heilzwecke wurde Hohlzahn schon in der Antike gezüchtet, im Mittelalter nahm man die Pflanze vor allem zur Behandlung von Wunden, Schwellungen und Tuberkulose.

Heute wird Hohlzahn in der Volksmedizin als Teepräparat für Brusttees, bei Husten und Keuchhusten, aber auch zur Appetitanregung, zur Verbesserung der Verdauung und zur Heilung von Blutarmut gegeben.

pereigenen Abwehrkräfte und wird auch bei Hautunreinheiten verwendet. Wissenschaftlich sind keine besonderen Wirkstoffe bekannt, doch wird Holunder als schweißtreibendes Mittel bei fieberhaften Erkältungskrankheiten empfohlen.

## Holunder
*(Sambucus nigra)*

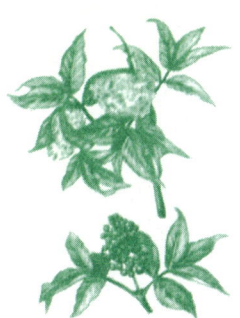

wird auch Holler genannt. Der Schwarze Holunder ist in ganz Europa, Asien und Nordafrika allgemein verbreitet. Er blüht von Juni bis August; die Blüten werden im Juni gesammelt, die Früchte im August und im September. Die Blütenstände werden insgesamt getrocknet, danach erst löst man die Blüten von den Stengeln und lagert sie trocken in geschlossenen Behältern. Holunder kann man leicht im Garten anpflanzen. In der Volksmedizin spielt der Holunder seit Menschengedenken eine wichtige Rolle. Mit seinem Tee behandelt man Rheuma und Gicht; ein "Flieder-Tee" aktiviert die kör-

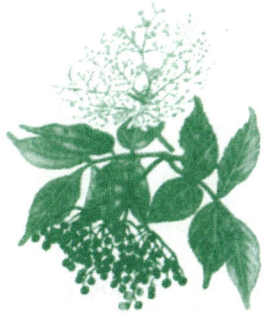

## Hopfen
*(Humulus lupulus)*

kennt man als einen der wichtigsten Zusätze beim Bierbrauen. Er blüht von Juli bis September, die "Zapfen" werden im August und im September geerntet. Hopfenkulturen bestehen bis zu 30 Jahre in Dauerkulturen. Die Pflanze soll aus Osteuropa stammen, ist aber seit mehr als 1100 Jahren über ganz Mitteleuropa verbreitet. Für Heilzwecke trocknet man die Zapfen und gewinnt danach durch Sieben die Hopfendrüsen, das Lupulin. Dieses wird in dunklen, geschlossenen Behältern aufbewahrt. Im Mittelalter verordnete man Hopfen nicht nur als Beruhigungsmittel, sondern vor allem als Arznei gegen Leber- und Gallenleiden, als Magen- und als Abführmittel. Hopfen schmeckt würzig und bitter. In der Volksmedizin wendet man ihn heute gegen Appetitlosigkeit, bei Magenschwäche und bei nervösen Magenbeschwerden an. Auch gegen Schlafstörungen, nervöse Unruhe und Überreiztheit der Nerven soll er wirken. Man trinkt dann einen Tee aus 1 Teelöffel Hopfen auf 1 Glas Wasser am

# Heilende Kräuter und Gewürze von A bis Z

besten vor dem Schlafengehen. Dies wird auch von Wissenschaftlern empfohlen. Äußerlich wendet man Hopfen als Badezusatz und als Schlafkissen zur Beruhigung an.

## Huflattich
### (Tussilago farfara)

wird auch Bachblümlein oder Tabakkraut genannt. Man sammelt die Blüten im März und im April, die Blätter etwas später, nämlich von Mai bis Juli. Huflattich gilt als Unkraut und wächst überall.
Schon seit alters wird er als Heilpflanze angewandt, und zwar als Mittel zur Stillung von Hustenanfällen. Von dieser Eigenschaft zeugt auch der Gattungsname: "tussis" bedeutet Husten. Huflattich wird in der Volksmedizin meist als schleimlösendes Mittel in Brusttees gemischt. Äußerlich wendet man ihn in Bädern und Umschlägen an; sie sollen schwer heilende Wunden lindern sowie Hautgeschwüre und Ausschläge. Frische, gewaschene Huflattichblätter werden auf Geschwülste und rheumatische Gelenke gelegt.

## Immergrün
### (Vinca minor)

ist ein giftiges, halbstrauchiges Kraut. Es blüht von April bis Mai. Der Heilkundige sammelte Immergrün von April bis Juni – die grünen Triebe wur-

den im Schatten getrocknet. In der Pflanze hat man Wirkstoffe zur Heilung von Geschwülsten und Hypertonie entdeckt.
**ACHTUNG:** Man darf diese Pflanze auf keinen Fall für die Selbstbehandlung einsetzen!

## Ingwer
### (Zingiber officinale roscoe)

ist eine tropische Pflanze, die es bei uns mittlerweile überall auch frisch zu kaufen gibt. Er wird heute in Indien, Afrika, China und vielen anderen tropischen Ländern angebaut.
Schon in den uralten Sanskrit-Schriften Indiens wird seine Heilkraft gelobt. Auch als Aphrodisiakum soll Ingwer sich erwiesen haben.
Bei uns ist Ingwer in der Heilkunde als bewährtes Magenmittel bekannt. Aber die Wissenschaft hat mittlerweile bewiesen, daß Ingwer mehr als drei lebenswichtige Enzyme enthält.

## Isländisches Moos
### (Cetraria islandica)

wird auch Lungen-, Husten- und Fiebermoos genannt. Es ist kein Moos, sondern eigentlich eine Flechte, die man das ganze Jahr über sammeln kann. Die beste Zeit dafür ist jedoch von April bis September. Seit dem 17. Jahrhundert ist Isländisches Moos als Heilpflanze bekannt. In der Volksmedizin wird es vor allem gegen Lungen- und Bronchialleiden eingesetzt. Bei Reizhusten hilft ein Tee aus Isländischem Moos; die Tagesdosis sollte aber nicht mehr als 1 Teelöffel betragen. Auch bei Gastritis, Appetitlosigkeit und Schwächezuständen ist Isländisches Moos wirksam. Wissenschaftlich erwiesen ist, daß die Flechte den Reiz bei Katarrhen der oberen Luftwege mildert.

Äußerlich wird Isländisches Moos gegen Hautunreinheiten angewendet: Man legt Packungen aus der Heilpflanze auf die betroffenen Stellen.

## Johanniskraut
### *(Hypericum perforatum)*

wird auch Tüpfelhartheu genannt. Das Kraut wächst an trockenen Hängen, auf Wiesen und Weiden und wird während der Blüte im Juli und im August gesammelt. Man sollte beim Sammeln darauf achten, daß die Pflanze in voller Blüte steht. Sie wird dann zu Garben gebunden und im 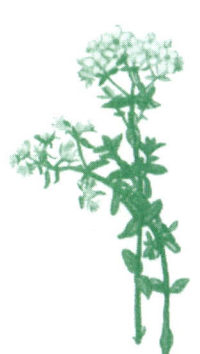 Schatten bei Zugluft getrocknet. Man kann die Pflanze, die goldgelb blüht, gut im Garten halten. Johanniskraut ist schon seit langem als Heilkraut bekannt. Paracelsus verordnete es gegen Ängste und böse Träume. In der

Volksmedizin wird vor allem Tee aus Johanniskraut verwendet. Er soll gegen leichte Depressionen, gegen Streßreaktionen und gegen Schlafstörungen helfen. Man macht sogar Tee-Kuren von 4–6 Wochen Dauer. Wissenschaftlich ist Johanniskraut als Beruhigungsmittel anerkannt. Äußerlich verwendet man Johanniskraut in Oliven- oder Sonnenblumenöl: Dieses Öl soll Brandwunden, Sonnenbrand und Hämorrhoiden heilen.

**ACHTUNG:** Nach einer Tee-Kur mit Johanniskraut können vor allem hellhäutige und rotblonde Menschen empfindlich auf Licht reagieren. Pralle Sonne und Solarium meiden!

## (Schwarze) Johannisbeere
### *(Ribes nigrum)*

ist ein Strauchgewächs. Sie blüht von April bis Juni; die Blätter sammelt man von Juni bis August, die Früchte werden von Juli bis August geerntet. Die Pflanze stammt ursprünglich aus Asien, ist aber seit langem auch bei uns eine beliebte Gartenpflanze. In der Volksmedizin verwendet man die getrockneten Blätter als Tee. Er soll gegen Rheumatismus und Durchfälle helfen und unterstützt den Stoffwechsel. Bei Frühjahrskuren wird Johannisbeerblatt-Tee deshalb gerne getrunken. Ein Absud aus 30 Gramm Blättern auf 1 Liter Wasser (täglich 2–3 Tassen schluckweise trinken) soll auch gegen Nierenbeschwerden helfen.

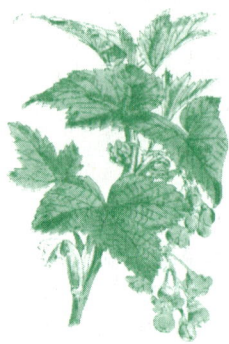

Auch die Beeren sind gesund: Sie haben einen sehr hohen Vitamin-C-Gehalt.
Die Abwehrkräfte des Körpers werden durch heißen Johannisbeersaft gestärkt.

## Kalmus
*(Acorus calamus)*

wird auch Acker- oder Magenwurz genannt. Er ist eine mehrjährige Pflanze, ein Sumpfkraut, das im Juni und im Juli blüht; die Wurzelstöcke sammelt man im März und im November. Die Wurzeln werden aus dem Grund von Bächen und Teichen ausgegraben, gesäubert, geschält und dann vorsichtig getrocknet. Kalmus ist sehr aromatisch und brüchig: Er muß deshalb in geschlossenen Behältern gelagert werden. Ursprünglich stammt der echte Kalmus aus Indien. Im 16. Jahrhundert gelangte er nach Wien, von da aus nach ganz Mitteleuropa. Von alters her wird er als Heil- und Gewürzpflanze genutzt. In der Volksmedizin wird er zur Beseitigung von Verdauungsstörungen, zur Magensaftsekretion und zur Linderung von Verdauungsbeschwerden verordnet. Äußerlich angewendet bewirkt Kalmus eine überstarke Durchblutung; in Bädern ist er als Nervenstärkung wirksam.

## Kamille
*(Matricaria chamomilla)*

ist ein einjähriges Kraut, dessen Blütezeit in den Monaten Mai bis Juni liegt; in dieser Zeit sammelt man die Blütenkörbe. Drei- bis viermal jährlich kann man bei schönem Wetter ernten, die Blüten werden dann an gut belüfteten Stellen im Schatten getrocknet. Kamille kann man im Garten und auf dem Balkon gut anpflanzen. Sie ist schon seit alters als wichtige Heilpflanze bekannt. In der Volksmedizin wendet man sie als entzündungshemmendes, desinfizierendes und schweißtreibendes Mittel an. Wissenschaftlich bestätigt ist die wohltuende Wirkung der Kamille bei Magen- und Darmbeschwerden. Bei Erkältungskrankheiten und gegen Durchfälle wird Kamillentee gereicht. Äußerlich wendet man die Pflanze in Umschlägen und Bädern an, die bei schlecht heilenden Wunden, bei Hautausschlägen und Wundstellen helfen. Auch zur Spülung von Mund und Augen leistet die Kamille wertvolle Dienste.

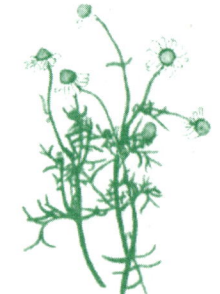

## Kapuzinerkresse
*(Tropaeolummajus)*

ist ein ausdauerndes Kraut, das von Mai bis Oktober blüht. Die Samen werden von Juni bis Oktober gesammelt. Ursprünglich stammt die Kapuzinerkresse aus Peru, sie kam erst im 17. Jahrhundert nach Europa. Hier hat sie sich allerdings schnell verbreitet und ist heute in vielen Gärten zu finden. Ihre Heilwirkung wurde erst spät bekannt.

In der Volksmedizin wird Kapuzinerkresse bei Entzündungen der Bronchien und der Harnwege verordnet. Der frische Pflanzensaft (1–2 Eßlöffel täglich) hat dieselbe Wirkung wie Tabletten aus Kapuzinerkressesamen, die man in Reformhäusern und Apotheken kaufen kann. Im Frühling kann man Blätter und Blüten der Pflanze als Salat essen.

## Katzenminze
### (Nepeta cataria)

heißt auch Englische Melisse und ist eine mehrjährige Pflanze. Sie blüht von Juni bis August, das Kraut wird in diesem Zeitraum gesammelt. Es wird bei trockenem, sonnigem Wetter geschnitten; die verholzten Teile sondert man aus und trocknet das restliche Kraut dann an einer gut gelüfteten Stelle. Danach bewahrt man es in einem gut verschließbaren Gefäß auf. Die Katzenminze hat ihren Namen daher, daß ihr durchdringender Duft Katzen ganz besonders anzieht. Früher wurde die Pflanze auch in Landgärten gezüchtet, da man glaubte, ihr Geruch vertreibe Schlangen.

In der Volksmedizin gibt man Katzenminze vor allem zur Heilung von nervösen Störungen und Migräne, denn sie wirkt beruhigend. Auch die Verdauung soll durch sie gefördert werden. Vom Tee aus Katzenminze (10 Eßlöffel auf 1 Liter Wasser, 20 Minuten ziehen lassen) sollte man täglich 2–3 Tassen trinken.

## Katzenpfötchen
### (Antennaria dioeca)

hat viele weitere Namen, unter anderem Hasenpfötlein und Mausöhrlein. Es wächst an sonnigen, trockenen Stellen und blüht von Mai bis Juli. In diesen Monaten sammelt man die Blüten und trocknet sie sorgfältig im Schatten.

Die Volksmedizin wendet einen Tee von 10–15 Gramm getrockneten Blüten auf 1 Tasse Wasser zur Anregung des Galleflusses an; man soll täglich 2–3 Tassen Tee trinken. Daneben ist Katzenpfötchen-Tee ein altes Hausmittel gegen Durchfall und Würmer.

## Kerbel
### (Anthriscus cerefolium)

wird auch Kuchel- oder Suppenkraut genannt. Die zweijährige Pflanze blüht im Mai und im Juni, man kann sie das ganze Jahr hindurch sammeln. Kerbel läßt sich gut im Garten oder auf dem Balkon ziehen. Schon seit dem Alter-

# Heilende Kräuter und Gewürze von A bis Z

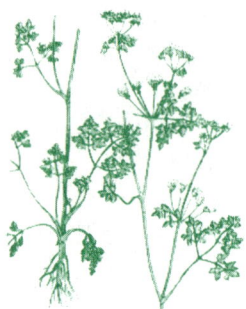

tum ist Kerbel als Mittel zur Blutreinigung bekannt. In der Volksmedizin verordnet man auch einen harntreibenden Tee aus getrocknetem Kerbel. Frisch gepreßter Kerbelsaft dagegen soll ein gutes Stärkungsmittel sein.

## Kiefer
*Pinus silvestris*

wird auch Föhre genannt. Zu Heilzwecken wird das Harz des Baumes in Verbindung mit Milch und Honig verwendet, um Husten zu lindern.

## Klatschmohn
*(Papaver rhoeas)*

ist ein einjähriges Kraut, das von Mai bis September blüht. Die Blüten sammelt man zwischen Mai und August, und zwar in der Mittagszeit – unmittelbar, bevor sie sich entfalten. Danach trocknet man sie sehr schonend in dünnen Schichten im Schatten. Gelagert wird Klatschmohn in dunklen, gut verschließbaren Gefäßen. In der Volksmedizin wird Klatschmohn als leichtes Beruhigungsmittel verwendet. Auch gegen Reizhusten und Heiserkeit soll er helfen. Man trinkt einen Auf-

guß, der aus 2 Teelöffel Klatschmohn pro Tasse Wasser bereitet wird.

## Klette
*(Arctium lappa)*

ist eine zweijährige Pflanze; sie blüht zwischen Juli und September. Die Wurzeln werden in den Monaten März und April sowie September und Oktober gesammelt. Sie werden gründlich gesäubert, aufgeschnitten und dann vor dem Trocknen in kochendheißes Wasser getaucht: Sie behalten so ihre Wirkstoffe besser. Die Klette wurde früher als harntreibendes Mittel, zur Blutreinigung und zur Heilung von Geschlechtskrankheiten verwendet.
In der Volksmedizin ist die Klette in Teegemischen enthalten, die man zur ergänzenden Behandlung der Zuckerkrankheit verordnet.
Außerdem hat sie auch harn- und schweißtreibende Wirkung. Äußerlich wird die Klette bei Hauterkrankungen als Absud angewendet. Ölextrakte dienen heute noch als haarwuchsfördernde Mittel.

## Knoblauch
*(Allium sativum)*

ist ein ausdauerndes Kraut, das im Juli und im September blüht. Man erntet die Zwiebel im August. Der reife Knoblauch wird ausgerissen, getrocknet und dann trocken und frostfrei gelagert.

Die Heilwirkung der Knoblauchzwiebel liegt vor allem in seiner blutdrucksenkenden Wirkung. In der Volksmedizin hat sich Knoblauch als stark antibiotische Pflanze bei Bronchialkatarrhen und bakteriellen Magen-Darm-Störungen bewährt. Knoblauch-Tee (aus etwa 30 Gramm gepreßtem Knoblauch, der in 1 Liter Wasser gekocht und dann warm über den Tag verteilt getrunken wird), fördert das Wohlbefinden. Äußerlich wird Knoblauch als Saft verwendet: Man reibt bei rheumatischen Beschwerden die stark schmerzenden Körperteile damit ein.

## Königskerze
### *(Verbascum densiflorum)*

wird auch Johanniskerze oder Wollkraut genannt. Bisweilen nennt man sie auch Wollblume. Sie ist eine stattliche, zweijährige Pflanze, die von Juni bis September blüht. In diesem Zeitraum sammelt man Blüten, Blätter und Wurzeln. Die Königskerze gibt es überall in Europa. Beim Sammeln der Blüten muß man darauf achten, daß dies nur bei sonnigem Wetter geschieht. Sie dürfen nicht gedrückt werden und müssen rasch im Schatten trocknen. In der Volksmedizin gilt die Königskerze als schleimlösend und

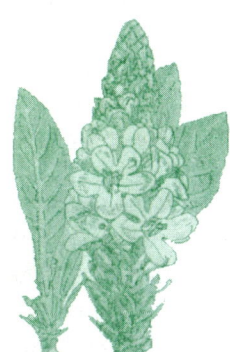

harntreibend. Sie ist ein wesentlicher Bestandteil von Brusttees.
Auch Krampfzustände können durch Königskerzen-Absud gelöst werden: Man nimmt dafür 1 Teelöffel Königskerzenblüten auf 1 Tasse Wasser.
Äußerlich wird die Königskerze für Bäder und Umschläge gegen Unterschenkelgeschwüre und Hämorrhoiden angewendet.

## Körnersteinbrech
### *(Saxifraga granulata)*

wird auch Steinbrech genannt.
Es ist eine mehrjährige Pflanze, die von Mai bis Juli blühht. Das Kraut sammelt man im selben Zeitraum. Es wird dann im Schatten getrocknet. Schon im 12. Jahrhundert war Körnersteinbrech als Heilmittel bekannt. Damals "verordnete" man es vor allem als schleimlösendes und harntreibendes Mittel.
In der heutigen Volksheilkunde gibt man die Pflanze meist in Teegemischen.

## Kohl
### *(Brassica alba)*

wird vor allem wegen seiner Enzymhaltigkeit für Umschläge etc. gebraucht. Umschläge aus Kohlblättern kannte man schon im Altertum – sie sollten helfen, schlecht heilende Wunden und Geschwüre zu lindern.

# Heilende Kräuter und Gewürze von A bis Z

## Koriander
### (Coriandrum sativum)

wird auch Wanzenkraut, Wanzendill oder Stinkdill genannt. Er ist ein einjähriges Kraut, das im Juni und Juli blüht und dessen Früchte im Juli und August geerntet werden. Man trocknet sie und bewahrt sie dann in gut verschlossenen Behältnissen auf. Bei uns kann man Koriander nur schlecht selbst ziehen – das Klima ist zu rauh. Koriander stammt aus dem östlichen Mittelmeerraum und aus Indien. Er war schon im alten Ägypten als Heil- und Opferpflanze bekannt. Die Korianderfrüchte enthalten ein ätherisches Öl, das nach alter Überlieferung gegen Blähungen und Völlegefühl helfen soll.

In der Volksmedizin wird Koriander heute ebenfalls zur Stärkung von Magen und Darm verabreicht, aber auch zur Appetitanregung und zur Einschränkung von Blähungen. Die Wissenschaft hat diese Wirkungen bestätigt. Auch äußerlich läßt sich das ätherische Korianderöl anwenden: Es ist in Salben enthalten, die man auf rheumatische Gelenke und Muskeln aufträgt.

**ACHTUNG:** Koriander gehört zu den Doldengewächsen, von denen es viele giftige Sorten gibt. Wenn man in der freien Natur sammelt, sollte man die Pflanze gut kennen.

## Kornblumen
### (Centaurea cyanus)

werden auch Roggenblumen genannt; sie kamen mit dem Getreideanbau aus ihren Ursprungsländern am Mittelmeer zu uns und waren jahrhundertelang aus unseren Feldern nicht wegzudenken. Die moderne Landwirtschaft hat sie fast verschwinden lassen. In den Monaten Juni und Juli sammelt man die Blüten der einjährigen Pflanze und trocknet sie anschließend. Die Volksmedizin verwendet sie zur Herstellung eines Tees (1 Teelöffel der getrockneten Blüten auf 1 Tasse Wasser), den man zu Augenspülungen und -umschlägen benutzt.

## Krapp
### (Rubia tinctorum)

wird auch Färberröte genannt. Die Wurzel des Krautes wird im September und im Oktober gesammelt, von Grünteilen befreit und dann in der Sonne getrocknet. Krapp ist eines der ältesten Färbemittel, das wir kennen. Es wurde bereits in vorchristlicher Zeit in Ägypten, Persien und Indien benutzt. Auch als Heilpflanze ist Krapp bekannt. Ursprünglich wurde er als Arznei gegen Durchfälle gebraucht, später dann als Medikament gegen alle möglichen Beschwerden.

In der Volksmedizin verwendet man ihn bei Nieren- und Blasenleiden und als Desinfektions- und Beruhigungsmittel. Der Tee aus der Krappwurzel schmeckt – auch wenn er hilft – nicht besonders gut. Deshalb reicht man diese Heilpflanze meist in pulverisierter Form als Kapseln.

## Kreuzkraut
*(Senecio vulgaris)*

wird auch Baldgreis oder Grindkraut genannt.
Die Pflanze wächst als Unkraut an Wegen, Mauern und Dämmen.
In der Volksheilkunde setzte man sie zur Blutstillung und zur Senkung des Blutdrucks ein.

## Kümmel
*(Carum carvi)*

wird auch Wiesenkümmel genannt. Er blüht im Mai und im Juni, die Früchte werden im zweiten Jahr im Juli und im August gesammelt. Die Früchte müssen gründlich trocknen und werden dann trocken gelagert. Kümmel ist eine der ältesten Heilpflanzen überhaupt. Er wird schon in einer Schriftrolle aus dem alten Ägypten erwähnt – vor etwa 3500 Jahren. Als Gewürz ist Kümmel heute genauso wertvoll wie als Heilpflanze. In der Volksmedizin gilt Kümmel als Mittel zur Anregung der Verdauungsorgane; er unterdrückt Krämpfe. Kümmel wird gemahlen als Pulver oder in ganzen Früchten gekaut. Wissenschaftlich empfohlen wird Kümmeltee bei Magen- und Darmbeschwerden sowie nervösen Herz- und Magenbeschwerden. Ein Aufguß aus 2 Teelöffel Kümmel und 1 Tasse Wasser sollte 2- bis 3mal täglich getrunken werden. Man kann auch Kümmelöl (1–3 Tropfen auf 1 Stück Zucker) nehmen.
**ACHTUNG:** Kümmel gehört in die Familie der Doldengewächse – es gibt viele giftige Doldenarten. Wenn Sie die Pflanze nicht gut kennen, sollten Sie wilden Kümmel auf keinen Fall selbst sammeln!

## Kürbis
*(Curcurbita pepo)*

ist eine einjährige Pflanze, die man selbst im Garten anbauen kann. Es gibt viele unterschiedliche Kürbisarten. Sie stammen ursprünglich aus Mittelamerika.
Für Heilzwecke werden die Samen entnommen und schnell in der Sonne getrocknet.
Kürbiskerne gelten in der Volksheilkunde immer noch als probates Mittel gegen Darmparasiten.

# Heilende Kräuter und Gewürze von A bis Z

## Labkraut
### *(Galium verum)*

wird auch Herrgottsstroh oder Mager-
kraut genannt. Die mehrjährige Pflanze blüht von Juni bis August. Das
Kraut wird in dieser Zeit gesammelt,
an einem luftigen Standort ausgebreitet und in der Sonne getrocknet. Man
kann es auch in Garben zusammen-
binden und aufgehängt trocknen.
Labkraut wächst überall in Europa.
Es riecht unangenehm und schmeckt
bitter. Früher wurde es bei der häus-
lichen Käsezubereitung verwendet; es
enthält ein Enzym, das die Eiweißge-
rinnung der Milch bewirkt. In der
Volksmedizin gibt man Labkraut vor
allem wegen seiner harntreibenden
Wirkung. Der Tee aus 1–2 Eßlöffel
Kraut in 1 Liter Wasser sollte über den
ganzen Tag verteilt getrunken werden.
Er mildert krampfartige Anfälle und
regt die Harnausscheidung an. Äußerlich dient der Absud zur Zubereitung
von Bädern und Umschlägen: Er hilft
bei schlecht heilenden Wunden, bei
Ausschlägen und Geschwürerkrankungen.

## Lärche
### *(Larix decidua)*

ist ein Nadelbaum aus der Gattung
der Kieferngewächse. In der Volksheilkunde verwendet man das ätherische
Öl gegen Schlaflosigkeit, Übererregbarkeit sowie Durchblutungsstörungen.

## Lavendel
### *(Lavandula angustifolia)*

ist ein Halbstrauch, der sehr angenehm duftet und im westlichen Mittelmeergebiet verbreitet ist. Während
der Blütezeit (Juli/August) werden das
Kraut und die Blüten gesammelt und
getrocknet. Man muß beim Ernten
darauf achten, daß trockenes und
warmes Wetter herrscht. Lavendel
wird an gut durchlüfteten Stellen im
Schatten getrocknet. Blüten und Kraut
werden nach dem Trocknen getrennt
und gesondert verwendet. Lavendel
kann man im Garten pflanzen, auch
auf dem Balkon gedeiht er gut. Die
wichtigsten Inhaltsstoffe des Lavendel
sind ätherisches Öl und Gerbstoffe.
Früher gab es Lavendel in jedem Zier-
garten, unsere Großmütter schätzten
den Duft dieser Heilpflanze und häng-
ten sich Lavendelsäckchen in den
Kleiderschrank. Lavendelbäder galten
als begehrte Duftbäder. In der Volksmedizin wird Lavendel wegen seiner
beruhigenden Wirkung angewendet.
Er wirkt auf Bronchien, Magen und
Darm und das Zentral-
nervensystem. Lavendel
ist meist auch Bestand-
teil von beruhigenden
Teemischungen. Wissen-
schaftlich wird Lavendel
ebenfalls beruhigende
Wirkung bei Unruhezu-
ständen, Einschlafstö-
rungen und Oberbauch-
beschwerden beschei-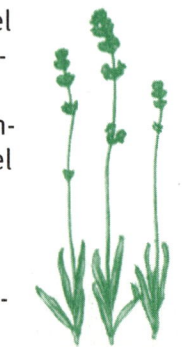

nigt. Äußerlich wendet man Lavendel in Bädern an, die sehr erfrischend und entspannend sind. Lavendelspiritus (aus der Apotheke) wurde früher als Rheumamittel gebraucht.

## Leberblümchen
### *(Hepatica nobilis)*

ist eine ausdauernde Pflanze, die von März bis April blüht. In manchen Ländern ist diese Pflanze geschützt. Man sammelt die Blätter von April bis Juni und trocknet sie dann an einer gut gelüfteten Stelle im Schatten.
In der Volksheilkunde wurde das Leberblümchen vor allem bei Gallen- und Leberleiden eingesetzt. Man darf dies aber nicht ohne ärztlichen Ratschlag tun! Gut soll der Absud der getrockneten Blätter als Gurgelmittel auch bei Entzündungen der Mundschleimhäute oder Zahnfleischblutungen sein.

## Lein
### *(Linum usitatissimum)*

wird auch Flachs genannt. Das einjährige Kraut blüht von Juni bis September, die Samen werden im August und im September geerntet. Sie werden gründlich gesäubert und getrocknet. Leinsamen verwendet man ganz oder gemahlen. Als Zierpflanze kann man Lein heute noch im Garten finden. Lein war schon den Menschen in der mittleren Steinzeit bekannt. Sie nutzten die Pflanze als Öllieferanten, aber auch zur Fasergewinnung. In Ägypten kann man den Leinanbau bis ins Jahr 1300 v. Chr. verfolgen, Leinsamen wurden den Toten als Wegzehrung mit ins Grab gegeben. Hippokrates (um 400 v. Chr.) schreibt zum erstenmal von der Heilwirkung der Pflanze. In der Volksmedizin wird Leinsamen heute als Mittel gegen Verstopfung und gegen Magenbeschwerden empfohlen. Diese Wirkung ist auch wissenschaftlich nachgewiesen.
Äußerlich wird Leinsamen (die Samenkörner zerstoßen und mit Wasser zu einem Brei vermischen) als warmer Umschlag auf entzündete Hautausschläge und Geschwüre gelegt.

## Leinkraut
### *( Linaria vulgaris)*

wird auch Frauenflachs genannt. Die ausdauernde Pflanze blüht von Juni bis September, das Kraut sammelt man von Juni bis August. Es wird an schattigen, luftigen Plätzen getrocknet.
Leinkraut wurde in der Heilkunde als schweiß- und harntreibendes Mittel verwendet, aber auch bei Nieren-, Leber- und Bauchspeicheldrüsenleiden. Äußerlich verwendet man den Aufguß aus Leinkraut zur Waschung von eitrigen Wunden, als Umschlag auf Hautausschläge, Unterschenkelgeschwüre und Hämorrhoiden.

# Heilende Kräuter und Gewürze von A bis Z

## Liebstöckel
*(Levisticum officinale)*

wird auch Maggikraut oder Gebärmutterwurzel genannt. Das ausdauernde Kraut blüht im Juli und im August; in dieser Zeit sammelt man das Kraut, allerdings bevor die Pflanze voll aufblüht. Im Oktober wird die Wurzel von

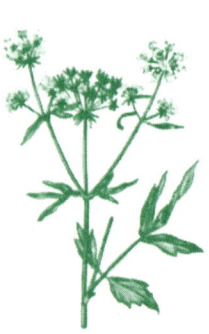

mindestens zweijährigen Pflanzen ausgegraben. Beides wird schnell und schonend getrocknet. Liebstökkel duftet würzig und wird in geschlossenen Behältern aufbewahrt. Er stammt aus dem östlichen Mittelmeergebiet. Man kann ihn im Garten und auf dem Balkon selbst ziehen. In der Volksmedizin verordnet man Liebstöckel als wassertreibendes Mittel, das den Appetit anregt. Aber auch gegen Blähungen, bei Erkrankungen der Harnwege und der Blase, bei nervösen Erschöpfungszuständen, bei Rheumatismus und Schweißbildung soll Liebstöckel helfen: Ein Tee (1–1 1/2 Teelöffel Liebstöckel auf 1 Tasse Wasser) wird tagsüber getrunken. Die Dämpfe des heißen Aufgusses kann man inhalieren.
**ACHTUNG:** Bei allergisch reagierenden Menschen kann Liebstöckel möglicherweise Unwohlsein und Schwindelgefühle auslösen.

## Lilie
*(Iris germanica)*

wird auch Schwertlilie genannt. Die ausdauernde Pflanze blüht im Juni, die Wurzelstöcke erntet man im Oktober und im März. Während des Trocknens nehmen die Wurzeln Veilchengeruch an. Deshalb wird die Pflanze auch manchmal "Veilchenwurz" genannt.
Schon von alters her ist die Schwertlilie als Heilpflanze bekannt. Sie wurde früher in der Volksmedizin vor allem zur Unterstützung der Ausscheidung von Galle und Harn sowie als Brechmittel verwendet.

## Lindenblüten
*(Tilia cordata* oder *Tilia platyphyllos)*

stammen von der Winter- oder der Sommerlinde. Der Baum blüht im Juni und im Juli (Winter- und Sommerlinde etwa im Abstand von zwei Wochen); man sammelt die Blüten in diesen Monaten und sollte darauf achten, daß beständiges, sonniges Wetter herrscht. Die Blüten werden an einer luftigen und schattigen Stelle so lange getrocknet, bis sie gelbgrün verfärbt sind. Die Linde wächst überall, im Garten genauso wie auf dem Dorfplatz oder im Stadtpark. Bei den Germanen galt die Linde als heiliger Baum, aus ihrem Holz wurden später bevorzugt Heiligenfiguren geschnitzt. Schon Hildegard von Bingen wußte um die

Heilwirkung der Lindenblüten. In der Volksmedizin gelten Lindenblüten als Vorbeugemittel gegen Erkältungskrankheiten. Ein Tee aus Lindenblüten wirkt stark schweißtreibend; er soll aber auch die Appetitanregung unterstützen und die Nerven beruhigen. Lindenblütentee soll sogar gegen Rheuma helfen. Aus trockenen Lindenhölzchen wird Holzkohle gebrannt: Man setzt sie gegen Blähungen und Magenübersäuerung, bei Galle- und Leberleiden ein.

Wissenschaftlich empfohlen werden Lindenblüten zur Milderung des Hustenreizes bei Katarrhen der Atemwege und bei fieberhaften Erkältungskrankheiten.

## **Löffelkraut**
### *(Cochlearia officinalis)*

ist eine winterharte, zwei- bis mehrjährige Pflanze, die vor allem an der Küste gedeiht. Die Blütezeit ist von Mai bis Juni.

In der Heilkunde gilt Löffelkraut als blutreinigend. Es soll gegen Zahnfleischbluten helfen und diente früher sogar als Mittel gegen Skorbut.

## **Lorbeer**
### *(Laurus nobilis)*

ist ein immergrüner, mehrjähriger Baum oder Strauch. Die Blätter kann man das ganze Jahr hindurch sam-

meln. Man verwendet sie in der Küche als Gewürz, hauptsächlich für Wildgerichte, aber auch zu Fisch. Lorbeer wurde in der Antike zu Kränzen gewunden und als Zeichen des Ruhms an Sportler, Kriegshelden und Dichter verliehen. Das Öl der Beeren kann man in Apotheken bekommen. In der Volksmedizin wird es als die Durchblutung der Haut unterstützendes Mittel verabreicht. Auch rheumatische Beschwerden werden damit behandelt.

## **Löwenzahn**
### *(Taraxacum officinale)*

wird auch Gemeine Kuhblume, Kuhlattich, Kettenblume oder Pfaffenröhrchen genannt.

Die ausdauernde Pflanze blüht von April bis Oktober. Die Wurzeln sammelt man in den Monaten März, September und Oktober. Das Kraut wird im März und im April gesammelt, die Blätter von Mai bis September und die Blüten im April und im Mai. Löwenzahn ist überall zu finden. Er gilt leider oft als Unkraut, obwohl er eine anerkannte Heilpflanze ist. Blätter und Blüten des Löwenzahns verwendet man für die Frühjahrskur, denn ein Tee daraus verbessert die Funktion von

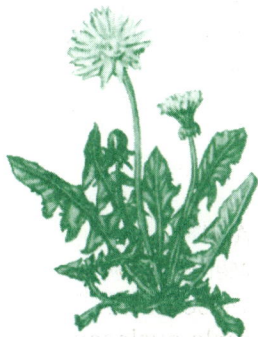

# Heilende Kräuter und Gewürze von A bis Z

Leber und Nieren. In der Volksmedizin wird Löwenzahn gegen die verschiedensten Leiden verabreicht: Er soll gegen chronische Entzündungen der Atemwege helfen, bei der Heilung von Magengeschwüren, bei Tuberkulose und bei Durchfällen, auch gegen rheumatische Beschwerden. Wissenschaftlich erwiesen sind positive Auswirkungen bei Störungen des Gallenabflusses, bei Blähungen und Verdauungsbeschwerden. Auch äußerlich kann man Löwenzahn verwenden: als Bad bei Rheuma, gegen Krampfadern und Geschwüre.

Löwenzahn soll als Gurgelmittel auch Zahnschmerzen und Parodontose lindern.

## Lungenkraut
*(Pulmonaria officinalis)*

ist eine mehrjährige Pflanze, die im April und im Mai blüht; die Blätter sammelt man in diesem Zeitraum, das Kraut etwas später, und zwar von Mai bis Juni.

Lungenkraut wird schon seit vielen Jahrhunderten zur Heilung von Lungenleiden verwendet. In der Volksmedizin gilt die Pflanze als probates Mittel bei Bronchialerkrankungen, bei Husten und bei Verschleimung. Der Aufguß (2 Tee-

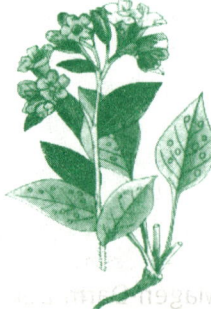

löffel Lungenkraut pro Tasse heißes Wasser) sollte 3mal täglich getrunken werden: Er bringt den Patienten zum Schwitzen und wirkt gleichzeitig entzündungshemmend sowie harntreibend. Äußerlich kann man Lungenkraut für Umschläge und Bäder verwenden.

## Mädesüß
*(Filipendula ulmaria)*

auch Spierstaude genannt, ist eine mehrjährige Pflanze, die von Juni bis August blüht. In dieser Zeit sammelt man die Blüten, die Blätter im Mai und im Juni, die Wurzelstöcke in den Monaten April, Oktober und November. Man trocknet die Blüten in dünnen Schichten im Schatten. Als Heilpflanze wird Mädesüß schon seit dem Altertum verwendet.

Aus den getrockneten Blüten wird ein Tee zubereitet, der in der Volksmedizin bei Grippeerkrankungen, zum Fiebersenken und bei rheumatischen Schmerzen verordnet wird. Blätter und Blüten wirken außerordentlich schweißtreibend – man gibt sie deshalb auch bei Blasen- und Nierenschmerzen. Den Tee bereitet man entweder als Aufguß (1 Teelöffel Mädesüß je Tasse Wasser, 2- bis 3mal täglich) oder als Auszug (1 Teelöffel Mädesüß je Tasse Wasser, 10 Stunden auslaugen lassen).

## Mais
### *(Zea mays)*

ist eine einjährige Pflanze, die ursprünglich in Amerika beheimatet ist. Mais blüht im Juli und im August, das ist auch die Sammelzeit für die Narben. Für Heilzwecke werden nämlich Griffel und Narben der weiblichen Blüten gesammelt, und zwar dann, wenn sie beginnen, aus der Spitze des Klöppels hervorzuwachsen. Die Narben werden dann im Schatten getrocknet. In der Volksmedizin werden sie verabreicht, um den Herzmuskel anzuregen und den Blutdruck zu erhöhen; sie sollen auch harntreibende Wirkung haben. Deshalb gibt man Mais auch bei Abmagerungsdiäten: Maistee (2 Teelöffel Mais je Tasse Wasser als Aufguß) sollte jeden zweiten Tag getrunken werden.

## Majoran
### *(Origanum majorana)*

wird auch Blutwürze oder Wurstkraut genannt. Majoran wächst ein-, manchmal auch zweijährig; er blüht von Juli bis August, das Kraut wird von Juni bis September gesammelt. Man sollte darauf achten, daß bei der Ernte trockenes und sonniges Wetter herrscht. Majoran läßt sich im Garten und auf dem Balkon leicht selbst ziehen. Majoran war in der Antike der Göttin Aphrodite geweiht, er galt als Aphrodisiakum, das man dem Wein bei-

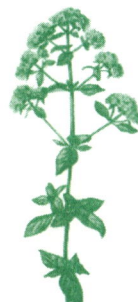

mischte. Seit mehr als 450 Jahren kennt man den Majoran auch bei uns nicht nur als Gewürz, sondern als Heilmittel. In der Volksmedizin wird Majoran für die Bildung von Magensaft, gegen Blähungen und zur Beruhigung des Nervensystems gegeben. Tee aus dieser Heilpflanze sollte man bei solchen Beschwerden 2mal täglich trinken (1 Teelöffel auf 1 Tasse Wasser). Majoran wird auch äußerlich angewendet: in Salben und Bädern, die Rheuma lindern sollen.

## Malve
### *(Malva silvestris)*

wird auch Wilde Malve oder Roßpappel genannt. Sie blüht von Mai bis September; die Blätter sammelt man von Juni bis September, die Blüten (ohne Stiel) von Mai bis August, jeweils bei sonnigem und beständigem Wetter. Sie werden im Schatten getrocknet. Die richtig getrocknete Malvenblüte ist blau. Die Heilwirkung der Malve ist schon seit alters bekannt: Sie wurde fast wie ein Wundermittel gegen alle möglichen Krankheiten verordnet. In der Volksmedizin verabreicht man Malven heute gegen Katarrhe der oberen Luftwege wie Husten, Heiserkeit, Halsweh und gegen Katarrhe im Magen-Darm-Bereich. Die positive Wir-

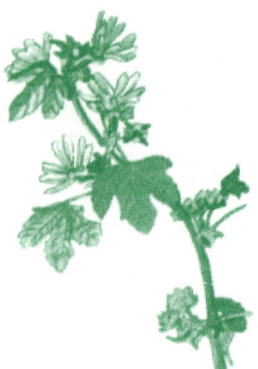

kung der Pflanze auf diesem Gebiet ist auch wissenschaftlich bestätigt. Äußerlich kann man Malven für Bäder und Umschläge bei Hautausschlägen und Geschwürerkrankungen verwenden.

**ACHTUNG:** Die Malve wird leicht mit Hibiskusblüten verwechselt. Der Hibiskus wird auch Rote Malve genannt, ist zwar ein Malvengewächs, stammt jedoch aus Afrika, China und Mexiko. Bei der Roten Malve werden in Teemischungen vor allem der fruchtig-säuerliche Geschmack und der Vitamin-C-Gehalt geschätzt.

## Mariendistel
*(Silybum marianum)*

kennt man auch unter dem Namen Silberdistel. Sie ist eine zweijährige Sommerpflanze, die von Juni bis August blüht. Die Achänen (Früchte) sammelt man im August und September. Sie werden getrocknet. Ursprünglich war die Mariendistel im Mittelmeerraum beheimatet, heute wird sie in Gärten als Zier- und Heilpflanze ausgesät. Schon in der Antike war die Heilwirkung der Mariendistel bekannt: Sie wurde gegen Gallen- und Leberleiden verwendet. In der Volksmedizin verabreicht man heute Mariendistel

gegen Gallenbeschwerden, Leberentzündung und Fettleber. Wissenschaftlich wird die Heilpflanze als Tee nur gegen leichte Verdauungsbeschwerden empfohlen. Ein Absud (1 Teelöffel auf 1 Tasse Wasser, 8 Minuten kochen, 1mal täglich) soll die Leberfunktion und die Gallensaftbildung unterstützen.

## Mauerpfeffer
*(Sedum acre)*

wird auch Fetthenne oder Scharfer Mauerpfeffer genannt.
Es ist eine ausdauernde, niedrige Pflanze mit kriechenden Wurzeln. Die Blütezeit ist Juni und Juli, zum selben Zeitraum wird das Kraut gesammelt.
**ACHTUNG:** Die Pflanze ist giftig und darf nur unter ärztlicher oder therapeutischer Aufsicht verwendet werden!

## Meerrettich
*(Armoracia rusticana)*

wird auch Kren, Beiß- oder Scharfwurzel genannt. Das ausdauernde Kraut blüht von Mai bis Juli; die Wurzeln werden von März bis Mai und von September bis Oktober gesammelt. Man verwendet fast ausschließlich die frischen Wurzeln. Meerrettich kann man gut im eigenen Garten anpflanzen. Meerrettich stammt ursprünglich aus dem Süden und Südosten Europas und hat sich im Mittelalter überall verbreitet.

In der Volksheilkunde spielt Meerrettich eine wichtige Rolle: Die schleimlösende Pflanze wurde vor allem bei Husten angewendet; wird Meerrettich zu gekochtem Fleisch serviert, regt er die Magen- und Darmtätigkeit an. Er fördert aber auch die Nierentätigkeit, wirkt antibiotisch und hilft gegen Erkältungen.

Äußerlich wendet man Meerrettich gegen rheumatische Schmerzen an: Er wird dann im Verhältnis 1:5 mit

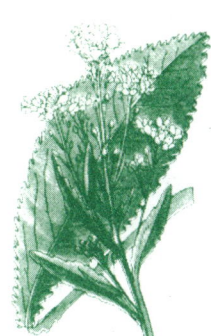

Mehl und Talg vermischt und als Zugpflaster aufgelegt. ACHTUNG: Dieses Zugpflaster sollte nicht zu oft an derselben Stelle aufgelegt werden – es kann sonst Ausschläge hervorrufen.

## Meisterwurz
### (Peucedanum ostruthium)

ist eine ausdauernde Pflanze, die im Juni und Juli blüht. Man sammelt die Wurzelstöcke im März und April sowie von September bis November. Die Wurzeln werden schonend getrocknet. Sie duften durchdringend, schmecken brennend und reizen zu Tränen. Deshalb muß man Meisterwurz in gut verschlossenen Behältern aufbewahren. In der Heilkunde wurde Meisterwurz

vor allem als harntreibendes, aber auch als verdauungsregulierendes Mittel eingesetzt.

ACHTUNG: Größere Dosen von Meisterwurz wirken giftig!

## Melisse
### (Melissa officinalis)

wird auch Zitronenmelisse, Frauenkraut oder Herztrost genannt. Die mehrjährige Pflanze blüht im Juli und im August, die Blätter werden von Juni bis August – bis zu dreimal im Jahr – gesammelt. Man sollte darauf achten, bei trockenem Wetter zu sammeln und die Blätter dann im Schatten zu trocknen. Melisse kann man im Garten und auf dem Balkon gut selbst ziehen. Schon im Altertum ist die Melisse als Heilpflanze bekannt gewesen. In den Klostergärten der Benediktiner wurde sie ebenfalls angepflanzt. In der Volksmedizin gilt die Melisse mit ihren ätherischen Ölen als Allheilmittel gegen alle möglichen Krankheiten und Beschwerden. Sie wird unter anderem gegen Magen- und Darmkatarrhe verordnet, zur Beruhigung, gegen Krämpfe, gegen Herzbeschwerden, bei Leber- und Gallenleiden. Auch bei Frauenleiden und Erkältungskrankheiten ist die Melisse wohltuend.

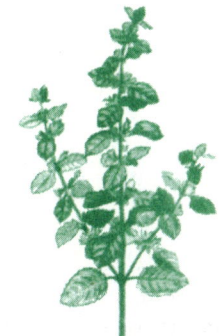

# Heilende Kräuter und Gewürze von A bis Z

Wissenschaftlich ist die Melisse als krampflösende Pflanze anerkannt; auch ihre Wirkung gegen Schlaflosigkeit und Magen- und Darmbeschwerden steht fest. Ein Aufguß (1 Teelöffel Melisse auf 1 Tasse Wasser, 2- bis 3mal täglich) hilft Blähungen beseitigen.

## Mistel
### (Viscum album)

ist ein Strauch, der im Geäst von Laub- und Nadelbäumen wächst. Die Mistel blüht von März bis April, man sammelt die Zweige mit den Blättern von Dezember bis Februar.
Schon von alters her gilt die Mistel als Heilpflanze. Auf keinen Fall darf man Misteln ohne Befragen des Arztes anwenden!

## Mutterkraut
### (Chrysanthemum parthenium)

heißt auch Mutterkamille oder Fieberkraut und ist ein ausdauerndes Kraut, das von Juni bis September blüht. Die Blütenkörbe und das Kraut sammelt man von Juni bis August. Beides wird in dünnen Schichten im Schatten getrocknet und dabei vorsichtig gewendet. Mutterkraut duftet durchdringend und muß in geschlossenen Behältern aufbewahrt werden. Die Pflanze stammt ursprünglich aus dem Iran und Irak. Über das Mittelmeergebiet

wurde sie dann bis zu uns verbreitet. In der Volksmedizin wird Mutterkraut gegen Verdauungsstörungen, gegen Krampfzustände und zur Heilung von Frauenleiden verwendet. Man trinkt in solchen Fällen einen Aufguß aus 2 Teelöffeln Mutterkraut auf 1 Tasse Wasser (15 Minuten ziehen lassen, 3 Tassen täglich).
Äußerlich wendet man einen etwa zweimal stärkeren Aufguß (25 Minuten ziehen lassen!) gegen Schwellungen, offene Wunden und für Mundspülungen an.

## Nelkenwurz
### (Geum urbanum)

ist eine mehrjährige Pflanze, die von Juni bis August blüht. Die Wurzelstökke werden im März sowie von Oktober bis November gesammelt. Sie werden dann gründlich gewaschen, von allen Grünteilen befreit und schonend getrocknet. Danach muß man sie in verschlossenen Behältern trocken lagern.
Auch das Kraut kann man gebündelt und aufgehängt trocknen. Nelkenwurz ist schon seit dem Altertum als Heilpflanze bekannt. Damals wurde sie vor allem gegen Brustleiden verabreicht. In der Volksmedizin gibt man Nelkenwurz heute vor allem bei Magen- und Darmkatarrhen, gegen Darmkoliken und zur Stillung innerer Blutungen. In solchen Fällen sollte man einen Absud aus 2 Teelöffel Nelken-

wurz auf 1 Tasse Wasser trinken. Nelkenwurz wird auch vielen Gesundheitsweinen zugesetzt. Äußerlich wendet man diese Heilpflanze als Zusatz bei Gurgelmitteln gegen Entzündungen der Mundhöhle, Zahnfleischbluten, Lockerung der Zähne und zur Beseitigung von Mundgeruch an. Als Umschlag oder Badezusatz hilft Nelkenwurz gegen Hautkrankheiten und Hämorrhoiden.

## Odermennig
### (Agrimonia eupatoria)

ist ein ausdauerndes Kraut, das von Juni bis September blüht. Das Kraut wird von Mai bis August gesammelt, die Blätter von Mai bis Juli. Beides wird geschnitten, getrennt und auf Hürden an einem gut durchlüfteten Platz im Schatten getrocknet. Der Odermennig wächst fast überall. Er ist schon seit alters als Heilpflanze bekannt. Er schmeckt und riecht angenehm bitter. In der Volksmedizin wird Odermennig bei Magen- und Darmkatarrhen sowie zum Stillen von Durchfällen angewendet. Die Heilpflanze soll auch die Sekretion der Magensäfte fördern und bei Nieren- und Leberleiden, besonders bei Nierensteinen, helfen (täglich 1 Tasse des Absuds aus 1 Teelöffel Odermennig auf

1 Tasse Wasser). Äußerlich nimmt man Odermennig als Gurgelmittel, als Umschlag bei Hautausschlägen sowie als Badezusatz.

## Olivenbaum
### (Olea europea)

stammt aus dem östlichen Mittelmeerraum. Mittlerweile wird die Olive aber auch in vielen anderen Ländern und auf allen Kontinenten angebaut. In der Volksheilkunde wendet man das Öl für Salben, Emulsionen und Lotionen an.

## Oregano
### (Origanum vulgare)

wird auch Dost oder Wilder Majoran genannt. Die mehrjährige Pflanze blüht von Juli bis August; in diesen Monaten sammelt man das Kraut bei trockenem Wetter um die Mittagszeit. Dann wird es im Schatten in dünnen Schichten oder in Bündeln hängend schonend getrocknet, dann in verschlossenen Behältern trocken gelagert. Oregano kann man im Garten oder auf dem Balkon selbst ziehen. Früher sah man den Dost fast als Allheilmittel an; heute ist er auch als Gewürz sehr beliebt. In der Volksmedizin gibt man Oregano als krampflösendes Mittel; als Tee (1 Teelöffel auf 1 Tasse Wasser) soll Oregano auch gegen Appetitlosigkeit, Magen- und Gallenbe-

# Heilende Kräuter und Gewürze von A bis Z

schwerden sowie Durchfälle helfen. Äußerlich wendet man Oregano als Gurgelmittel, für Bäder und zur Inhalation an.

## Pestwurz
*(Petasites hybridus)*

ist eine ausdauernde Pflanze, die überall in Europa vorkommt. Sie blüht von März bis April, die Wurzelstöcke erntet man im Februar und März. Die Blätter werden im April und Mai gesammelt. Die Wurzeln werden vorsichtig getrocknet.

In früheren Zeiten galt die Rote Pestwurz als Heilmittel gegen die Pest. In der Volksheilkunde gibt man einen Aufguß aus Pestwurz gegen Krankheiten der oberen Atemwege, vor allem gegen Husten, Heiserkeit und asthmatische Anfälle. Frische Blätter nimmt man als Auflage bei Schwellungen, Ausschlägen, geschwollene Adern und sogar rheumatische Stellen.

## Petersilie
*(Petroselinum crispum)*

wird auch Peterling, Suppenwurzel oder Silk genannt. Die zweijährige Pflanze blüht im Juni und Juli; die Wurzeln erntet man in den Monaten März, Oktober oder November. Das Kraut wird von Juni bis November geschnitten, die Früchte sammelt man im August und im September. Alles

wird nach dem Waschen vorsichtig getrocknet. Petersilie kann man im Garten und auf dem Balkon gut selbst ziehen. Die Pflanze stammt ursprünglich aus dem Mittelmeerraum. Heute ist sie aber überall verbreitet. In der Volksmedizin wird Petersilie zur Erhöhung der Harnausscheidung verwendet. Sie ist deshalb oft in diuretischen und urologischen Tees enthalten. Kleinere Dosen regen den Appetit an und unterstützen die Verdauung. Ein Aufguß (4 Teelöffel Petersilie auf

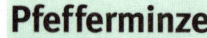

1 Tasse Wasser) sollte 3mal täglich getrunken werden.

**ACHTUNG:** Petersilie bewirkt eine verstärkte Durchblutung der Schleimhäute des Verdauungsapparats und löst Gebärmutterkontraktionen aus. Schwangere sollten daher vorsichtig sein!

Große Mengen Petersilie können giftig wirken!

## Pfefferminze
*(Mentha piperita)*

ist eine Kreuzung aus der Grünen Minze (Mentha spicata) und aus der Wasserminze (Mentha aquatica). Die Echte Pfefferminze wird auch Englische Minze, Balsam oder Schmeckerts genannt. Die Poleiminze ist ebenfalls ein "Verwandter" der Minze.

Die mehrjährige Pflanze blüht von Juli bis September; das Kraut und die Blätter sammelt man in genau diesem Zeitraum. Es wird dann in dünnen Schichten im Schatten getrocknet. Man kann Pfefferminze im Garten selbst ziehen.

Pfefferminze ist ein beliebtes Hausmittel seit dem Altertum, das sehr aromatisch duftet. In der Volksmedizin wendet man diese Heilpflanze gegen alle möglichen Beschwerden an: Sie soll gegen Übelkeit, Erbrechen, Völlegefühl, Magen- und Darmbeschwerden sowie Appetitlosigkeit und Gallenleiden helfen. Wissenschaftlich ist die Wirkung bei diesen Beschwerden ebenfalls nachgewiesen. Man nimmt Pfefferminze meist in Form von Tee zu sich. Aber man kann sie auch äußerlich anwenden: zum Inhalieren oder als Zusatz zu Massageölen.

## Pfennigkraut
### (Lysimachia nummularia)

ist eine mehrjährige Pflanze, die von Mai bis Juni blüht; in dieser Zeit sammelt man das Kraut. Es wird im Schatten getrocknet und bekommt dann eine hellgrüne Farbe. Pfennigkraut schmeckt bitter und wirkt zusammenziehend. In der Volksmedizin setzt man diese Heilpflanze als beruhigendes Mittel bei Magen- und Darmkatarrhen sowie starken Durchfällen ein: Dann sollte man 3mal täglich einen Aufguß (1 Teelöffel Pfennigkraut auf

1 Tasse Wasser) trinken. Auch äußerlich wird Pfennigkraut angewendet: Aus frischen, gestoßenen Blättern macht man Umschläge auf schlecht heilende Wunden, auf Geschwürerkrankungen und auf Hautausschläge. Dieser Blätterbrei soll auch die Schmerzen bei Muskelrheumatismus und Gelenkentzündungen lindern.

## Pomeranzen
### (Citrus aurantium)

stammen aus China und Indien. Die Beerenfrüchte sind zum unmittelbaren Verzehr kaum geeignet, spielen aber eine wichtige Rolle bei der Arznei- und Lebensmittelherstellung. In der Volksmedizin verwendet man vor allem die getrockneten Blüten und Schalen: Sie sind angenehm duftend und werden häufig Beruhigungs- und Schlaftees beigemengt. Auch gegen Appetitlosigkeit sollen die Bitterstoffe der Pomeranzen helfen.

## Portulak
### (Portulaca oleracea)

wird auch Postelein, Bürzelkohl, Bürzelkraut oder Sauburtzel genannt. Ursprünglich stammt der Portulak aus Griechenland, aus Vorderasien und aus Ägypten.
Das Blattgemüse ist eine einjährige Pflanze, die von Mai bis September blüht.

In der Volksmedizin wird dem Portulak blutreinigende Wirkung nachgesagt. Außerdem soll er Sodbrennen lindern. Portulak-Tee soll bei Blasen- und Nierenleiden helfen.

## Preiselbeere
*(Vaccinium vitis-idaea)*

ist ein niedriger Halbstrauch, der im Juni und im Juli blüht; die Blätter werden von Juni bis August gesammelt, die Früchte von Juli bis September. Man muß die Blätter sorgfältig von Hand pflücken; werden sie nämlich einfach nur abgestreift, so würde die ganze Pflanze vernichtet. Die Preiselbeerblätter werden im Schatten an luftigen Plätzen so getrocknet, daß sie keine braunen Stellen bekommen. In der Volksmedizin hat man Preisel-

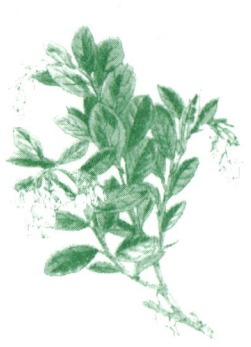

beerblätter bei Entzündungen der Harn-und Gallenwege, bei Nierensteinen, gegen Rheuma und gegen Durchfälle angewendet. Die Blätter sind oft auch in Teegemischen zur Behandlung von Zuckerkrankheit enthalten. Die reifen Beeren helfen bei Kindern gegen Appetitlosigkeit: Täglich 2- bis 3mal sollte man 1 Teelöffel Preiselbeermus geben.

## Quecke
*(Agropyron repens)*

ist ein Gras, das man bei uns überall findet. Es blüht von Juni bis Juli; die Wurzelstöcke werden von März bis April sowie von September bis Oktober gesammelt. Die Wurzel wird gewaschen, sorgfältig gesäubert und dann noch in frischem Zustand zerkleinert. Erst dann trocknet man sie. Quecke ist schon in früherer Zeit als Heilmittel verwendet worden. In der Volksmedizin hat man diese Pflanze als Kräftigungsmittel, gegen Rheuma und Gicht, vor allem aber gegen chronische Hautausschläge verordnet. Auch als Hustenmittel ist die Quecke bekannt. Wissenschaftlich sind nicht alle diese Wirkungen nachgewiesen. Jedoch hat sich gerade bei Akne und anderen Hauterkrankungen ein Tee aus Queckenwurzeln bewährt. Äußerlich kann man den Absud für Waschungen verwenden.

## Rainfarn
*(Chrysanthmum vulgare)*

ist eine mehrjährige Pflanze, die von Juli bis September blüht. Das Laub sammelt man im selben Zeitraum, die Blüten von August bis September. Blüten und Blätter werden schonend im Schatten getrocknet. Rainfarn wächst in Europa und Asien fast überall und gilt seit dem Altertum als Mittel gegen innere und äußere

Parasiten. Die Dosierung dieser Pflanze muß immer durch den Arzt oder Therapeuten erfolgen!

## Raute
### (Ruta graveolens)

ist eine giftige Pflanze, die mehrjährig wächst. Sie blüht von Juni bis August, das Kraut wird von Mai bis September gesammelt. In der Volksheilkunde setzte man die Wirkstoffe der Raute bei Kopfschmerzen, Verdauungsbeschwerden und gegen Darmparasiten ein.
Ohne ärztlichen Rat darf man diese Pflanze nicht verwenden!

## Rhabarber
### (Rheum palmatum)

darf nicht mit unserem Gartenrhabarber verwechselt werden, dessen Stiele wir in der Küche verwenden. Der Medizinal-Rhabarber ist in Westchina und in Tibet heimisch und wird bei uns als Heilpflanze angebaut; man erntet die Wurzel von mindestens 3jährigen Pflanzen, trocknet und pulverisiert sie. Rhabarber wirkt in kleinen Gaben (Tee von 1 Teelöffel pulverisierter Wurzel auf 1 Liter Wasser) magenstärkend und leicht stopfend. Eine höhere Dosierung (1 Teelöffel auf 1 Tasse Wasser) bewirkt das Gegenteil: Schon unsere Großmütter schätzten Rhabarberwurzel als zuverlässiges, aber mildes

Abführmittel. Die Wissenschaft hat diese beiden unterschiedlichen Wirkungen bestätigt.
ACHTUNG: Bei kurmäßiger Anwendung färbt Rhabarber Schweiß, Urin und Speichel gelb. Diese Wirkung ist völlig unschädlich und verschwindet nach der Anwendung wieder.

## Reiherschnabel
### (Erodium cicutarium)

stammt ursprünglich aus dem Mittelmeergebiet, ist mittlerweile aber auch bei uns heimisch. Das niedere Unkraut wächst auf trockenen Wiesen, sandigen Feldern und an Wegrändern.
In der Heilkunde verwendet man das Reiherschnabelkraut zur Blutreinigung.

## Ringelblume
### (Calendula officinalis)

wird auch Gold- oder Studentenblume genannt. Auch unter den Namen Totenblume, Marigold oder Sonnenblümli ist sie bekannt. Die einjährige Pflanze blüht von Juni bis September; die Blüten sammelt man bei sonnigem Wetter. Sie werden im Schatten ausgebreitet und bei guter Durchlüftung getrocknet.
Die Ringelblume stammt ursprünglich

# Heilende Kräuter und Gewürze von A bis Z

aus dem Mittelmeerraum. Heute findet man sie auch bei uns überall und kann sie auch gut selbst im Garten ziehen.

In der Volksmedizin wird die Ringelblume heute vor allem äußerlich angewendet: In Salben und Tinkturen verordnet man sie bei Wunden und Hautausschlägen, bei Unterschenkelgeschwüren und Nagelbettabszessen. Auch bei Verstauchungen, Verrenkungen, Zerrungen und Blutergüssen sind die Wirkstoffe der Ringelblume lindernd. Man kann auch Ringelblumen-Tee bekommen: Er soll gegen Gallenblasenbeschwerden helfen. Wissenschaftlich sind die Heilwirkungen der Ringelblume bei Entzündungen von Haut und Schleimhäuten, bei Riß-, Brand- und Quetschwunden anerkannt.

## Römische Kamille
*(Anthemis nobilis)*

ist der echten Kamille sehr ähnlich. Im Gegensatz zu dieser hat die Römische Kamille einen kugelförmigen Blütenboden, der nicht hohl ist. Die Römische Kamille ist eine ausdauernde Pflanze, deren Blüten man zu Heilzwecken im Juli und im August sammelt und trocknet. In der Volksmedizin wird die Römische Kamille wie die echte Kamille als Tee bei "Bauchgrimmen" (1 Teelöfel auf 1 Tasse Wasser) und zu warmen Umschlägen etwa bei Darmkrämpfen verwendet. Bei uns wird hauptsächlich die echte Kamille

verwendet, wie auch schon Großmutters Hausschatz verzeichnet: "Der Gebrauch der Römischen Kamille ist hauptsächlich in Frankreich, Italien und England verbreitet". Heute noch nennt man die echte Kamille in England "german camomile".

**ACHTUNG:** Die Römische Kamille enthält auch Bitterstoffe, die bei Überdosierung den Magen reizen!

## Rosmarin
*(Rosmarinus officinalis)*

wird auch Rosmarie, Braut- oder Weihrauchkraut genannt. Die immergrüne Pflanze blüht von Juli bis August, und in diesem Zeitraum sammelt man auch die Blätter. Sie werden im Schatten getrocknet. Rosmarin kann man im Garten pflanzen; besser jedoch zieht man ihn im Blumentopf, denn er ist nicht winterhart.

Ursprünglich stammt Rosmarin aus dem Mittelmeerraum. Die Benediktiner brachten ihn über die Alpen. Im Mittelalter galt Rosmarin schon fast als Allheilmittel, Pfarrer Kneipp wußte natürlich auch um seine Heilwirkung. In der Volksmedizin wurde Rosmarin vor allem in Tee oder Wein verordnet. Ein Wein aus 10–20 Gramm Rosmarinblättern auf 1 Flasche leichten Mosel-

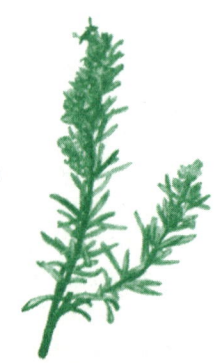

weins (5 Tage stehenlassen, danach abseihen, 2mal täglich ein Gläschen) soll gegen Magen- und Darmbeschwerden, bei Appetitmangel, Krankheiten der Unterleibsorgane, Nieren-, Gallen- und Leberleiden, Herz- und Kreislaufbeschwerden, Rheuma und Gicht, vor allem aber bei nervöser Erschöpfung helfen. Äußerlich wird Rosmarin in Bädern und Umschlägen angewendet. Wissenschaftlich empfohlen wird Rosmarintee bei Völlegefühl, bei Blähungen und leichten Magen- und Darmbeschwerden. Äußerlich angewandt wird Rosmarin bei Muskel- und Gelenkrheuma sowie als aktivierender Badezusatz.
ACHTUNG: Schwangere sollten keinen Rosmarin-Tee trinken!

## Roßkastanie
*(Aesculus hippocastanum)*

ist ein Baum, der von Mai bis Juni blüht. Die stacheligen Früchte werden von September bis Oktober geerntet und von der Schale befreit. Die Kastanien werden zerstoßen und getrocknet. In der Volksmedizin verordnet man Roßkastanien zur Heilung von Herz- und Kreislaufleiden. Auch Beschwerden mit Krampfadern und Entzündungen der oberen Atemwege sollen von Kastanien gelindert werden. Der Absud von Kastanien wird auch äußerlich angewendet: um Erfrierungen, Flechten und Hämorrhoiden zu heilen. Ein Tee aus Kastanienblüten

(30 Gramm Blüten auf 1 Liter Wasser, 2mal täglich 1 Tasse schluckweise trinken) soll vorbeugend gegen Venenentzündungen helfen. Roßkastanien kennt man auch als Badezusatz.

## Roter Klee
*(Trifolium pratense)*

ist ein ausdauerndes Kraut, dessen Blüten von Juni bis September gesammelt werden. Man soll darauf achten, daß man die vollständigen Blütenköpfchen bei schönem Wetter und zu Beginn der Blütezeit erntet.
An einem schattigen Platz müssen sie dann gründlich durchtrocknen.
In der Volksheilkunde wird Tee aus Rotem Klee bei Bronchialkatarrh, Husten, Heiserkeit und Durchfällen verordnet. Dafür nimmt man 6 Teelöffel getrocknete Blüten und übergießt sie mit 1 Tasse kochendem Wasser; 10 Minuten ziehen lassen und dann tagsüber davon trinken. Äußerlich verwendet man den Roten Klee für Bäder und Umschläge bei Hauterkrankungen.

## Rotes Sandelholz
*(Pterocarpus santalinus)*

ist ein Baum, der in Indien, auf Ceylon und auf den Philippinen vorkommt. Das dunkelrote Kernholz wird wegen seiner Farbe vielen Blutreinigungs-Tees zugemischt.

# Heilende Kräuter und Gewürze von A bis Z

## Ruprechtskraut
### (Geranium robertianum)

oder Ruprechtsstorchschnabel ist eine ein- oder zweijährige Pflanze. Sie blüht von Mai bis September, das Kraut wird im selben Zeitraum gesammelt. Der Pflanzensaft kann Blasen hervorrufen: Deshalb am besten mit Handschuhen pflücken!
In der Heilpraxis wurde die Pflanze vor allem wegen ihrer zusammenziehenden und harntreibenden Wirkung eingesetzt.
Bei Angina nimmt man den Absud (aus 2 Teelöffeln getrockneter Pflanze auf einen Viertelliter kaltes Wasser, 8 Stunden ausziehen lassen) als Gurgelmittel.

## Safran
### (Crocus sativus)

ist eine mehrjährige Pflanze, die aus Vorderasien stammt. Sie blüht von September bis November, die Blüten werden im selben Zeitraum gesammelt. Safran ist eines der teuersten Gewürze der Welt.
Denn man sammelt nur die Blütennarben, die innerhalb einer halben Stunde getrocknet sein sollten.
Nur dann behalten sie ihren Duft und ihre charakteristische orangene Färbung.
In der Heilkunde wird Safran zur Herstellung von Tinkturen und Extrakten verarbeitet.

## Salbei
### (Salvia officinalis)

wird auch Muskatellerkraut, Kreuz- oder Tugendsalbei genannt. Er ist ein Halbstrauch, der von Juni bis Juli blüht. Die Blätter sammelt man von Mai bis Juli. Sie werden getrocknet und dann in geschlossenen Behältern aufbewahrt. Man kann Salbei zweimal jährlich ernten. Er läßt sich gut im eigenen Garten oder auf dem Balkon ziehen. Ursprünglich stammt der Salbei aus dem Mittelmeerraum. Er war schon in der Antike als Heilpflanze bekannt.
In der Volksmedizin wird Salbei vor allem bei Magen- und Darmkrankheiten verordnet; aber auch bei übermäßigem Schwitzen, bei Entzündungen der Atemwege und gegen Husten soll er helfen.
Ein Aufguß (1 Teelöffel Salbei auf 1 Tasse kochendes Wasser, 8 Minuten ziehen lassen) soll die vorgenannten Beschwerden lindern.
Wissenschaftlich wird Salbei auch zur äußerlichen Anwendung als Gurgellösung bei Entzündungen von Zahnfleisch, Mund- und Rachenschleimhaut sowie bei Prothesendruckstellen empfohlen.
**ACHTUNG:** Bei Dauergebrauch von Salbei-Tee kann es zu Darmstörungen kommen.

## Sanikelkraut
*(Sanicula europea)*

ist eine mehrjährige Pflanze, die im
Mai und Juni blüht. Man sammelt das
Kraut im selben Zeitraum, die Wurzeln
werden im März und April sowie im
Oktober und November ausgegraben.
Schon von alters her ist Sanikel als
Heilpflanze bekannt.
Kraut und auch Wurzel werden nach
dem Säubern an einer luftigen, schattigen Stelle getrocknet.
In der Volksmedizin setzte man Sanikelkraut zur Behandlung von Verdauungsbeschwerden, gegen kolikartige
Schmerzen und bei Entzündungen der
Harnorgane ein. Als Gurgelmittel oder
als Badezusatz sollte Sanikel bei
schlecht heilenden Wunden, für Mund-
und Nasenspülungen und gegen Hautausschläge helfen.

## Sarsaparille
*(Smilax regelii)*

stammt aus Zentralamerika. Die Wurzeln werden zur Heilmittel-Herstellung
verwendet.
In früherer Zeit galt die Sarsaparille
sogar als Arznei gegen Syphilis. In der
heutigen Volksheilkunde gibt man
Sarsaparille als Mittel zur Blutreinigung.

## Sauerampfer
*(Rumex acetosa)*

ist eine mehrjährige Pflanze, die im
Mai und im August blüht. Das Kraut
wird kurz vor der Blütezeit gesammelt
und dann gebündelt getrocknet. Der
Sauerampfer wächst vor allem an
Bachufern, in Gräben und auch als
Unkraut.
In der Heilkunde wird der Sauerampfer als bewährtes Mittel bei Appetitlosigkeit und zur Blutreinigung verwendet.

## Schafgarbe
*(Achillea millefolium)*

wird auch Bauchweh-, Achilles-, Frauenkraut, Tausendblatt, Grillenkraut
oder Feldgarbe genannt. Die mehrjährige Pflanze blüht von Mai bis August;
in diesem Zeitraum sammelt man sowohl Blüten als auch Kraut. Danach
wird beides getrocknet und dunkel
gelagert. Schafgarbe kann man im
Garten selbst ziehen. Schafgarbe ist
schon in der Antike als Heilmittel bekannt gewesen. Der
griechische Held Achilles
soll sie durch den Zen-
tauren Chiron kennenge-
lernt und weiter verbrei-
tet haben. Im Mittelalter
galt sie als Allheilmittel.
In der Volksmedizin wird
die Schafgarbe bei vie-
lerlei Beschwerden ver-

ordnet: Meist gibt man sie bei Magen-, Darm- und Gallebeschwerden, bei Appetitlosigkeit und Katarrhen der Verdauungsorgane.

Dies ist auch wissenschaftlich nachgewiesen.

Ebenso wirksam soll ein Aufguß aus Schafgarben (2 Teelöffel Schafgarbe auf 1 Tasse Wasser, tagsüber trinken) gegen Nervosität und Schlafstörungen sein. Bei Frauenleiden und Rheumabeschwerden hat sich die Heilpflanze ebenfalls bewährt. Vor allem bei Rheuma kann man Schafgarbe auch äußerlich als Badezusatz verwenden.

**ACHTUNG:** Manche Menschen reagieren allergisch auf Schafgarbe. Sie bekommen gerötete Haut sowie juckende Ausschläge. Wenn dies auftritt, sofort mit der Verwendung von Schafgarbe aufhören.

## Scharbockskraut
### (Ranunculus ficaria)

ist eine mehrjährige Pflanze, die von März bis April bevorzugt an feuchten Orten blüht; in dieser Zeit sammelt man auch das Kraut. Es wird im Schatten getrocknet. In der Volksmedizin wird Scharbockskraut als Tee gegen Skorbut – eine Krankheit, die auf Vitamin-C-Mangel zurückzuführen ist – verordnet. Äußerlich kann man Scharbockskraut als Badezusatz gegen Hämorrhoiden, gegen Warzen und Krätze verwenden.

## Schlehdorn
### (Prunus spinosa)

oder Schwarzdorn ist ein Strauch, der im April blüht. Die Blüten sammelt man im Frühjahr, die Früchte im Oktober. Diese müssen völlig ausgereift und leicht überfroren sein. Schlehdorn kann man gut im Garten anpflanzen, er wird oft als Heckenpflanze eingesetzt. In der Volksheilkunde verwendet man die Schlehdornblüten vereinzelt noch für Tees. Er soll den Stoffwechsel unterstützen und wirkt auch schwach abführend. Die trockenen Schlehenfrüchte dagegen haben zusammenziehende Wirkung und werden bei Erkrankungen der Harnblase, der Harnwege und bei Verdauungsstörungen angewendet. Schlehenmus wirkt – täglich morgens 2 Teelöffel genommen – appetitanregend.

## Schlüsselblume
### (Primula veris oder Primula officinalis)

wird auch Primel, Petriblume oder Himmelsschlüssel genannt.

Sie ist eine mehrjährige Pflanze, deren Blüten man von April bis Mai sammelt; die Wurzelstöcke sticht man im März oder im Oktober. In der Volksmedizin wird die Schlüsselblume besonders als Heilmittel gegen Husten und festsitzende Verschleimungen eingesetzt. Ein Tee entwässert zusätzlich, was den Kreislauf entlastet. Wissenschaftlich empfohlen wird die Pflanze bei Katarrhen der Luftwege.

**ACHTUNG:** Alle Schlüsselblumen stehen unter Naturschutz und dürfen deshalb in freier Natur nicht gesammelt werden!

## Schöllkraut
### (Chelidonium majus)

wird auch Schell-, Gold- oder Warzenkraut genannt. Es ist eine mehrjährige Pflanze, die von Mai bis August blüht. Das Kraut wird von Mai bis Juli gesammelt. Man sollte dabei Handschuhe tragen, denn der Saft des Schöllkrauts ist giftig und ätzt Haut und Augen. Das gesammelte Kraut wird dann in dünnen Schichten getrocknet. In der Volksmedizin wurde Schöllkraut seit alters gegen Gelbsucht, Leberleiden, Verstopfung und Gallensteine verabreicht. Heute wird Schöllkraut-Tee alleine kaum mehr verordnet. Die Heilpflanze ist fast nur noch in Teemischungen enthalten. Der Name "Warzenkraut" deutet daraufhin, daß man früher Warzen durch Bestreichen mit frischem Schöllkrautsaft beseitigen wollte. Von der Verwendung der ätzenden Milch wird jedoch heute abgeraten. Wissenschaftlich nachgewiesen ist die Wirkung des Schöllkrauts bei krampfartigen Beschwerden im Bereich der Galle sowie im Magen-Darm-Trakt.

**ACHTUNG:** Der Saft des Schöllkrauts ist giftig. Beim Sammeln nur mit Handschuhen arbeiten – der Saft kann sonst Haut und Augen verätzen.

## Schnittlauch
### (Allium schoenoprasum)

wird auch Schnittling, Graslauch, Binsenlauch, Brislauch, Schnittzwiebel, Spaltlauch oder Jakobszwiebel genannt. Man kann Schnittlauch leicht im Garten oder im Balkonkasten selbst ziehen.
In der Volksheilkunde gilt Schnittlauch als appetitanregend, verdauungsfördernd, blutbildend und harntreibend. In der Küche ist Schnittlauch wegen seines typisch zwiebelähnlichen Geschmacks ein beliebtes Gewürz.

## Schwarze Brennessel
### (Ballota nigra)

ist eine mehrjährige Pflanze, die als Unkraut gilt. Sie blüht von Juni bis September, das Kraut wird von Juni bis August gesammelt und dann getrocknet. Das getrocknete Kraut riecht unangenehm und muß deshalb in gut verschlossenen Behältnissen aufbewahrt werden. Die Schwarznessel ist eine gute Honigpflanze.
In der Volksheilkunde ist die Schwarze Brennessel schon von alters her als

# Heilende Kräuter und Gewürze von A bis Z

Mittel von Augen- und Ohrenleiden, später auch von Nervenleiden bekannt. Auch wirkt sie schweißtreibend. Äußerlich wendet man Umschläge gegen rheumatische Schmerzen an.

## Schwarzkümmel
### (Nigella sativa)

ist eine einjährige Pflanze, die im Juni und Juli blüht. Den Samen erntet man von Juli bis September und trocknet ihn anschließend.
Kümmel ist schon seit Urzeiten als Heil- und Gewürzpflanze bekannt. Ursprünglich kommt er aus dem westlichen Asien, wird aber seit Jahrtausenden auch in Europa angepflanzt.
In der Volksheilkunde wird Kümmel als Mittel gegen Blähungen verwendet – ähnlich wie die Samen von Anis und Fenchel. Ein Aufguß (ein Teelöffel Kümmel auf eine Tasse Wasser) soll auch gegen Bronchialkatarrhe helfen.

## Schwarzer Senf
### (Brassica nigra)

ist eine einjährige Pflanze, die im Juni und Juli blüht. Man erntet den Samen im Juli.
Schwarzer Senf stammt aus dem Mittelmeerraum und wurde ursprünglich als Ölpflanze gezüchtet. Man läßt die nicht ganz ausgereiften Samen trocknen.

In der Heilkunde gilt der Schwarze Senf als hautreizend. Senfpflaster sollen bei rheumatischen Beschwerden, bei Muskelzerrungen und Krämpfen helfen.

## Schwertlilie
### (Iris germanica)

oder Veilchenwurz ist eine ausdauernde Pflanze, die im Juni blüht. Die Wurzelstöcke werden im März und im Oktober gesammelt und auf Schnüre aufgezogen getrocknet. Während des Trocknens riecht die Pflanze nach Veilchen. Die Schwertlilie stammt aus dem Mittelmeerraum.
In der Volksmedizin wird die Schwertlilie vor allem bei Gallenleiden und bei Entzündungen der Atemwege verordnet. Dann soll ein Aufguß (1/2 Teelöffel Schwertlilie auf 1 Tasse Wasser, nicht mehr als 1 Teelöffel am Tag) helfen.

## Seifenkraut
### (Saponaria officinalis)

oder Seifenwurzel hat ihren Namen von der früheren Verwendung der Pflanze als mildes Wollwaschmittel. Sie wächst zerstreut in ganz Europa und trägt von Juni bis September zart duftende, weiße Blüten. Für Heilzwecke gesammelt werden allerdings die Wurzel (Frühjahr und Herbst) und die Blätter (Mai bis Juni).

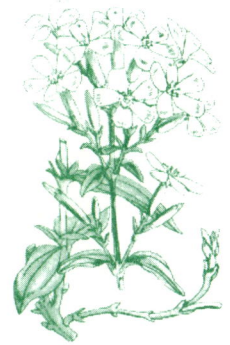

Die Volksmedizin verwendete Seifenkraut als Wurzelabkochung oder als Tee aus den Blättern gegen Magen-, Darm-, Leber- und Nierenleiden, bei festsitzendem Husten und – äußerlich – gegen Hautausschläge. Vor allem die Wirksamkeit bei zähem Husten hat auch die Wissenschaft bestätigt.

**ACHTUNG:** Die in der Pflanze enthaltenen Saponine sind schwach giftig! Bei magenempfindlichen Personen kann es zu Erbrechen und Magenbeschwerden kommen, deshalb sollte Seifenkraut innerlich nicht ohne genaue Dosierung durch den Arzt oder Apotheker angewendet werden.

## Senna
### (*Cassia angustifolia*)

stammt aus Arabien und Südindien. Man erntet die Blätter (folia Sennae) und die Früchte (Fructus Sennae) und trocknet sie anschließend. In der Volksheilkunde setzt man Sennesblätter vor allem als Abführmittel ein. Heute noch sind die Sennesfrüchte in vielen Abführtees enthalten.

## Silberdistel
### (*Carlina acaulis*)

auch Große oder Stengellose Eberwurz, ist eine mehrjährige Pflanze, die von Juni bis September blüht; die Wurzel sammelt man von September bis Oktober.

Sie wird getrocknet und dann in geschlossenen Behältern gelagert. Schon in der Antike kannte man die Heilwirkungen der Silberdistel. Sie sollte gegen Hautausschläge, gegen Bandwürmer und sogar gegen die Pest helfen.

In der Volksmedizin wird die Silberdistel heute als harn- und schweißtreibendes Mittel verwendet. Ein Aufguß (1–2 Teelöffel pro Tasse Wasser, 20 Minuten ziehen lassen, täglich 3 Tassen) soll auch gegen Verdauungsstörungen, zur Appetitanregung und als Abführmittel wirken.

Äußerlich werden Silberdistelwurzeln in verdünntem Essig oder in Wein gekocht und für Bäder verwendet. Sie sollen gegen Hautausschläge, Pilzerkrankungen, Ekzeme und Flechten helfen.

**ACHTUNG:** Die Silberdistel ist eine geschützte Pflanze. Sie darf in der freien Natur nicht gesammelt werden!

# Heilende Kräuter und Gewürze von A bis Z

## Silberweide
### (Salix alba)

ist ein Strauch oder Baum, der von März bis Mai blüht. Die Rinde sammelt man im März – sie wird getrocknet und ist schon seit der Antike als Heilmittel bekannt.
In der Heilkunde sind die Wirkstoffe der Silberweide als fiebersenkend bekannt, auch sollen sie Rheuma lindern sowie bei Erkältungskrankheiten schweißtreibend sein.

## Sonnenblume
### (Helianthus annuus)

ist eine einjährige Pflanze, die von Juni bis September blüht. Die Samen werden von August bis Oktober gesammelt, die Blütenkörbe von Juni bis August. Der Samen liefert Sonnenblumenöl. Ursprünglich stammt die Sonnenblume aus Amerika; heute wird sie auf der ganzen Welt in Gärten und auf dem Balkon gezogen und sogar in Kulturen angebaut. In der Volksmedizin ist Sonnenblumenöl der Grundstoff für verschiedene Medikamente. Wunden und rheumatische Beschwerden werden durch das Auflegen von in Öl getränkten Tüchern behandelt. Die Blüten werden in manchen Ländern getrocknet und als Aufguß gegen Entzündungen der oberen Atemwege, gegen Blähungen und Durchfälle sowie als harntreibendes Mittel getrunken.

## Sonnenhut
### (Echinacea purpurea)

wird auch Roter Sonnenhut genannt. Die Wirkstoffe der Pflanze sind hervorragend zur Immunstärkung geeignet. Man bekommt Tinkturen und Tropfen mit den Inhaltsstoffen des Roten Sonnenhuts in der Apotheke.

## Sonnentau
### (Drosera rotundifolia)

ist eine mehrjährige, fleischfressende Pflanze. Sie blüht von Juni bis August; in dieser Zeit wird das Kraut gesammelt und schonend im Schatten an gut durchlüfteten Stellen getrocknet. Ein heißer Aufguß (2 Teelöffel Sonnentau auf 2 Tassen Wasser, schluckweise trinken) soll das Nervensystem beruhigen und Krämpfe lösen.
In der Volksmedizin wird Sonnentau auch gegen starken Hustenreiz gegeben.
**ACHTUNG:** Sonnentau ist vom Aussterben bedroht und steht deshalb unter Naturschutz. Die Pflanze darf in der freien Natur nicht gesammelt werden!

## Spitzwegerich
### (Plantago lanceolata)

ist eine ausdauernde Pflanze, die von Mai bis September blüht; die Blätter werden von Juni bis September ge-

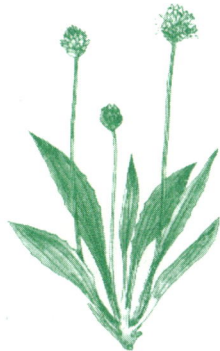

sammelt. Man trocknet sie schonend – sie dürfen nicht braun werden. Spitzwegerich ist überall zu finden. Er gilt als Unkraut. In der Volksmedizin gibt man Spitzwegerich bei Husten, Heiserkeit, Bronchialkatarrh und Keuchhusten. Ein Aufguß (1 Teelöffel Spitzwegerich auf 1 Tasse Wasser) sollte dann täglich getrunken werden. Wissenschaftlich empfohlen wird Spitzwegerich bei Katarrhen der oberen Luftwege. Der frische Saft der Pflanze, mit Zucker oder Honig gesüßt, hilft Kindern gegen Husten. Äußerlich kann man die Blätter des Spitzwegerichs zerstoßen auf Blutergüssen, Prellungen, Verbrennungen und Bienen- oder Mückenstiche legen. Der Saft wird außerdem als Gurgelmittel bei Mandelentzündungen und zu Augenspülungen verwendet.

## Steinsame
### (Lithospermum officinale)

ist eine ausdauernde Pflanze, die von Mai bis August blüht. Man sammelt die Früchte im Juli und August. Der Echte Steinsame ist in ganz Europa und Asien verbreitet. Manchmal wird er in Gärten als Heil- und Honigpflanze gezüchtet.

In der Heilkunde gilt Steinsame als harntreibend und somit gut geeignet gegen Blasenleiden sowie gegen Erkrankungen der Harnwege.

## Steinklee
### (Melitotus officinalis)

wird auch Gelber Steinklee, Honigklee oder Mottenklee genannt. Die Pflanze blüht von Mai bis Oktober, Kraut und Blüten sammelt man von Juni bis August. Sie werden getrocknet. In der Volksheilkunde verordnete man Steinklee bei der Behandlung von Thrombose und Krampfadern, als Badezusatz auch gegen Geschwürerkrankungen und Hämorrhoiden.

## Sternanis
### (Illicum verum)

wird auch Badian oder China-Anis genannt. Die Frucht eines südchinesischen Magnolienbaumes schmeckt etwas bitterer, aber sehr viel feiner als unser "normaler" Anis. Man kann ihn bei uns ganz oder pulverisiert kaufen.

## Stiefmütterchen
### (Viola tricolor)

ist eine ein- bis zweijährige Pflanze, die von Mai bis August blüht. In dieser Zeit sammelt man das Kraut, trocknet es im Schatten und bewahrt

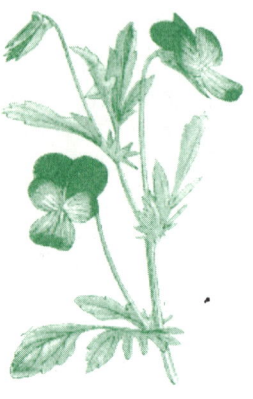

es danach dunkel in gut verschlossenen Behältern auf. In der Volksmedizin wird Stiefmütterchenkraut vor allem als Aufguß gegen unreine Haut verwendet. Der Aufguß soll auch gegen Schuppenflechte und Akne helfen. Stiefmütterchen-Tee (2 Teelöffel pro Tasse Wasser, kurz aufkochen lassen) wirkt schleimlösend und erleichtert das Abhusten. Dieser Absud hilft auch bei rheumatischen Schmerzen und soll als Kräftigungs- und Vorbeugungsmittel gegen Erkältungskrankheiten dienen. **ACHTUNG:** Die Tagesdosis von 2 Teelöffeln sollte man nicht überschreiten, denn Stiefmütterchen-Tee kann dann Erbrechen verursachen.

## Stranddistel
*(Eryngium campestre)*

wird auch Brachdistel, Mannstreu oder Feldmannstreu genannt.
Die Pflanze blüht von Juli bis September, im Frühjahr und Herbst werden die Wurzelstöcke gesammelt.
In der Volksmedizin hat Mannstreu eine uralte Tradition: Schon bei den alten Griechen soll es als Aphrodisiakum gebraucht worden sein. Aber auch zur Regulierung der Menstrua-

tion und bei Magenbeschwerden wurde es eingesetzt; ebenso bei Skorbut, Gelb-und Schwindsucht sowie Hautkrankheiten.

## Süßholz
*(Glycyrrhiza glabra)*

auch Lakritzenwurzel genannt, ist eine ausdauernde Pflanze, die im Juni und im Juli blüht. Die Wurzelstöcke sammelt man von September bis Oktober. Sie werden getrocknet und als Basis für die auch als "Bärendreck" bekannten schwarzen Lakritzen verwendet. Die Pflanze stammt ursprünglich aus Südeuropa und dem Orient.
Schon seit alters ist die hustenlösende Wirkung von Süßholz bekannt. In der Volksmedizin wird Süßholz aber auch zur Heilung von Magen- und Zwölffingerdarmgeschwüren eingesetzt. Die Pflanze ist auch ein beliebtes Abführmittel.

## Sumpfschafgarbe
*(Achillea ptarnica)*

ist eine ausdauernde Pflanze, die von Juli bis September blüht. Die Wurzelstöcke werden im September und Oktober gesammelt.
Schon seit dem Mittelalter ist die Sumpfschafgarbe als Heil- und Zierpflanze gezüchtet worden. In der Heilkunde setzte man die Pflanze als Mittel gegen Ermüdung, Appetitlosigkeit

und Leiden der Harnorgane ein. Auch gegen Blähungen, Rheuma- und Zahnschmerzen sowie zur Stuhlgangsregulierung wurde Sumpfschafgarbe verordnet.

## Syzigium
*(Szygium jambos)*

stammt aus Ostiniden und Malaysia. Der Samen der Pflanze gab man in der Volksmedizin gegen Durchfall.

## Taubnessel
*(Lamium album)*

wird auch Weiße Taubnessel genannt. Sie ist eine ausdauernde Pflanze, die von April bis September blüht. Man trocknet die Blüten im Schatten sehr schnell und bewahrt sie dann dunkel in geschlossenen Behältern auf. In der Volksmedizin wird die Taubnessel traditionell als Mittel gegen Menstruationsbeschwerden eingesetzt. Ein Aufguß (2–3 Teelöffel Taubnessel auf 1 Tasse Wasser) soll das Husten erleichtern, gegen Schlaflosigkeit helfen und auch Katarrhe der oberen Atemwege lindern. Äußerlich wird ein stärkerer Aufguß als Bad und Umschlag bei Ausschlägen, Ekzemen, zur Heilung von Verbrennungen und Krampfadern verwendet.

## Tausendgüldenkraut
*(Centaurium erythraea)*

wird auch Fieber-, Magen-, Bauchweh-, Laurin- und Sanktorikraut genannt. Die ein- bis zweijährige Pflanze blüht im Juni und im Juli; das Kraut wird von Juni bis August gesammelt. Danach wird es in dünnen Schichten im Schatten ausgebreitet und getrocknet. Tausendgüldenkraut muß in gut geschlossenen Behältern trocken und dunkel gelagert werden. Es ist eine geschützte Pflanze.
Schon seit alters ist die Heilwirkung der Pflanze bekannt. In der Volksmedizin soll das bittere Tausendgüldenkraut für eine bessere Verdauung sorgen. Einen Aufguß aus 1 Teelöffel Kraut und 1/4 Liter Wasser sollte man abends und morgens auf nüchternen Magen trinken.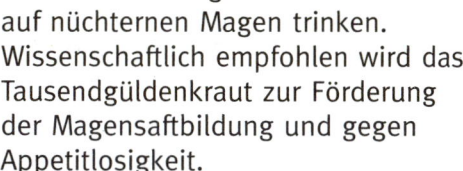
Wissenschaftlich empfohlen wird das Tausendgüldenkraut zur Förderung der Magensaftbildung und gegen Appetitlosigkeit.
**ACHTUNG:** Tausendgüldenkraut gehört zu den Enzianpflanzen und steht unter Naturschutz! Man darf es also nicht selbst sammeln.

# Heilende Kräuter und Gewürze von A bis Z

## Thymian
### *(Thymus vulgaris)*

wird auch Demut oder Quendel, Gundelkraut oder Kudlkraut genannt.
Der Halbstrauch blüht von Mai bis Juni, das Kraut wird von Juni bis August gesammelt und getrocknet. Thymian stammt eigentlich aus dem Mittelmeerraum, er ist aber auch bei uns im Kräutergarten heimisch geworden.
Man kann ihn zweimal jährlich ernten. Schon seit mehr als 4000 Jahren ist Thymian als Gewürz- und Arzneipflanze bekannt. Er wirkt besonders auf den Magen und die Verdauung, deshalb werden vor allem fette Braten mit Thymian gewürzt.
In der Volksmedizin gilt Thymian wegen seiner ätherischen Öle besonders

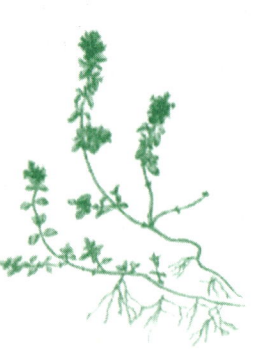

als Hustenmittel, das eine schleim- und krampflösende Wirkung hat.
Ein Aufguß (aus einem Teelöffel Thymian auf eine Tasse Wasser) soll bei Husten und
Bronchialkatarrh besonders gut helfen. Wissenschaftlich wird Thymian empfohlen.
Äußerlich kann man Thymian ebenfalls anwenden: Bäder als Vorbeugung gegen Erkältungskrankheiten, Inhalationen bei Husten, Schnupfen und Stirnhöhlenkatarrh.

## Tüpfelfarn
### *(Polypodium vulgare)*

wird auch Engelsüß genannt. Das ausdauernde Kraut blüht nicht; die Wurzelstöcke sammelt man in den Monaten März und April sowie September und Oktober. Sie werden an der Sonne getrocknet und höchstens ein Jahr aufbewahrt. In der Volksmedizin nimmt man Tüpfelfarn zur Herstellung von Tees mit schleimlösender Wirkung, die das Abhusten erleichtern sollen. Außerdem hilft Tüpfelfarn bei der Heilung von Bronchitis und bei Entzündungen der Harnblase.

## Ulme
### *(Ulmus minor)*

wird auch Feldulme, Parkulme oder Rüster genannt.
Der Baum wächst bei uns fast überall, die Rinde sammelt man im Frühjahr (März bis April) vor allem von jungen Ästen und Zweigen.
In der Heilkunde verordnet man Ulmenrinde als entzündungshemmendes Mittel bei Magen- und Darmschleimhautentzündungen, aber auch bei Rachen- und Mundentzündungen. Als Badezusatz hat sich Ulmenrinde auch gegen Hämorrhoiden und zur Wundbehandlung bewährt.

## Vanille
### (Vanilla planifolia)

stammt aus tropischen Regionen und ist die schotige Frucht eines Orchideenbaumes. Er kommt vor allem in Mittel- und Südamerika vor. Vanille gilt nicht nur als Gewürz, sondern wurde früher auch als Aphrodisiakum benutzt.

## Veilchen
### (Viola odorata)

wird auch Märzveilchen genannt. Die ausdauernde Pflanze blüht von März bis Mai. Das Kraut, die Blüten und die Blätter sammelt man in diesen Monaten, die Wurzel dagegen im September und im Oktober.
Die einzelnen Teile werden in dünnen Schichten an einer luftigen, schattigen Stelle getrocknet. In der Volksmedizin wird ein Aufguß aus Veilchen (10 Gramm auf 1 Liter Wasser, schluckweise trinken) gegen Bronchialkatarrh verordnet.
Veilchen sind auch harntreibend und sollen gegen rheumatische Schmerzen helfen.
Äußerlich werden sie als Umschläge auf eitrige Wunden, Geschwüre und Ausschläge gelegt.

## Vogelbeerbaum
### (Sorbus aucuparia)

heißt eigentlich Eberesche. Der Baum wächst überall an Waldrändern und in Gebüschen; er trägt im Frühjahr weiße Blüten in Dolden, die sich dann bis September/Oktober in leuchtendrote Beeren verwandeln. Wir müssen sie uns im Herbst mit den Vögeln teilen, die sie gern als Reiseproviant vor ihrem Zug nach Süden in rauhen Mengen fressen – kein Wunder, die Beeren enthalten viel Vitamin C und Zucker. Vom frischen Saft oder Sirup empfiehlt die Volksmedizin täglich mehrmals 1 Teelöffel zur Blutreinigung, zur Vorbeugung von Nieren-und Blasensteinen, bei Gicht, Rheuma und zur Regelung einer gestörten Verdauung. Man kann statt dessen auch frische oder getrocknete Beeren kauen oder aus den Vogelbeeren eine leckere Marmelade kochen und diese regelmäßig zu sich nehmen.
**ACHTUNG:** Überdosierungen vermeiden!

## Vogelknöterich
### (Polygonum aviculare)

ist eine einjährige Pflanze, die von Juni bis September blüht; in dieser Zeit sammelt man das Kraut. Im Schatten an gut durchlüfteten Stellen wird es dann getrocknet. Der Vogelknöterich ist schon seit alters als Heilpflanze bekannt und wurde im Mittelalter ge-

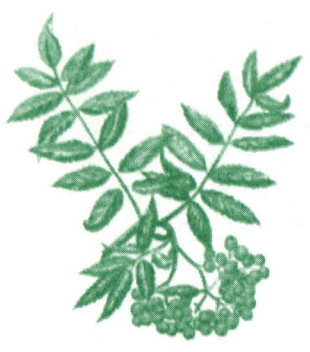

gen Cholera und Tuberkulose eingesetzt. In der Volksmedizin gilt Vogelknöterich als Pflanze mit blutstillender und zusammenziehender Wirkung. Man setzt ihn gegen äußere und innere Blutungen ein, auch gegen Magen- und Darmkatarrhe und gegen starke Durchfälle. Ein Aufguß (2–3 Teelöffel auf 2 Tassen Wasser), über den ganzen Tag verteilt getrunken, soll auch den Körperstoffwechsel regulieren.

## Vogelmiere
*(Stellaria media)*

wird auch Alsine, Feldsternmiere, Hühnerbiß, Hühnerdarm, Hühnermiere oder Mausdarm genannt.
Die Pflanze findet sich fast das ganze Jahr hindurch, bis zur Frostzeit, als Unkraut unseren Äckern und Gärten. Man sammelt das Kraut im Frühjahr und trocknet es an einer luftigen Stelle.
In der Volksmedizin wird der Vogelmiere krampflösende Wirkung zugeschrieben. Pfarrer Kneipp verordnete die Pflanze bei Hämorrhoiden, als "Lungenkraut" gegen Husten. Auch soll man entzündete Augen mit einer Abkochung von Vogelmiere auswaschen – das soll heilend und kräftigend wirken.

## Wacholder
*(Juniperus communis)*

ist ein immergrüner Nadelbaum, der von April bis Mai blüht. Die Früchte erntet man von September bis November, das Holz schneidet man im Februar und im März. Die Früchte werden getrocknet. In der Volksmedizin hat vor allem Pfarrer Kneipp die Wacholderbeeren gegen Gicht und Rheuma empfohlen. Der Wacholder wirkt stark harntreibend. Ein Aufguß (aus 1 Teelöffel zerstoßener Früchte auf 1 Tasse) wirkt außerdem desinfizierend. Wissenschaftlich empfohlen wird der Wacholder lediglich zur Behandlung von Verdauungsbeschwerden (Aufstoßen, Völlegefühl, Sodbrennen). Zur äußerlichen Anwendung fügt man Wacholder Bädern zu, die eine antirheumatische und erfrischende Wirkung haben. Auch das Holz des Wacholders hat die oben beschriebenen Wirkungen.
**ACHTUNG:** Menschen mit Nierenleiden und Schwangere sollten Wacholder nicht verwenden.

## Waldbingelkraut
*(Mercurialis annua)*

wird auch Büngel- oder Bingelkraut, Hundskohl, Schuttbingel sowie Wintergrün genannt.
Die Pflanze blüht von April bis Mai, man sammelt das Kraut zur selben Zeit.
In der Heilkunde ist das Bingelkraut schon seit der Antike bekannt. Man verordnete es gegen Frauenleiden; seit dem Mittelalter wurde es dann auch gegen Verstopfung, Appetitlosigkeit, Verschleimung der Bronchien sowie als Rheuma- und Gichtmittel verwendet.

## Walderdbeere
*(Fragaria vesca)*

ist eine mehrjährige Pflanze, die im Mai und im Juni blüht. Die Blätter sammelt man jung von Mai bis August, die Früchte im Juli. Die Blätter werden getrocknet und als Tee verwendet. Die Früchte werden frisch verzehrt.
In der Volksmedizin verordnet man einen Tee aus Erdbeerblättern als Kräftigungsgetränk für Menschen, die an Blutarmut und Nervosität leiden. Ein Aufguß heilt auch Magen- und Darmkatarrhe und wirkt günstig bei Erkrankungen der Harnwege. Äußerlich legt man überbrühte Erdbeerblätter auf entzündete Wunden zur raschen Heilung; den Absud kann

man auch als Gurgelmittel gegen Mundgeruch nehmen. Die frischen Früchte verbessern die Leber- und Gallenfunktion.

## Waldmeister
*(Asperula odorata* oder
*Galium odoratum)*

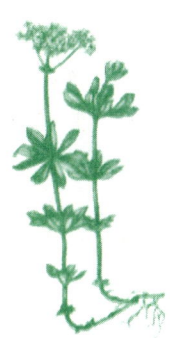

wird auch Maikraut oder Maitee genannt. Die mehrjährige Pflanze blüht im Mai und im Juni; in dieser Zeit wird das Kraut gesammelt und schnell im Schatten getrocknet. Es darf sich dabei nicht braun verfärben und wird in dunklen, geschlossenen Behältern aufbewahrt. Waldmeister wurde schon im Mittelalter gezüchtet und gesammelt und dann Spiritusgetränken sowie Tabak beigefügt. In der Volksmedizin wird Waldmeister gegen nervöse Gereiztheit, bei Krämpfen als Beruhigungsmittel und bei Herzklopfen, unregelmäßigem Pulsschlag und Schlaflosigkeit von Kindern und alten Menschen eingesetzt. Dann wird daraus ein Aufguß bereitet (2 Teelöffel Waldmeister auf 1–2 Tassen Wasser, über den ganzen Tag verteilt trinken).
Man kann diesen Tee auch kalt durch Auslaugen herstellen. Äußerlich verwendet man Waldmeister als Bad oder Umschlag zur Heilung von eitri-

gen Wunden, Ausschlägen und Geschwüren.
**ACHTUNG:** Größere Dosen von Waldmeister sollte man vermeiden. Diese
können Schwindelanfälle, Erbrechen
und Kopfschmerzen verursachen.

## Waldweidenröschen
*(Epilobium angustifolium)*

auch Feuerkraut genannt, ist eine
mehrjährige Pflanze, die von Juni bis
August blüht. In diesem Zeitraum
sammelt man die Blätter. Sie werden
bei trockenem, warmem Wetter geerntet und dann im Schatten an einer gut
durchlüfteten Stelle getrocknet. In der
Volksmedizin wird der Aufguß als Beruhigungsmittel für die Nerven, gegen
Kopfschmerzen und Migräne verwendet. Ein Tee soll gegen Frühjahrsmüdigkeit helfen. Äußerlich wird ein Absud des Waldweidenröschens als Umschlag auf Wunden angewendet.

## Walnuß
*(Juglans regia)*

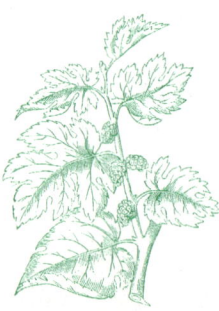

ist ein Baum, der
im Mai blüht. Die
Fruchthüllen
sammelt man
von August bis
September, die
Blätter von Juni
bis Juli. Beides
wird getrocknet.

In der Volksmedizin wird Walnuß bei
Magen- und Darmbeschwerden angewendet. Die Pflanze soll auch nerven-
beruhigend wirken und Krämpfe
lösen. Äußerlich wendet man die
Walnuß zur Behandlungen von Erfrierungen an und als Gurgelmittel.

## Wasserfenchel
*(Oenanthe aquatica)*

wird auch Rohr- oder Pferdekümmel
oder auch Roßfenchel genannt.
Früher verordnete man Wasserfenchel
gegen Husten, gegen Blähungen und
zur Entwässerung.
**ACHTUNG:** Die Pflanze ist giftig und
darf nur unter Aufsicht des Arztes
oder Therapeuten angewendet werden.

## Wasserpfeffer
*( Polygonum hydropiper)*

ist eine einjährige Pflanze, die von Juni bis September blüht. Das Kraut
sammelt man im selben Zeitraum. Es
wird getrocknet.
In der Volksheilkunde ist Wasserpfeffer schon seit der Antike bekannt. Früher nahm man das frische Kraut als
Pfefferersatz und als Heilmittel gegen
Skorbut. Wasserpfeffer soll blutstillend wirken.

## Wegwarte
*(Cichorium intybus)*

auch Wilde Zichorie genannt, ist eine ausdauernde Pflanze, die von Juli bis September blüht. Die Wurzeln werden in den Monaten September und Oktober gesammelt. Man trocknet sie in Scheiben geschnitten. Schon im alten Ägypten galt die Wegwarte als Heil- und Gemüsepflanze.

In der Volksmedizin verordnet man einen Absud (2 Teelöffel Wegwarte auf 1 Tasse Wasser, 2mal täglich) zur Förderung der Gallensaftproduktion und zur Appetitanregung. Auch soll die Wegwarte bei Lebererkrankungen, Gallen- und Nierensteinen sowie Entzündungen der Harnwege helfen.

## Weide
*(Salix)*

gibt es in vielen verschiedenen Arten, die für Heilzwecke gleich gut zu gebrauchen sind. Der Baum blüht sehr früh im Jahr, in den Monaten März bis Mai und ist mit seinen Weidenkätzchen oder Palmkätzchen wohl einer der bekanntesten Frühlingsboten. Im April und im Oktober wird die Rinde etwa dreijähriger Zweige abgeschält, getrocknet und kleingeschnitten. Die Volksmedizin verwendete eine Abkochung von 10 Gramm Rinde auf 1 Tasse Wasser (vorher einige Stunden kalt ziehen lassen) als Mittel gegen Gicht und Rheuma und gegen innere Blu-

tungen. Äußerlich wurde sie als Auflage auf Wunden, Geschwüren und Ausschlägen und zum Gurgeln bei Mandel- und Zahnfleischentzündung benützt. Die Wissenschaft weiß inzwischen,

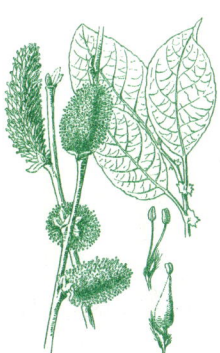

daß in der Weidenrinde ein Stoff enthalten ist, den man heute künstlich herstellen kann. Er wird in vielen Schmerzmitteln, unter anderem als Aspirintablette, verkauft. Deshalb verwendet die Naturmedizin Weidenrinde heute in Präparaten gegen leichte fieberhafte Erkrankungen, gegen Kopfschmerzen und in Rheumamitteln. **ACHTUNG:** Bei empfindlichen Menschen kann Weidenrinde Magen-Darm-Beschwerden auslösen.

## Weißdorn
*(Crataegus)*

wird auch Hagedorn, Heckendorn und Zaundorn genannt. Er gehört zur Familie der Rosengewächse. Es gibt mehrere Arten, die in der Heilkunde Verwendung finden. Weißdorn ist eine mehrjährige Pflanze; sie blüht von Mai bis Juni. Blüten, Kraut und Blätter sammelt man in diesem Zeitraum, die Früchte von September bis November. Alles wird getrocknet. Der Weißdorn spielt erst seit Anfang dieses Jahrhun-

# Heilende Kräuter und Gewürze von A bis Z

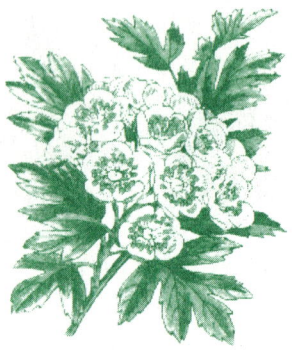

derts eine Rolle als Heilpflanze. In der Volksmedizin wird er älteren Menschen als Herzstärkungsmittel verabreicht; er schützt vor nachlassender Leistungsfähigkeit. Tee aus Weißdornblüten kann kurmäßig bei Herzüberlastung angewendet werden. Wissenschaftlich empfohlen wird Weißdorn bei leichten Herzrhythmusstörungen sowie bei Druck- und Beklemmungsgefühlen in der Herzgegend.

**ACHTUNG:** Weißdorn darf nicht ohne Befragen eines Arztes angewendet werden!

## Weißer Senf
### (Sinapis alba)

ist ebenfalls ein einjähriges Kraut, das von Juni bis Juli blüht. Man erntet den Samen im Juli und August. Die aus dem Mittelmeergebiet stammende Pflanze ist seit alters her eine Heil- und Gewürzpflanze. Auch als Gegengift wurde der Weiße Senf gerne angewendet.

In der Volksmedizin gilt der Same des Weißen Senfs als heilend. Man verwendet ihn als Umschlag und Pflaster bei rheumatischen Beschwerden.

Für beide Senfarten gilt: Sie können starke Hautreizungen, ja sogar Hautverwundungen hervorrufen!

## Wermut
### (Artemisia absinthium)

wird auch Magen- oder Wiegenkraut genannt. Auch unter den Namen Absinth, Artenheil, Bitterer Beifuß, Eberreis oder Heilbitter ist der Wermut bekannt.

Die mehrjährige Pflanze blüht von August bis September. Das Kraut sammelt man dagegen schon von Juli an bis in den September. Es wird getrocknet. Wermut kann man im Garten und sogar auf dem Balkon selbst ziehen.

Schon seit dem Altertum kennt man die heilende Wirkung des Wermuts. Vor allem gegen Magenbeschwerden wurde er verordnet. In der Volksmedizin hat sich daran nichts geändert. Ein Aufguß (aus 1–2 Teelöffel Wermut auf 1 Tasse Wasser) soll gegen Darmkoliken, zur Appetitanregung, zur Unterstützung der Magensäfte und gegen Blähungen angewendet werden. Wissenschaftlich empfohlen wird Wermut bei Magenbeschwerden und zur Appetitanregung. Äußerlich kann man Wermut als Gurgelmittel und als Umschläge für Prellungen anwenden. Aus dem

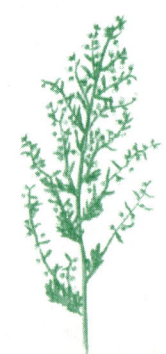

frischen Kraut gewinnt man ein ätherisches Öl, das für Tinkturen gegen Krämpfe gebraucht wird.
**ACHTUNG:** Bei häufigem Genuß von alkoholischen Getränken mit Wermut (etwa französischem Absinth) kann es zur Abhängigkeit kommen.

## **Wiesenknopf**
### *(Sanguisorba officinalis)*

ist eine mehrjährige Pflanze, die von Juni bis August blüht. Die Wurzelstöcke sammelt man im März und April sowie von August bis Oktober; das Kraut wird von Juni bis August geerntet.
Wiesenknopf hat die zusammenziehende Wirkung von Gerbstoffen und ist schwach antiseptisch und blutstillend. In der Volksmedizin nimmt man den Absud der Pflanze gegen Magen- und Darmkatarrhe, zur Stillung von Nasen- und Zahnfleischblutungen. Äußerlich wendet man den Absud des Krauts als Badezusatz bei offenen Wunden, Ausschlägen und Geschwüren an, als Gurgelmittel auch bei Zahnfleischleiden und eitriger Angina.

## **Wiesenknöterich**
### *( Polygonum bistorta)*

ist eine ausdauernde Pflanze, die von Juni bis September blüht. Die Wurzelstöcke werden im März sowie von September bis November gesammelt.

In der Heilkunde wird Wiesenknöterich zur Behandlung von Magen- und Darmkatarrhen, bei starken Durchfällen und früher sogar gegen Ruhr verwendet.
Als Gurgelmittel nimmt man sie auch gegen Entzündungen der Mundhöhle und Mandeln sowie nach dem Zahnziehen her.

## **Wolfsmilch**
### *(Euphorbium)*

stammt aus Marokko und ist giftig. Die Blätter (Herba euphorbiae) bekommt man in der Apotheke.

In der Heilkunde wurde Wolfsmilch früher gegen Hautleiden eingesetzt.

## **Wolfstrappkraut**
### *(Lycopus europaeus)*

ist eine mehrjährige Pflanze, die von Juni bis September blüht. Das Kraut erntet man von Juli bis September, es wird an gut durchlüfteten Stellen getrocknet.
Im Mittelalter benutzte man Wolfstrapp gegen Malaria.
In der Volksheilkunde wurden die Wirkstoffe der Pflanze zur Heilung von Schilddrüsenstörungen eingesetzt.
Auch gegen Nervosität, bei Angstgefühlen, Herzklopfen und Krämpfen soll Wolfstrapp helfen.

# Heilende Kräuter und Gewürze von A bis Z

## Ysop
### *(Hyssopus officinalis)*

wird auch Ysopkraut oder Iosop genannt. Der mehrjährige Halbstrauch blüht von Juni bis September; in dieser Zeit sammelt man das Kraut.

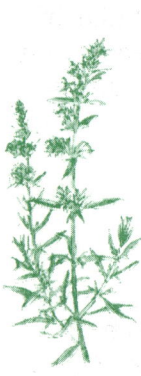

Schneidet man den Ysop möglichst weit oben bereits Anfang Mai, dann kann man durchaus zwei- bis dreimal im Jahr ernten. Das Kraut wird im Schatten getrocknet und dann in geschlossenen Behältnissen gelagert.

Ysop war ursprünglich im Mittelmeerraum beheimatet und wurde früher zur Heilung von Magen- und Brustkrankheiten verwendet. In der Volksmedizin hat sich Ysop auch gegen Husten, entzündete Bronchien und Asthma bewährt.

Ein Aufguß (aus 2 Teelöffel Ysop auf 1/4 Liter Wasser, stündlich 1 Löffel) soll auch bei Entzündungen der Harnwege, der Nieren und der Galle helfen.

**ACHTUNG:** Ysop sollte bei nervöser Reizbarkeit nicht angewendet werden. Höhere Dosen, vor allem von Ysopöl, können Krämpfe hervorrufen.

## Zaunwinde
### *(Calystegia sepium)*

wird auch Ackerranke, Feldwindling, Teufelsdarm oder Uferzaunwinde genannt.

Sie blüht von Juni bis September, das Kraut wird zur selben Zeit gesammelt und im Schatten an einer luftigen Stelle getrocknet. Die Zaunwinde ist auch eine gute Honigpflanze.

In der Volksmedizin hat man die Zaunwinde als Abführmittel gegeben. Auch bei Blähungen und Bauchschmerzen soll sie lindernd wirken.

## Ziest
### *(Stachys offinalis)*

wird auch Betonie, Heilziest, Pfaffenblume, Zahn- oder Zehrkraut genannt. Die Pflanze blüht von Juni bis September, das Kraut sammelt man von Juni bis August.

Man trocknet es an gut durchlüfteten Stellen im Schatten.

In der Volksheilkunde verordnet man Ziest zur Heilung von Krankheiten der Atemwege und auch gegen Asthma. Auch bei Darmleiden und Magenbeschwerden soll Ziest helfen.

## Zitterpappel
*(Populus tremula)*

ist ein Baum, der in unseren Breiten
oft zu finden ist.

Er blüht von März bis April. Man sammelt die Knospen im Februar und
März, die Rinde im März und April
und die Blätter der Pflanze im Mai
und Juni. Alles wird im Schatten schonend getrocknet.

In der Volksmedizin wird die Pflanze
als harntreibend und desinfizierend
bezeichnet. Man verwendet sie deshalb bei Entzündungen der Harnwege
und der Blase, aber auch zur Linderung von Gicht und Rheuma.

## Zwiebel
*(Allium cepa)*

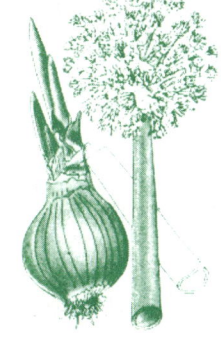

ist eine ausdauernde Pflanze, die von
Juni bis Juli blüht. Die Zwiebel erntet
man von Juni bis
September. Man
läßt sie auf dem
Feld trocknen und
lagert sie anschlie-
ßend trocken und
frostfrei. Schon im
Altertum wurden
die Heilkräfte der
Zwiebel erkannt:
In Mesopotamien,
in Indien und dann
im Mittelmeerraum wurden Zwiebeln
als Gemüse- und Heilpflanze gezüchtet. Heute gehört die Zwiebel zu den
am meisten verbreiteten Gemüse-
arten. In der Volksmedizin wird die
Zwiebel bei Erkrankungen der oberen
Atemwege, vor allem bei Husten und
Schnupfen verordnet. Heilend wirkt
sie auch im Verdauungsapparat:
Magen- und Darmbeschwerden
können durch Zwiebeln gemildert
werden. Äußerlich angewendet hilft
die Zwiebel gegen Insektenstiche.

## Zypresse
*(Cupressus sempervirens)*

ist ein immergrüner Baum, den man
vor allem im Mittelmeerraum findet.
Das Zypressenöl wird in der Heilkunde
vor allem bei Bronchitis und Asthma
zur Inhalation verwendet.

# Heilkräuter und Gewürze

## Richtig sammeln, trocknen und aufbewahren

# Heilkräuter und Gewürze
## Richtig sammeln, trocknen und aufbewahren

Das Wissen um die heilenden Kräfte, die in vielen Pflanzen schlummern, ist uralt. Immer mehr Menschen besinnen sich wieder auf die Heilkräfte der Natur und sind sogar bereit, die alten Hausmittel der Großeltern wieder anzuwenden – auch wenn das vielleicht mehr Mühe macht, als einfach nur eine Pille zu schlucken, die der Arzt verordnet hat. Mehr Mühe auch deshalb, weil man sich mit den Hausmitteln aus alter Zeit ein bißchen beschäftigen muß, bevor man sie erfolgreich anwenden kann.

Man kann die Heilpflanzen für alle möglichen Hausmittel natürlich auch in der Apotheke oder im Reformhaus kaufen.
Der Apotheker ist gesetzlich verpflichtet, alle Heilpflanzen auf Reinheit und Qualität zu überprüfen. Doch vielleicht macht es Ihnen auch Freude, selbst ein wenig zu gärtnern.

Viele Pflanzen und Kräuter kann man nämlich selber im Garten oder sogar auf dem Balkon im Blumenkasten ziehen.
Es macht nur wenig Arbeit, und man hat dann die Gewißheit, wirklich Pflanzen zu bekommen, deren heilende Wirkstoffe nicht durch Insektenvernichtungsmittel oder Kunstdünger beeinträchtigt wurden.
Im vorhergehenden Kapitel haben wir Sie immer extra darauf hingewiesen, wenn sich eine Heilpflanze leicht selber ziehen läßt.

# Was man vor dem Sammeln wissen muß

Auch in der freien Natur findet man immer noch viele Heilpflanzen. Man muß nur mit offenen Augen durch Wald und Wiesen und über Felder gehen – dann entdeckt man so manches Kraut, das heilende Kräfte hat. Doch bevor Sie Heilkräuter selbst sammeln, sollten Sie sich fragen:

## Kräuter erkennen

- Können Sie die gesuchte Pflanze wirklich zweifelsfrei erkennen? Wenn nicht, lassen Sie lieber die Finger davon. Es gibt eine ganze Reihe Pflanzen, die sich ähneln, die aber in der Wirkung sehr unterschiedlich, ja sogar giftig sein können. Lassen Sie sich lieber von Fachleuten beraten (vielleicht gibt es in Ihrem Wohnort ja einen Kräuterdoktor, der Ihnen behilflich ist).
- Sind Sie sicher, daß die Pflanzen, die Sie selber sammeln, auch gesund und unbelastet sind? Viele wachsen neben dem Straßenrand oder in der Umgebung von Feldern, die mit Kunstdünger "verseucht" sind.
Dann sollten Sie lieber auf gekaufte Pflanzen aus der Apotheke zurückgreifen oder aber einige Heilkräuter auf dem Balkon ziehen.

# Wie sammelt man Kräuter und Gewürze?

- Wissen Sie, welche Pflanzen giftig sind? Welche Sie deshalb auf gar keinen Fall für Ihre eigene Hausmittelapotheke pflücken dürfen? Sie müssen sich absolut sicher sein, daß Sie giftige Heilpflanzen auf den ersten Blick erkennen. Sonst geraten Sie beim "Brauen" Ihrer Hausmittel in Lebensgefahr.
- Kennen Sie alle Heilpflanzen, die unter Naturschutz stehen? Geschützte Pflanzen dürfen Sie nämlich auf keinen Fall sammeln!
- Ist Ihnen bekannt, zu welcher Jahreszeit die gesuchte Heilpflanze ihre größte Wirkung entfaltet? Es hat nämlich keinen Sinn, eine Pflanze dann zu sammeln, wenn sie noch (oder schon wieder) ohne Wirkungskräfte ist. Dann bringt sie Ihnen und Ihrer Gesundheit kaum Nutzen.
- Wissen Sie genau, welcher Teil der Pflanze die größte Heilkraft enthält? Denn was nützt es Ihnen, wenn Sie die Blüten und Blätter eines Heilkrauts sammeln, die größte Heilkraft aber in der Rinde oder in den Wurzeln steckt.

## Wie und wann sammelt man Kräuter und Gewürze?

Nur wenn Sie alle diese Fragen positiv beantworten können, dürfen Sie guten Gewissens selbst in freier Natur nach Heilpflanzen suchen und diese auch sammeln. Im anderem Falle sollten Sie sich wirklich lieber auf den eigenen Garten oder Balkon beschränken. Aber auch dann gelten einige Regeln, die Sie unbedingt beachten müssen:

### Kräuter sammeln

- Ernten Sie immer nur frische und gesunde Kräuter.
- Die Pflanzen sollten auch nicht von Schnecken angefressen, von Schimmel befallen oder sonstwie geschädigt sein.
- Vermischen Sie die einzelnen Kräuter nicht.
- Sortieren Sie schon beim Sammeln nach den einzelnen Arten - dann müssen Sie daheim nicht alles mühsam aussuchen.
- Zum Sammeln von Pflanzen eignet sich am besten ein Korb.
- Plastikbehälter sind völlig ungeeignet, denn die Kräuter dunsten darin.
- Sammeln Sie Heilpflanzen nicht an Regentagen und nicht bei Nebel.

# Heilkräuter und Gewürze

## Richtig sammeln, trocknen und aufbewahren

- Sie sollen auch nicht mehr vom Tau benetzt sein.
- Die beste Sammelzeit ist der späte Vormittag oder der Mittag.
- Lediglich Wurzeln sollte man frühmorgens sammeln. Doch in der freien Natur sollte man Wurzeln lieber belassen: Graben Sie nämlich die Wurzel einer Heilpflanze aus, so gefährden Sie damit den Bestand. Wenn Sie wirklich die Wurzel einer Heilpflanze für ein Hausmittel benötigen, sollten Sie in die Apotheke gehen. Hier verkauft man Wurzeln, die aus Anbaukulturen stammen.
- Heilpflanzen muß man (schauen Sie auch noch einmal im zweiten Kapitel nach) zur rechten Jahreszeit ernten.
- Sammeln Sie niemals mehr Pflanzen oder Pflanzenteile, als Sie verarbeiten können.

## Wie trocknet man Kräuter und Gewürze?

Früher war das Trocknen der einzige Weg, Kräuter für den Winter zu konservieren. Küchenkräuter – die ja zum Teil durchaus auch Heilkräfte haben – kann man aber auch sehr gut in die Gefriertruhe geben. Dann behalten sie ihren guten Geschmack und lassen sich auch noch zum Würzen und Kochen verwenden.

Heilpflanzen aber gehören nicht in die Tiefkühltruhe. Sie müssen möglichst schonend getrocknet werden. Auch hierfür gibt es einige Regeln:

### Kräuter trocknen

- Heilpflanzen darf man weder in der Sonne noch zu nah am Ofen trocknen.
- Der Trockenplatz sollte auch nicht zugig sein, wohl aber luftig.
- Am besten geeignet ist ein trockener Dachboden oder ein gut belüfteter Kellerraum.
- Tradition hat die Methode, Kräuterbündel zusammenzustellen und diese auf einem Gestell über dem Ofen zu trocknen. So taten es jedenfalls unsere Großmütter auf dem Lande.
- Wildwachsende, aber auch Gartenkräuter trocknet man heute am besten ausgebreitet auf großen Tabletts.
- Die Heilpflanzen werden in nur einer Schicht auf dem Tablett ausgelegt und mit Mull abgedeckt, damit sie nicht verstauben.
- Die Gestelle oder Tabletts kann man in der Nähe des Ofens aufstellen – aber nicht zu nah.
- Die Kräuter müssen knisternd trocken, aber noch grün sein.
- Wenn sie braun werden, war die Hitze zu groß und sowohl Geschmack wie Heilwirkung sind beeinträchtigt.

## Wie bewahrt man Kräuter und Gewürze auf?

### Kräuter aufbewahren

- Wenn die Pflanzen getrocknet sind, müssen sie so schnell wie möglich an ihrem endgültigen Platz gelagert werden.
- Sie dürfen auf gar keinen Fall mit Feuchtigkeit in Berührung kommen: Sie werden sonst modrig und können sogar schimmeln.
- Zerreiben Sie die Kräuter zwischen den Händen auf einem Stück sauberen Papiers.
- Geben Sie sie dann in Gläser, Dosen oder Pappschachteln zur Aufbewahrung.
- Wenn die Gläser aus hellem, durchsichtigem Glas sind, muß man sie in einen dunklen Schrank stellen: Licht kann die Wirkung der Pflanzen beeinträchtigen.
- Am besten legen Sie sich für Ihre Heilpflanzen dunkle Glasgefäße oder Weißblechdosen zu. Darin sind die wertvollen Kräuter vor Lichteinfall und Feuchtigkeit geschützt.
- Wichtig ist es auch, die Aufbewahrungsgefäße genau zu beschriften. Denn getrocknete und zerkleinerte Heilpflanzen kann man nur schwer voneinander unterscheiden.

- Das Datum der Ernte (oder des Einkaufs) ist genauso wichtig wie das Datum der Zubereitung.

Wenn Sie künftig sich selbst und auch Ihre Familie mit Hausmitteln behandeln, sollten Sie genau Buch führen:

- Wer hat das Mittel bekommen?
- Welche Beschwerden lagen vor?
- Wann hat der oder die Kranke das Hausmittel genommen?
- Wie oft wurde der Tee (oder ein anderes Mittel) verabreicht?
- In welcher Dosis wurde es gegeben?
- Wie schnell hat es geholfen?

Sie erkennen natürlich, wie wichtig eine solche Buchführung ist: nicht nur für Sie selbst und Ihre Familie, sondern auch für Ihren Hausarzt. Und damit kommen wir zum nächsten Kapitel: Darin erfahren Sie, welche Hausmittel Sie gegen alle möglichen Krankheiten und Beschwerden einsetzen können.

# Krankheiten und Beschwerden von A bis Z

## und was dagegen hilft

# Krankheiten und Beschwerden von A bis Z

Wenn Sie zum erstenmal versuchen wollen, sich mit Hausmitteln selbst zu behandeln, müssen Sie einige Dinge beachten:

Hausmittel ersetzen nicht den Arzt oder Therapeuten.

Hausmittel sind zwar Naturheilmittel. Aber sie haben - genauso wie alle anderen Arzneien – auch ihre Nebenwirkungen. Man darf nicht glauben, daß alles, was die Natur uns bietet, immer nur heilend und niemals schädlich ist. Hausmittel erreichen manchmal – genauso wie "richtige" Arzneien – ihre Wirkung in kleinster Dosierung.

Deshalb beachten Sie:

- Hausmittel muß man genauso sorgfältig anwenden wie andere Medikamente.
- Man muß genauestens auf die Dosierung achten.
- Man darf sie nicht länger als nötig zu sich nehmen.
- Man sollte über die eigene Hausapotheke genau Buch führen.
- Gerade wenn Sie noch keine Erfahrung mit Hausrezepten haben, wenn Sie erst beginnen, sich selbst und Ihre Familie mit Hausmitteln zu behandeln, sollten Sie aufschreiben,
  - welches Mittel jemand genommen hat
  - aus welchem Grund er oder sie es genommen hat
  - wie lange er oder sie es genommen hat
  - ob es geholfen hat.

- Nur dann haben Sie einen Überblick über die Wirkung der Hausmittel.
- Nur dann können Sie genau feststellen, was Ihnen und Ihrer Familie hilft.
- Dann haben Sie – wenn Sie über einen längeren Zeitraum hinweg Buch führen – irgendwann einmal Ihr ganz persönliches "Hausmittelbuch". Auch die Erfahrungen, die wir heute haben, die selbstverständlich auch in dieses Buch eingeflossen sind, stammen aus solch alten und wertvollen Familienbüchern. Bewährte Erfahrungen wurden Jahrhunderte hinweg für die nachfolgenden Generationen gesammelt und aufgeschrieben.
- Natürlich kann man in der Schwangerschaft ohne Bedenken Kopfweh statt mit Tabletten besser mit einem Tee kurieren, sollte bei Halsweh lieber mit Salbei gurgeln als Medikamente einzunehmen. Grundsätzlich jedoch muß gelten: Schwangere sollten bei stärkeren Beschwerden unbedingt einen Therapeuten zu Rate ziehen, bevor sie zu einem Hausmittel greifen.

Haben Sie einmal angefangen, Beschwerden und Krankheiten mit Hausmitteln zu behandeln, so beachten Sie bitte:

- Sie können Ihren Hausarzt darüber informieren, daß Sie sich künftig auch mit Hausmitteln behandeln wollen. Viele Ärzte sind heute bereit, neben dem schulmedizinischen Wissen auch wieder alte Rezepte aus Großmutters Zeiten zu akzeptieren und als Unterstützung ihrer eigenen Therapie zuzulassen.

- Das Hausmittel muß sofort abgesetzt werden, wenn sich Magenschmerzen, Übelkeit, Durchfall oder allergische Hautreaktionen zeigen.
- Dann gilt: Sind diese Beschwerden nicht zwei Tage nach dem Absetzen des Mittels verschwunden, suchen Sie bitte Ihren Arzt oder Therapeuten auf!
- Hausmittel müssen – wir erwähnten es schon – genauso vorsichtig eingesetzt werden wie "richtige" Arzneien. Nicht alle sind für eine Dauerbehandlung geeignet. Deshalb achten Sie darauf, wie Linderung oder Heilung eintreten. Sicher wollen Sie ja nicht zu einer überflüssigen "Dauereinnehmerei" kommen, sondern im Gegenteil zu einer gesunden Lebensweise, die mit Hausmitteln wie mit Medikamenten bedachtsam umgeht.
- Treten Heilung oder Linderung nicht ein und sind Ihre Beschwerden nach spätestens drei Tagen nicht abgeklungen oder sogar ganz verschwunden, so sollten Sie unbedingt einen Arzt zu Rate ziehen.
- Dasselbe gilt, wenn Ihre Beschwerden nach Absetzen des Hausmittels wieder auftreten: Gehen Sie dann unbedingt zum Arzt oder Therapeuten!
- Ein wichtiges Alarmsignal sind starke Schmerzen und hohes Fieber: Auf jeden Fall sofort den Arzt aufsuchen!
- In sehr seltenen Fällen kann es bei jedem fremden Heil-, Nahrungs- oder Pflegemittel vorkommen, daß sich ein Hautausschlag am ganzen Körper ausbreitet, daß die Schleimhäute anschwellen, daß Atemnot eintritt. Bei einer solchen allergischen, den ganzen Körper betreffenden Reaktion informieren Sie bitte sofort Ihren Therapeuten, Ihren Hausarzt oder einen Notdienst.
- Allergien können bei pflanzlichen Heilmitteln auftreten, wenn in einem Rezept Korbblütler enthalten sind. Wir haben deshalb bei allen Tees und Teemischungen vermerkt, wenn Korbblütler enthalten sind.

Im nachfolgenden Text finden Sie für die häufigsten Beschwerden und Leiden des Alltags verschiedene Hausmittel. Auch die genaue Zubereitung und Anwendung ist dort nachzulesen. Bitte achten Sie genau auf die Dosierung – nur dann können die Rezepte aus Großmutters Zeit ihre Wirkung entfalten. Und denken Sie an unsere Hinweise auf Allergien und Unverträglichkeiten.

Im Vertrauen auf Ihre eigene Verantwortung sollten Sie Zubereitungen, Anwendung und vorsorgliche Ermahnungen beachten. Wir wünschen wünschen Ihnen Erfolg und Freude bei den folgenden Naturrezepten gegen Krankheiten und Beschwerden von A bis Z.

# Krankheiten und Beschwerden von A bis Z und was dagegen hilft

## Abszesse und Geschwüre

Abszesse und Geschwüre werden seit alters mit Mitteln aus der Natur erfolgreich behandelt. Furunkel und Abszesse müssen sich öffnen, ehe sie abheilen können.

### Bockshornklee-Auflagen

Bockshornklee-Auflagen sind besonders gut in der Wirkung zum "Aufziehen" von Abszessen und Furunkeln. Auch wenn feste Geschwüre "aufweichen" sollen, nimmt man eine Bockshornklee-Auflage.

**Zubereitung:** 1 Eßlöffel gemahlener Bockshornsamen wird mit etwas abgekochtem, warmem Wasser zu einem dicken Brei verrührt (abgekocht muß das Wasser deshalb sein, damit beim Auflegen auf das Furunkel keine zusätzlichen Keime eindringen können). Man streicht den Brei auf ein Mullläppchen.

**Anwendung:** Das mit Bockshornklee bestrichene Mulläppchen wird – so warm es der Patient gut aushält – auf die zu behandelnde Stelle gelegt. Man läßt es etwa 15–20 Minuten einwirken. Den Umschlag sollte man mehrmals täglich erneuern (auch nach dem Aufgehen des Eiterherdes) – so lange, bis die Haut an der Oberfläche glatt, weich und normal gefärbt ist.

### Eisenkraut-Kompresse

Man läßt diese Kompresse etwa 1 Stunde lang auf der wunden Stelle einwirken; ist die Kompresse ausgetrocknet, sollte man die Auflage erneuern. Bis der Eiterherd verschwunden ist, wird dieses alte Hausmittel 2mal pro Tag angewendet. Eisenkraut-Kompressen helfen auch bei Nagelbettvereiterungen.

**Zubereitung:** 1 Eßlöffel getrocknetes Eisenkraut wird – in einem Mullsäckchen – für etwa 3 Minuten in Wasser aufgekocht. Man kann es auch in den Dampf hängen.

**Anwendung:** Das warme Kraut legt man dann in einer Mullbinde mindestens 1 Stunde lang auf die Wunde.

### Kohlblätter

Kohlblätter legt man auf Geschwüre, Schwellungen, Verhärtungen. Sie heilen dann besser ab. Allerdings darf man Kohl wegen seines Enzymgehaltes nicht in offene Wunden legen.

**Zubereitung:** Frische Blätter aus dem Inneren eines Weißkohlkopfes werden fein gehackt. Leidet der Patient an sehr trockener Haut, kann man den gehackten Kohl mit dickem Rahm (Schmand) verrühren.

**Anwendung:** Die gehackten Kohlblätter wickelt man in ein Stück Gaze und legt dies auf die betroffenen Stellen. Man umwickelt alles locker mit einer Mullbinde oder mit Bandagen und Pflastern. Nach und nach werden Eiter und Verhärtungen durch das Kohlpäckchen aus der Wunde gezogen.

Man sollte den Kohlwickel täglich mehrmals wechseln.

### Lärchen-Salbe

Lärchen-Salbe kann helfen, Ekzeme, Hautausschläge und Hautflechten zu lindern.

**Zubereitung:** 10 Gramm frische Lärchenbaumspitzen werden im Mixer zu einem Brei verarbeitet, den man dann – nach kurzem Erwärmen – in 100 Gramm frisches Schweineschmalz oder Vaseline einrührt. Diese Mischung wird dann kurz aufgekocht (Pflanzenteile muß man immer in Fett hoch erhitzen, damit keine Infektionsgefahr entsteht). Das heiße Fett (oder die Vaseline) seiht man dann durch ein Mulltuch ab.

**Anwendung:** Die Lärchen-Salbe sollte mehrmals täglich direkt auf trockene, rissige Haut oder juckende Stellen gegeben werden.

### Leinsamensäckchen

Leinsamensäckchen helfen, Furunkel und Geschwüre "aufzuziehen" und Schmerzen zu lindern.

**Zubereitung:** Ein Mull- oder Leinensäckchen in der dem Geschwür oder Furunkel entsprechenden Größe wird mit ganzen Leinsamen gefüllt und für 10 Minuten in siedendes Wasser oder den Wasserdampf gehängt. Bei trockener Haut kann man unter den erhitzten Leinsamen 1 Teelöffel Olivenöl rühren. Das Kochwasser des Leinsamens kann man – mit 1 Eßlöffel Essig vermischt – zur Wundbehandlung nehmen.

**Anwendung:** Man läßt das Leinsamensäckchen auf etwa 42 Grad abkühlen (oder auf eine niedrigere Temperatur, falls der Patient 42 Grad als zu heiß empfindet. Das Säckchen muß aber so warm wie nur möglich aufgelegt werden!) und legt es dann auf die schmerzende Stelle. Mit einem Wolltuch wird es so umwickelt, daß es fest am Körper anliegt. Man läßt das Leinsamensäckchen etwa 30 Minuten einwirken.

Berufstätige, die dieses Hausmittel auch tagsüber anwenden möchten, können den Leinsamen mit 1 Teelöffel Olivenöl sowie 1 Eßlöffel Honig verrühren und das Ganze auf einem Pflaster verstreichen und tagsüber auf die entsprechende Körperstelle legen. Gut wirkt dieses Hausmittel auch, wenn man das Pflaster über Nacht (dann noch je 2 Tropfen Thymian- und Rosmarinöl zufügen) auflegt.

### Salzwasser

hilft bei Geschwüren und Abszessen, vor allem dann, wenn diese hartnäckig jucken. Ein Umschlag mit Salzwasser lindert den Juckreiz.

**Zubereitung:** 5 Teelöffel Kochsalz werden in 1 Liter kaltem, aber zuvor abgekochtem Wasser aufgelöst.

**Anwendung:** Man tränkt einen Wattebausch mit dieser Salzwasserlösung und reibt die betroffenen Stellen damit gründlich ein. Als Umschlag kann man auch einen mehrlagigen Mulllappen mit Salzwasser tränken, auf die betroffenen Stellen legen und mit einer Mullbinde befestigen. Ist dieser Verband trocken, gießt man neue Salzlösung darüber. Bei Eiterungen darf man auf keinen Fall reiben, weil sonst auch noch andere Hautstellen infiziert werden könnten.

### Schafgarben-Tee

Schafgarben-Tee (Korbblütler!) wird innerlich und äußerlich bei Ekzemen angewandt.

**Zubereitung:** 1 Eßlöffel Schafgarbentee aus Blüte und Kraut wird mit einem 1/4 Liter kochendheißem Wasser überbrüht und soll darin etwa 3 Minuten ziehen. Dann seiht man ab.

**Anwendung:** Er hat sich auch als Vorbeugungsmittel für Infektionen bei Operationen bewährt: Dann sollte man 3 Tage vor und 10 Tage lang nach einer Operation diesen Tee zu sich nehmen.

### Schafgarben-Kompressen

Schafgarben-Kompressen (Korbblütler!) beschleunigen die Heilung.

**Zubereitung:** 1 Eßlöffel Schafgarbenblätter (oder 1 Eßlöffel Hirtentäschelkraut-Tee oder je 1/2 Handvoll der frischen Kräuter) in 1/4 Liter siedendes Wasser geben und für 1 Minute aufkochen. Man kann den Tee auch in einem Säckchen in den Dampf hängen lassen.

**Anwendung:** Man legt diese Blätter dann warm und feucht über einem Verbandmull direkt auf die Wunde. Ist dieser Verband trocken, sollte man ihn mehrmals täglich erneuern.

### Thymian

Thymian wirkt bei Furunkeln und Hautentzündungen antiseptisch. Er hilft außerdem, starke Narbenbildungen bei schlecht heilenden Wunden zu vermindern.

**Zubereitung:** Man gibt 3 Tropfen Thymianöl in 1 Tasse lauwarmes, zuvor abgekochtes Wasser.

**Anwendung:** Die betroffene Körperstelle wird sofort mit dieser Thymianöl Mischung betupft (diese Mischung kann man nicht aufbewahren, denn das ätherische Öl verdunstet relativ schnell. Nach 6 Stunden ist keinerlei Thymianwirkstoff mehr enthalten).

### Vogelmieren-Kompressen und Vogelmieren-Salbe

Vogelmieren-Kompressen und Vogelmieren-Salbe (gibt es in der Apotheke) wirken bei Ekzemen ebenfalls lindernd.

**Anwendung:** Man tränkt eine Mullkompresse mit dem Aufguß des Vogelmierenkrauts und legt diese dann auf die entsprechende Hautstelle. Das frische Kraut ist besonders wirksam.

Eine Zugpaste, die angeblich von den Zigeunern verwendet wird, hat auch in die Volksmedizin Eingang gefunden:

**Zubereitung:** 1 kleine Handvoll Holunderblätter wird im Mörser zerrieben; man gibt 7 Bärlauch-Blätter hinzu und zerreibt diese ebenfalls. Dann gibt man so viele Tropfen Aloesaft dazu, daß ein Brei entsteht, den man gut auftragen kann.

**Anwendung:** Man bestreicht ein Mull- oder Leinentuch mit diesem Brei und bedeckt den Abszeß damit. Diese Zugpaste sollte höchstens 2 Stunden einwirken; man kann die Behandlung aber nach 3 Stunden wiederholen.

# Altersbeschwerden

Während des ganzen Lebens sterben ständig Zellen im Körper ab und werden durch neue ersetzt. Mit der Zeit jedoch reduzieren sich diese Erneuerungsprozesse. Wenn der Mensch ein höheres Alter erreicht hat, laufen manche Körperfunktionen langsamer ab – man erkennt, daß so manches Zipperlein das Wohlbefinden beeinträchtigt. Man muß sich bewußt machen daß man "auf Reserve" lebt, muß mit seinen Kräften haushalten. Selbstverständlich ist das Alter nicht automatisch eine Zeit des Schmerzes oder der Kraftlosigkeit; es ist eher wie in der Natur der Herbst – eine Zeit der Besinnung auf Altbewährtes. Hausmittel sind deshalb bei Altersbeschwerden hauptsächlich darauf ausgerichtet, Schwächen zu lindern oder zu beheben oder ganz allgemein den Organismus zu stärken.

## Zur allgemeinen Stärkung

Zur allgemeinen Stärkung gibt es allerlei probate Mittel, die aus dem Schatzkästlein unserer Großmütter stammen und bis heute nichts von ihrer Aktualität verloren haben.

## Bärlauch

Bärlauch gilt – ebenso wie Knoblauch – als gutes Heilmittel. Er wirkt stärker als Knoblauch, weil der Anteil an Allicin etwa 12mal höher ist. Wer die Gelegenheit hat, frische Bärlauchblätter zu sammeln – im Frühjahr bis etwa Juni – sollte dies tun. Man kann Bärlauchblätter als Vorrat auch gut einfrieren.
**Anwendung:** Bärlauchblätter ganz oder gehackt auf Butterbrot oder unter Salat gemischt roh essen.

## Brennesselsamen-Wein

Brennesselsamen-Wein ist als sofortiges Entlastungsmittel nicht jedem bekannt. Weißwein gibt es in Apotheken und Reformhäusern mit allerlei Zusätzen, die stärkend wirken sollen. Brennesselsamen-Wein kann man jedoch ganz leicht selbst herstellen:
**Zubereitung:** 50 Gramm Brennesselsamen werden im Mörser zerstoßen und dann mit 3/4 Liter naturreinem Weißwein übergossen. Man läßt diese Mischung etwa 10 Tage lang stehen und schüttelt sie immer wieder kräftig durch. Danach seiht man den Wein ab, am besten durch einen Kaffeefilter oder einige Lagen Mull oder Leinen. Wenn diese Mischung durch Pflanzenteile eintrübt, sollte man sie sofort aufkochen und erneut abfiltern. Die Flaschen spült man vorher mit heißem Wasser aus, dem man 1 Teelöffel Zitronensäure – auf 1/2 Liter Spülwasser – zugesetzt hat. Man gibt noch 100 Gramm reinen Bienenhonig

oder Fruchtzucker dazu. Gut verschlossen im Kühlschrank aufbewahrt, hält sich der Brennesselsamen-Wein etwa 1 Monat lang.

**Anwendung:** Täglich trinkt man 1–3 Likörgläser von diesem Wein.

**ACHTUNG:** Diabetiker dürfen diese Mischung nur mit Fruchtzucker süßen! Sie müssen diesen auf die Broteinheiten anrechnen.

### Knoblauch

Knoblauch ist ein Heilmittel, das schon den alten Ägyptern bekannt war. Wegen des starken Geruchs ist er bei uns lange Zeit nicht verwendet worden, doch heutzutage kann man sich – will man keinen frischen Knoblauch zu sich nehmen – mit Knoblauch-Pillen behelfen. Knoblauch wird heute vor allem zur Behandlung von Arterienverkalkung, Durchblutungsstörungen und zur Senkung des Bluthochdrucks gegeben. Knoblauch wirkt nämlich gefäßreinigend und stellt die natürliche Gefäßspannung wieder her.

**Anwendung:** Täglich 2 frische Knoblauchzehen (zum Beispiel auf einem Butterbrot) essen. Man kann Knoblauch auch als Präparat in Apotheken und Reformhäusern kaufen. Dann hält man sich an die Angaben auf der Verpackung.

### Rosmarin-Salbei-Rotwein-Elixier

Rosmarin-Salbei-Rotwein-Elixier ist nur eines von vielen altbewährten Rotweinrezepten, die zur allgemeinen Stärkung dienen sollen.

**Zubereitung:** Je 1 Handvoll frischer Rosmarin und Salbeiblätter werden gemischt und in einem Tontopf mit 1 Liter herbem, naturreinem Rotwein übergossen. Gut zugedeckt läßt man alles gut 12 Stunden ziehen und erhitzt es anschließend im Tontopf im Wasserbad. 1/2 Stunde lang soll die Rotwein-Kräuter-Mischung unter dem Siedepunkt ziehen und wird dann auf Körpertemperatur abgekühlt. Man rührt 1 Eßlöffel Fruchtzucker unter und läßt die Mischung nochmals 1 Stunde zugedeckt stehen, bevor man sie durch ein Mulltuch abseiht und dann in eine dunkle Glasflasche füllt.

**Anwendung:** 2mal täglich sollte man vor dem Mittag- und Abendessen 1 Likörglas des Rosmarin-Salbei Rotwein-Elixiers trinken.

## Altersherz

Ein altes Herz ist eben alt – man kann es nicht verjüngen. Aber man kann durch Hausmittel bei Beschwerden helfen. Schon unsere Vorfahren wußten, daß man sich bei so mancherlei Beschwerden auch im Herzbereich mit den richtigen Gewürzen helfen kann. Nicht nur die Verdauung wird dadurch besser geregelt. Scharfe Gewürze wie etwa Ingwer, Muskat, Rettich, Paprika, Pfeffer oder Senf können auch das Altersherz wieder in Schwung bringen.

### Galgantwurzel

Galgantwurzel hilft bei leichten Herzstauungen mit Kurzatmigkeit oft verblüffend schnell. Das Mittel ist schon seit den Zeiten der Hildegard von Bingen gut bekannt.

Galgant-Mus kann man als Kur einige Wochen, ja sogar Monate zu sich nehmen.

**Zubereitung:** 6 Gramm Galgantwurzelpulver werden mit je 12 Gramm Majoran- und Selleriesamenpulver gemischt; dazu gibt man noch 4 Gramm weißen Pfeffer. Man mischt alle Pulver in 400 Gramm abgeschäumten Honig, erwärmt alles zusammen langsam im Wasserbad und verrührt es zu einem Mus.

**Anwendung:** Als Kur – 4-6 Wochen lang – nimmt man täglich 3mal je 1/2 Teelöffel zu sich, am besten in einem Honig-Petersilie-Wein.

### Herzgespannkraut-Quecken-Teemischung

Herzgespannkraut-Quecken-Teemischung ist bei Herzenge hilfreich.

Man mischt 50 Gramm Herzgespannkraut mit jeweils 30 Gramm Gänsefingerkraut, Königskerzenblüten, Queckenwurzel, Melissenkraut sowie Arnikablüten. Alle Pflanzenteile verwendet man getrocknet (Arnika ist ein Korbblütler!).

**Zubereitung:** 2 gehäufte Eßlöffel der Mischung werden mit 1/2 Liter Wasser überbrüht, sollten eine 1/4 Stunde lang ziehen und werden dann abgeseiht.

**Anwendung:** Man trinkt diesen Tee über den Tag verteilt. Als Kur kann man ihn über einen Zeitraum von bis zu 4 Wochen zu sich nehmen.

### Honig-Petersilie-Wein

Honig-Petersilie-Wein ist ein Medizinwein, den schon Hildegard von Bingen hergestellt und bekanntgemacht hat.

**Zubereitung:** 19 Stengel frische Petersilie mit Blättern mit 2 Eßlöffeln Weinessig etwa 5 Minuten lang aufkochen. Danach gibt man 80–150 Gramm Honig oder Fruchtzucker (ganz nach Geschmack) hinzu sowie 1 Liter naturreinen Wein. Alles muß noch 5 Minuten weiterkochen. Der Herzwein wird dann abgeschäumt, durch einen Kaffeefilter abgeseiht und in Flaschen gefüllt. Man kann die Wirkung des Weins noch verstärken, wenn man eine kleingeschnittene Petersilienwurzel mitkocht. Hauptsächlich wirkt der Wein immer mehr oder weniger stark entwässernd.

**Anwendung:** 3mal täglich sollte man 1 Likörgläschen davon zu sich nehmen, und zwar immer nach dem Essen.

**ACHTUNG:** Diabetiker dürfen den Wein mit einer Zugabe von Fruchtzucker einnehmen.

**VORSICHT:** Bei Wadenkrämpfen muß man dieses Hausmittel sofort absetzen. Man sollte entwässernde Mittel auch nicht über einen längeren Zeitraum ohne Rücksprache mit dem Arzt oder Therapeuten einnehmen.

### Petersilien-Wein forte

Petersilien-Wein forte fördert eine stärkere Durchblutung des Herzmuskels.

**Zubereitung:** Man stellt einen Honig-Petersilien-Wein nach obigem Rezept her und gibt noch entweder 1 Handvoll frische, gewaschene Weißdornblüten oder 2 Eßlöffel getrocknete Weißdornblüten hinzu. Ist der Weißdorn im Mai abgeblüht, kann man auch 3 Eßlöffel der getrockneten, im Mörser zerriebenen Früchte mit in die Flasche geben.

**Anwendung:** 3mal täglich nimmt man 1 Likörgläschen des etwas stärkeren Weins zu sich.

**ACHTUNG:** Diabetiker sollten den Petersilien-Wein nur mit Fruchtzucker herstellen und dies dann mit den Broteinheiten verrechnen.

### Mariendistel-Arnika-Teemischung

Mariendistel-Arnika-Teemischung hilft bei Bluthochdruck. Man mischt je 30 Gramm Mariendistelsamen mit Ehrenpreiskraut mit Samen mit je 20 Gramm Arnikablüten, Johanniskraut mit Blüten sowie Melissenkraut (sowohl Mariendistel als auch Arnika sind Korbblütler!).

**Zubereitung:** 2 gehäufte Eßlöffel der Mischung werden mit 1/2 Liter kochendem Wasser überbrüht, sollten 1/4 Stunde ziehen und werden dann abgeseiht.

**Anwendung:** Man trinkt diese Teemenge über den Tag verteilt für einen Zeitraum von mindestens 6 Wochen.

### Mistel-Tee

Mistel-Tee entlastet das Herz ebenfalls durch seine blutdrucksenkende Wirkung. Man darf ihn aber nicht bei niedrigem Blutdruck trinken.

**Zubereitung:** 1 gehäufter Teelöffel Mistel wird mit 1/4 Liter kaltem Wasser übergossen und sollte dann 10–12 Stunden ziehen. Danach wird der kalte Auszug abgeseiht.

**Anwendung:** Von diesem Mistel-Tee sollte man täglich 2 Tassen lauwarm und schluckweise trinken.

### Quendel-Kümmel-Teemischung

Die Quendel (Feldthymian)-Kümmel-Teemischung hilft bei Herz- und Bauchdruck. Man mischt 15 Gramm Quendelblättchen mit 10 Gramm Kümmel sowie je 30 Gramm Herzgespann- und Gänsefingerkraut und gibt noch 15 Gramm Ysopkraut hinzu.

**Zubereitung:** 2 gehäufte Eßlöffel der Mischung werden mit 1/2 Liter kochendem Wasser überbrüht, sollten 1/4 Stunde ziehen und werden dann abgeseiht. Bei akuten Beschwerden trinkt man diese Menge innerhalb 1/2 Stunde; bei chronischen Beschwerden nimmt man 1 Liter Tee (aus 4 Eßlöffel der Mischung) zu sich und zwar für einen Zeitraum von 3 Wochen.

### Weißdorn-Tee

Weißdorn-Tee wird gerne als Kur verordnet. Denn natürlich kann man keinen sofortigen Erfolg verzeichnen, wenn man altersbedingte Herzschwäche mit einer einzigen Tasse Weißdorn-Tee vermindern will.

Dieser Tee zeigt jedoch auch dann keine Nebenwirkungen, wenn man ihn über einen längeren Zeitraum oder ständig trinkt.

**Zubereitung:** 1 Teelöffel getrocknete Weißdornblüten wird mit 1 Tasse heißem Wasser überbrüht. Man läßt den Tee 10 Minuten ziehen und seiht ihn dann ab. Je nach Geschmack kann man noch mit Honig oder Fruchtzucker oder süßem Sanddornsaft süßen.
**Anwendung:** Kurmäßig trinkt man täglich 2 Tassen Weißdorn-Tee über einen Zeitraum von 6–8 Wochen.
**ACHTUNG:** Diabetiker dürfen diesen Tee nur mit Fruchtzucker süßen!

## Altershusten

Altershusten tritt oft bei älteren Menschen auf. Man bezeichnet eine chronische Bronchitis mit diesem Ausdruck, die auch durch eine verminderte Leistung des Herzens entsteht. Dadurch kommt es zu einem Blutrückstau in der Lunge und als Folge davon zu einem Hustenreiz. Ehe man jedoch bei Altershusten mit einem Hausmittel selbst kuriert, sollte man auf jeden Fall durch ein EKG und einen Lungenfunktionstest ausschließen lassen, daß man unter Angina pectoris oder gar einem Coronarverschluß leidet. Chronische Bronchitis kann man mit mancherlei Hausmitteln zu lindern versuchen.

### Heckenrosen-Elixier

Das Heckenrosen-Elixier stammt schon aus dem Mittelalter.
**Zubereitung:** 75 Gramm Heckenrosenzweige mit Blättern und Früchten werden mit 150 Gramm abgeschäumtem Honig oder der entsprechenden Menge Fruchtzucker sowie 1 Liter naturreinem Frankenwein 5 Minuten aufgekocht, abgeschäumt und dann abgeseiht. Man muß das Elixier innerhalb von 4 Wochen noch 3mal aufkochen, abschäumen und abseihen.
**Anwendung:** Täglich nimmt man 2mal je 1 Likörglas (oder bis zu 1/2 Tasse) des Heckenrosen-Elixiers zu sich. Nach 2 Wochen Pause kann man diese Kur wiederholen.

### Heckenrosen-Hagebutten-Elixier

Heckenrosen-Hagebutten-Elixier erzielt in etwa dieselbe Wirkung. Man mischt jeweils 25 Gramm Heckenrosen- und Weißdornblüten sowie Hagebuttenschalen und Königskerzenblüten.
**Zubereitung:** Man verfährt genauso wie beim Heckenrosen-Elexier.
**Anwendung:** Da in diesem Auszug kein Holz (aus den Zweigen) und somit keine Harze enthalten sind, kann man diese Mischung ohne Sorge 6 Wochen lang als Kur einnehmen.

### Thymian-Eukalyptus-Tee

Thymian-Eukalyptus-Tee hilft auch bei Bronchialasthma. Das Rezept ist schon sehr alt und hat sich seit Jahrhunderten bewährt.
Je 1 Handvoll Thymian- und Eukalyptusblätter sowie je 2 Eßlöffel Salbeiblätter und Holunderblüten werden gemischt.
**Zubereitung:** 1 Teelöffel dieser Mischung mit 1 Tasse kochendem Wasser übergießen und knapp 1/4 Stunde lang ziehen lassen.

**Anwendung:** 3–6mal täglich sollte man 1 Tasse dieses Tees trinken. Am besten bewahrt man die Tagesration in der Thermoskanne auf.

### Veilchenwurzel-Primelblüten-Tee

Veilchenwurzel-Primelblüten-Tee kann den Altershusten lindern. Man mischt 20 Gramm Veilchenwurzeln mit 10 Gramm Primelblüten sowie je 5 Gramm gemörserten Anis- und Fenchelfrüchten und gibt noch 15 Gramm Lungenkraut mit Blüten dazu.
**Zubereitung:** 1 gehäufter Eßlöffel der getrockneten Mischung wird mit 1/2 Liter kochendem Wasser überbrüht, sollte 1/4 Stunde lang ziehen und wird dann abgeseiht. Man kann mit Honig oder Fruchtzucker süßen.
**Anwendung:** Täglich trinkt man 2 Tassen dieser Teemischung.
**ACHTUNG:** Diabetiker dürfen ihren Tee nur mit Fruchtzucker süßen.

## Appetitlosigkeit

Appetitlosigkeit kommt bei vielen älteren Menschen vor. Man kann den Appetit aber mit ganz einfachen Mitteln anregen:

### Kandierter Ingwer

Kandierter Ingwer wirkt umso besser, je schärfer er schmeckt.
**Anwendung:** Vor den Mahlzeiten sollte man jeweils einige Stückchen zu sich nehmen.
**ACHTUNG:** Diabetiker können ihre Nahrung mit frisch geschabter Ingwerwurzel würzen.

### Löwenzahn-Gelee

**Zubereitung:** 500 Gramm Löwenzahnblüten (Korbblütler!) werden von allem Grün sowie den Außenblättern und Blütenböden befreit. Dann gibt man den Saft von 1 Zitrone zu und soviel abgekochtes Wasser, daß die Blüten gerade bedeckt sind und wie ein Brei aussehen. Diesen Ansatz stellt man 12 Stunden kalt und drückt ihn dann durch ein Tuch oder ein Sieb fest aus. 3 Orangen werden sorgfältig geschält (alles Weiße entfernen), die Schnitze enthäutet, entkernt und alles in feinste Stückchen geschnitten.
Mit 1/2 Teelöffel Ingwerpulver bringt man alles zum Kochen und füllt nach 12 Minuten soviel Gelierzucker hinzu, daß ein streichfähiges Gelee entsteht, das man noch heiß in kleine Haushaltsgläser (mit Deckel verschließbar!) füllt. Um ein dauerhaftes Vakuum zu erreichen, muß man das Gelee heiß einfüllen, den Deckel und Schraubrand des Glases gut trocknen und säubern. Dann gibt man 1/2 Teelöffel Schnaps in den Deckel, zündet ihn an und dreht den Deckel sofort zu.
**Anwendung:** Man ißt jeden Morgen 1 Teelöffel des Löwenzahngelees.

### Mistel-Wein

Mistel-Wein hilft ebenfalls gut gegen Appetitlosigkeit.
**Zubereitung:** Je 1 Handvoll frische Mistelblätter sowie Tausendgüldenkrautwurzeln werden zerschnitten und mit 1 Liter herbem, naturreinem Rotwein übergossen. Diese Mischung sollte

man über Nacht stehenlassen. Dann läßt man es kurz aufkochen und danach etwa 10 Minuten köcheln. 3 Wacholderbeeren werden gemörsert und dazugegeben; alles muß nochmals 3 Minuten köcheln. Danach fügt man 1 Eßlöffel blühende Melisse zu, nimmt den Topf vom Herd und läßt den Wein zugedeckt abkühlen. Der Wein wird dann abgeseiht und in gut verschließbare Flaschen abgefüllt.

Wem das Tausendgüldenkraut zu bitter schmeckt, der kann als Ersatz Mariendistelsamen (Korbblütler!) oder Ysopkraut nehmen.

**Anwendung:** Vor dem Essen sollte man täglich 2mal 1 Likörglas trinken.

**ACHTUNG:** Den Wein darf man nur trinken, wenn man nicht unter niedrigem Blutdruck leidet.

## Muskatellersalbei-Elixier

Muskatellersalbei-Elixier schmeckt sehr gut und ist nicht nur bei Appetitlosigkeit hilfreich, sondern auch bei allgemeinen Verdauungsstörungen.

**Zubereitung:** 10 Gramm Muskatellersalbeiblätter werden mit 6 Gramm Poleiminze und 2 Gramm Fenchelsamen in 1 Liter naturreinem Weißwein gekocht. Man gibt nach und nach 50 Gramm Honig oder Fruchtzucker hinzu. Das Ganze sollte etwa 3–5 Minuten kochen, wird dann abgeseiht und in verschließbaren Flaschen abgefüllt.

**Anwendung:** Nach dem Mittag- und dem Abendessen nimmt man je 1–2 Likörgläschen zu sich.

**ACHTUNG:** Bei empfindlichem Magen sollte man dieses Elixier nur teelöffelweise einnehmen!

## Pomeranzen-Sirup

Pomeranzen-Sirup ist ein altes Hausmittel, das schon unsere Großmütter als Appetitanreger verwendeten.

**Zubereitung:** 12 naturbelassene Pomeranzen werden gewaschen und dünn geschält (die weiße Innenhaut sollte möglichst vollständig auf der Frucht bleiben.). Die Schalen schneidet man klein und bedeckt sie in einem Topf mit 1 Liter trockenem, naturreinem Weißwein. Man kocht alles knapp 1/4 Stunde lang. Danach wird die weiße Pomeranzenhaut von der Frucht abgezogen, das Fruchtfleisch kleingeschnitten und zu den vorgekochten Schalen gegeben. Man gibt dann 12 Eßlöffel braunen Rohrzucker oder Fruchtzucker zu dieser Mischung und läßt alles 1/2 Stunde lang kochen. Der Sirup soll dann abkühlen und wird in gut verschließbare Gläser gefüllt.

**Anwendung:** Morgens und abends vor dem Essen nimmt man 1 Eßlöffel des Pomeranzen-Sirups ein.

**ACHTUNG:** Diabetiker dürfen dieses Hausmittel nur mit Fruchtzucker zubereiten und müssen den Sirup auf ihre Broteinheiten anrechnen!

# Krankheiten und Beschwerden von A bis Z und was dagegen hilft

### Rosa-Canina-Spezial-Trunk

Rosa-Canina-Spezial-Trunk hilft ebenfalls gegen Appetitlosigkeit. Es ist nur für Erwachsene geeignet.

**Zubereitung:** In ein sauberes Weckglas schichtet man abwechselnd eine Schicht entkernte, getrocknete und halbierte Hagebuttenfrüchte, frische Rosenblüten und kleingeschnittene Orangenschalen von unbehandelten Früchten (ohne Weißes). Ist das Glas halb voll, gibt man 8 Eßlöffel Fruchtzucker dazu und gießt das Ganze mit 0,7 Liter Wodka auf. Alles muß 10 Tage lang ausziehen und wird dann im Wasserbad erhitzt und geschwenkt, bis sich der Zucker aufgelöst hat. Dann filtert man den Rosa-Canina-Spezial-Trunk ab und füllt ihn auf saubere Flaschen um.

**Anwendnung:** Bei Appetitlosigkeit trinkt man 1 Likörgläschen voll vor den Hauptmahlzeiten.

### Sternanis-Kardamom-Trunk

Ebenfalls nur für Erwachsene ist der Sternanis-Kardamom-Trunk. Man braucht dazu je 5 Gramm Kardamom, Koriander und Ingwer sowie je 10 Gramm Kümmel und Sternanis, 2 Nelken, 1 Handvoll (frisch – getrocknet sind das etwa 15 Gramm) Löwenzahnblüten ohne Grün (Korbblütler!) sowie 3 Zweiglein Melisse und 5 Stiele Gänsefingerkraut.

**Zubereitung:** Die gemörserten Gewürze und die Kräuter in ein Weckglas geben, 10 Eßlöffel Honig (oder Fruchtzucker) zugeben und mit klarem Schnaps aufgießen, bis die Flüssigkeit etwa 2 Fingerbreit über den Kräutern steht. Das Weckglas muß dann 10 Tage stehen – es sollte täglich geschwenkt werden, damit der Zucker sich auflöst. Danach erhitzt man es im Wasserbad, bis Siedeperlen aufsteigen, filtert alles gründlich ab und füllt erneut klaren Schnaps auf, bis die Endmenge von 1 Liter Likör erreicht ist. Der Sternanis-Kardamom-Trunk muß noch einige Tage beobachtet werden, ob sich erneut Bodensatz bildet. Ist dies der Fall, muß man ihn nochmals erhitzen und abfiltern, bis alles klar und hellbernsteinfarben bleibt.

**Anwendung:** Jeden Tag vor den Hauptmahlzeiten nimmt man 1 Likörgläschen voll zu sich.

### Tausendgüldenkraut-Tee

Tausendgüldenkraut-Tee schmeckt sehr bitter, ist aber eine hilfreiche Arznei gegen Appetitlosigkeit und bei vielerlei Verdauungsbeschwerden. Der Tee wirkt besonders gut, wenn er kalt ausgezogen wird.

**Zubereitung:** 1 gehäufter Teelöffel zerschnittenes frisches Tausendgüldenkraut wird mit 1 Tasse kalten Wasser übergossen und soll dann 6–10 Stunden ziehen. Danach wird dieser Kaltauszug abgeseiht.

**Anwendung:** Vor den Mahlzeiten trinkt man 1 Tasse des ungesüßten Tausendgüldenkraut-Tees, am besten lauwarm.

**ACHTUNG:** Patienten mit Magen- und Zwölffingerdarmgeschwüren dürfen diesen Tee nicht zu sich nehmen!

## Arthrose

Arthrose und viele andere Gelenker-krankungen treten besonders im Alter auf. Ein Tee aus Teufelskralle hat sich besonders dagegen bewährt. Man kann Teufelskralle-Tee in Apotheken erhalten. Die Anwendung richtet sich nach den Angaben auf der Packung. Wenn der Patient allerdings magen-empfindlich ist, sollte er vorher sei-nen Arzt oder Therapeuten befragen. In der Volksmedizin kennt man aber auch noch andere alte Hausmittel ge-gen Arthritis:

### Buchweizensamen

Buchweizensamen mit Essig gemischt kann arthritische Verhärtungen lösen.
**Zubereitung:** 100 Gramm gemörserter Buchweizensamen werden in 1 Liter Obstessig gekocht und dann nach 1/2 Stunde abgefiltert.
**Anwendung:** Mehrmals täglich wird diese Mischung auf den betroffenen Stellen einmassiert.

### Cayennepfeffer-Kampfer-Öl

Cayennepfeffer-Kampfer-Öl soll arthri-sche Schmerzen in den Gliedmaßen lindern.
**Zubereitung:** 2 Gramm Cayennepfeffer werden mit 8 Gramm Olivenöl sowie 16 Gramm Kampferessenz (aus der Apotheke) gemischt. Um Hautreizun-gen zu vermeiden, läßt man dieses Gemisch am Licht für 3 Tage stehen und erhitzt es dann im Wasserbad. Danach seiht man es durch ein Mull- oder Leinentuch ab.

**Anwendung:** Die schmerzenden Gelen-ke werden mit dieser Ölmischung ein-gerieben, und zwar mehrmals täglich.

### Eschenblätter-Packungen

Eschenblätter-Packungen sind vor al-lem bei Fingerarthritis hilfreich.
**Zubereitung:** 2–3 Handvoll Eschen-blätter werden in 1/2 Liter Wasser für 5 Minuten aufgekocht. Dann wird das Wasser abgeseiht.
**Anwendung:** Die warmen Eschenblät-ter bindet man mindestens 1 Stunde lang mit einer Mullbinde als Kompres-se um die Hände.
Für dieses Rezept kann man auch ge-trocknete Eschenblätter verwenden. Allerdings muß man sie über Nacht einweichen und dann erst kochen.

### Heublumen-Sack

Das Auflegen eines Heublumen-Sacks bringt ebenfalls Schmerzlinderung.
**Zubereitung:** Man näht einen Leinen-sack, der etwa die Größe der zu be-handelnden Stelle hat und füllt ihn mit Heublumen – so lange, bis er et-wa 5–8 Zentimeter dick ist. Der Sack wird zugenäht und in einem Topf mit kochendem Wasser übergossen. Man läßt ihn darin etwa 15 Minuten zuge-deckt ziehen.
**Anwendung:** Nach dem Herausneh-men wird der Heublumensack gut ausgepreßt und in ein Tuch einge-schlagen (er sollte immer noch eine Temperatur zwischen 40 und 45 Grad haben – so heiß, wie der Patient es nur aushalten kann). Man legt den

# Krankheiten und Beschwerden von A bis Z und was dagegen hilft

eingeschlagenen Sack dann auf die schmerzende Stelle und umwickelt ihn mit einem Wolltuch so, daß er fest am Körper anliegt. Er bleibt so lange auf der Stelle, bis er ausgekühlt ist.

### Honig-Apfelessig

Honig-Apfelessig hat eine reinigende Wirkung und soll deshalb von innen heraus gegen arthritische Beschwerden helfen.

**Zubereitung:** 1 Eßlöffel Apfelessig wird in 1 Glas heißem Wasser mit einem Teelöffel Honig vermischt.

**Anwendung:** Täglich trinkt man 2mal 1 Glas dieser Mischung.

**ACHTUNG:** Magenempfindliche Menschen sollten keinen Apfelessig, sondern lieber eichenfaßgereiften, mehrjährigen Balsamessig verwenden.

### Lebertran-Orangensaft

Lebertran-Orangensaft wirkt ebenfalls von innen.

**Zubereitung:** Man mischt 1 Teelöffel Lebertran mit 2 Teelöffel frisch gepreßtem Orangensaft.

**Anwendung:** Morgens vor dem Frühstück und abends vor dem Zubettgehen trinkt man diese Saftmischung.

### Lilien-Lavendel-Öl

Lilien-Lavendel-Öl kann man gut als äußerliches Mittel bei leichten Formen der Arthritis anwenden.

**Zubereitung:** Man gibt in eine 0,7 Liter-Flasche 8 gehackte Blüten von weißen Lilien (keine gespritzten Blüten aus dem Blumenhandel verwenden!) und

2 Handvoll frische Lavendelblüten (oder 10 ml reines Lavendelöl aus der Apotheke) und füllt mit naturreinem Olivenöl auf. Die Flasche sollte 3 Wochen in der Sonne stehen und wird dann abgefiltert.

**Anwendung:** Mehrmals täglich massiert man die betroffenen Körperstellen mit diesem Öl.

### Löwenzahn

Löwenzahn (Korbblütler!) ist ein altbewährtes Hausmittel bei arthritischen Beschwerden.

**Zubereitung:** 2–3 Löwenzahnwurzeln werden für etwa 1 Stunde in 1 Liter Wasser gekocht.

**Anwendung:** Von diesem Sud trinkt man vor jeder Mahlzeit je 1 Glas.

### Schellblumenöl

Schellblumenöl ist ein Rezept des Albertus Magnus und soll verhärtete Sehnen verbessern.

**Zubereitung:** 2 Handvoll Schöllkraut werden zerstoßen und in eine Flasche mit 1 Liter Olivenöl gegeben. 2 Wochen lang soll dieses Öl ausziehen, dann wird es abgefiltert.

**Anwendung:** 4 Wochen lang sollte man die verhärteten Sehnen mit dem Schellblumenöl einmassieren.

**ACHTUNG:** Schöllkraut darf nur äußerlich angewendet werden!

## Blähungen

Blähungen, aber auch Bauchkrämpfe kann man leicht mit Tees bekämpfen.

### Anis-, Fenchel-, Koriander- und Kümmel-Tee

Besonders bewährt haben sich dafür Anis-, Fenchel-, Koriander- und Kümmel-Tee.

**Zubereitung:** 1 gehäuften Teelöffel zerdrückter Früchte (je nach Geschmack Anis, Fenchel oder Kümmel) mischt man mit 1 gehäuften Eßlöffel Gänsefingerkraut, übergießt das Ganze mit 1/2 Liter kochendem Wasser und läßt es zugedeckt 10 Minuten ziehen. Danach abseihen.

**Anwendung:** Nach dem Essen trinkt man 1 Tasse des ungesüßten Tees warm und schluckweise. Leidet man unter heftigen Blähungen, so sollte man über den Tag verteilt 2–3 Tassen Tee zu sich nehmen.

### Brustwurz-Tee

**Zubereitung:** 25 Gramm kleingeschnittene, getrocknete Brustwurz werden mit 1/2 Liter kochendem Wasser übergossen und sollte dann 10 Minuten ziehen. Danach seiht man ab.

**Anwendung:** 3mal täglich nimmt man von diesem Aufguß vor den Mahlzeiten 2 Eßlöffel ein.

### Knoblauch

Knoblauch hilft auch – äußerlich angewandt – bei Blähungen. Man verwendet ihn in diesem Fall als ein Gemisch, als Knoblauchöl.

**Zubereitung:** 3 Tropfen Knoblauchöl mit 2 Eßlöffel Sojaöl mischen.

**Anwendung:** Besonders bei Darmstörungen massiert man den Bauch nach dem Essen mit ein paar Tropfen des Knoblauch-Soja-Öl-Gemischs.

### Senfkörner

Senfkörner – auf nüchternen Magen mit viel Wasser gekaut – sollen bei Blähungen Wunder wirken. Man nimmt immer nur Körner des milden schwarzen Senfs.

## Durchfall

Durchfall kann auch altersbedingte Ursachen haben. Dann helfen bewährte alte Hausmittel, die fast jeder kennt:

### Roher Apfel

Roher Apfel ist schon aus der Kinderzeit bei Durchfall ein bewährtes Rezept

**Zubereitung und Anwendung:** Ein Apfel wird gewaschen, dann mit der Schale gerieben. Erst wenn sich die Raspeln bräunlich verfärbt haben, sollte man ihn zu sich nehmen.

### Brombeerblätter

Brombeerblätter kann man bei Durchfall als Tee trinken.

**Zubereitung:** 2 Teelöffel Brombeerblätter werden mit 1 Tasse kochendem Wasser überbrüht und sollen etwa 10 Minuten ziehen.

**Anwendung:** Schluckweise wird dieser Aufguß getrunken, und zwar 1–2 Tassen nach Bedarf.

### Heidelbeeren-Tee

Heidelbeeren-Tee hilft vor allem jenen Patienten, die unter Durchfällen mit Gärungserscheinungen leiden. Man darf bei diesem Tee nur getrocknete Beeren, nie frische, verwenden.
**Zubereitung:** 3 Eßlöffel getrocknete Heidelbeeren werden mit 1/2 Liter kaltem Wasser übergossen und dann bis zum Sieden erhitzt. Man läßt den Tee 10 Minuten kochen und seiht ihn dann ab.
**Anwendung:** Mehrmals täglich trinkt man 1 Tasse des ungesüßten Tees lauwarm.

## Fehlender Durst

Unter fehlendem Durst leiden ältere Menschen sehr häufig. Normalerweise sollte man täglich etwa 2 Liter Flüssigkeit zu sich nehmen. Doch Untersuchungen haben gezeigt, daß viele Senioren nicht einmal ein Viertel dieser Menge zu sich nehmen. Das kann zu Funktionsstörungen der Nieren führen, ja sogar zu Harnsteinen. Eine Teemischung schafft hier Abhilfe und regt den Durst wieder an:

### Brombeer-Himbeer-Kamillen-Teemischung

Die Brombeer-Himbeer-Kamillen-Teemischung wird aus 20 Gramm Brombeerblättern, 15 Gramm Himbeerblättern, 10 Gramm Kamillenblüten (Korbblütler!), 20 Gramm Hagebutten ohne Kerne, 20 Gramm Hibiskusblüten (Rote Malve) und 10 Gramm Pfefferminzblättern hergestellt.

**Zubereitung:** 3 Eßlöffel dieser Teemischung übergießt man mit 1 Liter kochendem Wasser, läßt dies 10 Minuten zugedeckt ziehen und seiht dann ab.
**Anwendung:** Mehrmals täglich sollte man – auch ohne Durst – 1 Tasse des ungesüßten Tees trinken.

## Schlaflosigkeit

Schlaflosigkeit kann man heutzutage natürlich nicht nur bei älteren Menschen beobachten. Dennoch: Es gibt Schlafstörungen, die altersbedingt sind. Dagegen kennt man einige Hausmittel.

### Bohnenkaffee

Bohnenkaffee wirkt vor allem bei denjenigen älteren Menschen als Schlafmittel, bei denen Beruhigungsmittel versagt haben. Das ist immer dann der Fall, wenn die Schlafstörung oder allgemeine Unruhe von schlechter Hirndurchblutung verursacht wird.
**Anwendung:** Vor dem Schlafengehen trinkt man 1 Tasse Bohnenkaffee.

### Kamillen- und Lavendel-Bäder

Kamillen- und Lavendel-Bäder sind altbewährte Mittel gegen Schlaflosigkeit.
**Anwendung:** Man gibt 6 Tropfen ätherisches Kamillen- oder Lavendelöl ins warme Badewasser. Die Badezeit sollte nicht länger als 1/4 Stunde betragen.

## Salz-Bäder

Bewährt haben sich auch Salz-Bäder:
Man nimmt 1/2 Pfund Salz auf ein
Vollbad. Die Badezeit sollte nicht länger als 1/4 Stunde betragen, die Badetemperatur etwa 38 Grad.

## Orangenblütenöl

Orangenblütenöl wird auch Neroliöl
genannt. Es wird schon lange als
schlaffördernder Badezusatz genutzt.
**Anwendung:** Man gibt 5 Tropfen des
Orangenblütenöls ins warme Badewasser. Auch hier sollte man nicht
länger als 1/4 Stunde im Bad bleiben.
**ACHTUNG:** Wenn man offene Hauterkrankungen hat, darf man keine Bäder mit ätherischen Ölen machen.

## Waldweidenröschen-Tee

Ein Waldweidenröschen-Tee empfiehlt
sich als Schlafvorbereitung für ältere
Menschen.
**Zubereitung:** 1 Eßlöffel Waldweidenrö-
schen-Blätter wird mit 1 Tasse kochendem Wasser übergossen und muß
dann 5 Minuten ziehen. Danach wird
abgeseiht.
**Anwendung:** Etwa 1/2 Stunde vor dem
Schlafengehen (oder zum Abendessen) trinkt man 1 Tasse ungesüßten
Tee, der gut warm sein sollte.
Empfehlenswert sind auch Tees aus
Baldrianblüten, Primelblüten, Johanniskraut, Melisse, Fenchel, Süßholz
(allerdings nicht bei Bluthochdruck
trinken!), Katzenpfötchen (Korbblütler!), Hopfen, Pomeranzenblättern,
Brombeerblättern und Lavendelblüten.

## Seh – und Hörstörungen

Ältere Menschen leiden eher als andere an Seh – und Hörstörungen. Dagegen gibt es ein paar gute, alte Hausmittel:

### Fußbad mit ausgekochtem Farn

Bei Augenleiden und Druck im Kopf
soll – nach Pfarrer Künzle – ein Fußbad mit ausgekochtem Farn helfen.
Man kann den Farn auch in Essig kochen und zum Einreiben verwenden.
Oder man legt frische Farnblätter in
den Schuh – sozusagen als "grüne
Sohle" – ein.

### Feuchte Auflagen

Feuchte Auflagen auf die Augen haben
sich – als Kur – ebenfalls gegen Sehschwäche bewährt. Dafür eignen sich
besonders Augentrostkraut, Eibisch-
blätter, Fenchelknollen, Holunderblüten, Kornblumenblüten (Korbblütler!),
Löwenzahnblüten (Korbblütler!), Möh-
renbrei, Sauerampferblätter und
Schöllkraut.
**Zubereitung und Anwendung:** Man
überbrüht die Kräuter kurz zur Desinfektion und schlägt sie dann in einen
Gazestreifen ein. Dieser wird auf die
Augen gelegt. Man sollte feuchte Au-
genauflagen als Kur für mehrere Wochen durchführen.
**ACHTUNG:** Schöllkraut darf immer nur
äußerlich angewendet werden!

# Krankheiten und Beschwerden von A bis Z und was dagegen hilft

### Farn-Kräuterkissen

Gegen Schwerhörigkeit gibt es mehrere altbewährte Rezepte:
Das Farn-Kräuterkissen legt man beim Schlafen unter den Kopf.
**Zubereitung und Anwendung:** Man füllt einen kleinen Kissenbezug mit frischem, grünem Wurmfarn. Wenn das Kraut verdörrt ist, muß man die Blätter erneuern. Mit der Zeit soll – so Pfarrer Künzle – das Gehör wiederkommen.

### Kleiner, schwarzer Farnsamen

Auch kleiner, schwarzer Farnsamen soll gegen Schwerhörigkeit helfen.
**Zubereitung und Anwendung:** Man füllt ein sehr kleines Kissen mit den Farnsamen und bindet dies über Nacht über dem Ohr fest.

### Gundelrebensaft

Bei Ohrensausen und Ohrgeräuschen hilft Gundelrebensaft (Gundermannsaft).
**Anwendung:** Man träufelt den Saft ins Ohr. Gleichzeitig sollte man mit einem Aufguß der Gundelrebe täglich eine Dampfinhalation vornehmen.
Wer nicht inhalieren kann, nimmt den frischen Preßsaft mehrmals täglich als Nasentropfen. Man kann aus den überbrühten Blättern der Gundelrebe auch einen Umschlag machen und diesen nachts hinter den Ohren festbinden.
**ACHTUNG:** Nie zu heiß inhalieren! Patienten mit Bluthochdruck dürfen dieses Hausmittel nicht anwenden!

### Nelkenöl

Nelkenöl soll ebenfalls gegen Ohrsummen helfen:
**Zubereitung:** Man vermischt 1 Teil Nelkenöl mit 2 Teilen Zwiebelsaft.
**Anwendung:** Vor dem Zubettgehen tränkt man einen Wattebausch mit dieser Mischung und steckt ihn über Nacht ins Ohr. Dies sollte man mehrere Wochen lang tun.

### Rosenöl und Wermut

Rosenöl und Wermut sind bei Ohrsummen ebenfalls zu empfehlen.
**Zubereitung:** 20 Gramm Rosenblätter und 10 Gramm Wermutblätter werden gemörsert, mit demselben Anteil an Kleie vermengt und mit gepreßtem Knoblauchsaft zu einem wachsähnlichen Brei verknetet.
**Anwendung:** Man wickelt abends je eine bohnengroße Menge dieses Breis in ein Stückchen Gaze und steckt dies über Nacht in die Ohren.

## Beschwerden im Kopfbereich

Natürlich ist die Versuchung groß, gerade bei Schmerzen im Kopfbereich schnell zur Tablette zu greifen. Denn solche Schmerzen sind besonders unangenehm, man möchte sie so schnell wie nur irgend möglich wieder los sein. Doch Schmerzen sind immer ein Alarmsignal des Körpers, man sollte – vor allem dann, wenn sie häufiger ohne erkennbare Ursache auftreten – den Arzt oder Therapeuten zu Rate ziehen.

### Heuschnupfen

Heuschnupfen oder Pollenallergien sind schwer mit Hausmitteln zu bekämpfen.

#### Augentrost

Ein Aufguß aus Augentrost kann jedoch die schlimmsten Beschwerden lindern.
**Zubereitung:** 1 Teelöffel Augentrostkraut wird mit 1 Tasse heißem Wasser überbrüht.
**Anwendung:** Täglich sollte man 3mal 1 kleine Tasse Augentrost-Tee trinken.

#### Gärungshefe

Gärungshefe soll gut als Vorbeugungsmaßnahme bei Heuschnupfen sein.
**Anwendung:** Ein paar Wochen vor der Heuschnupfensaison soll man Hefetabletten (aus der Apotheke) zu sich nehmen.

#### Honigwaben

Als erfolgreich soll sich auch erwiesen haben, den Heuschnupfen mit Honigwaben loszuwerden.
**Anwendung:** Kleine Klumpen von Honigwaben – am besten aus der näheren Umgebung des Wohnortes – soll man als "medizinischen Kaugummi" im Frühling und Winter kauen.

#### Kalter Gesichtsguß

Ein kalter Gesichtsguß kann ebenfalls helfen.
**Anwendung:** Regelmäßig, 2mal täglich, richtet man den Duschkopf der Handbrause auf die Nase und läßt für etwa 5–10 Sekunden kaltes Wasser darüberlaufen. Auch eine Rubbelmassage jeden Morgen kann helfen.

#### Kurtee

Ein Kurtee hat sich außerdem bei Heuschnupfen gut bewährt. Man mischt je 15 Gramm Hirtentäschelkraut und Schafgarbe mit Blüten (Korbblütler!), je 10 Gramm Eichenrinde und Blutwurz sowie jeweils 20 Gramm blühendes Augentrostkraut, dreifarbiges Stiefmütterchen und Katzenpfötchen (Korbblütler!).
**Zubereitung:** 5 Eßlöffel dieser getrockneten Mischung überbrüht man mit 1 Liter kochendem Wasser, läßt alles 1/4 Stunde ziehen und seiht dann ab.
**Anwendung:** Man trinkt diesen Tee schluckweise über den Tag verteilt, allerdings nicht auf nüchternen Magen. Die Teekur sollte 3 Wochen lang durchgehalten werden.

# Krankheiten und Beschwerden von A bis Z und was dagegen hilft

## Ysop

Ysop hilft bei Heuschnupfen besonders gut – auch hiervon sollte man einen Tee bereiten.

**Zubereitung:** 1 Teelöffel Ysopkraut wird mit 1 Tasse kochendem Wasser überbrüht.

**Anwendung:** 3mal täglich nimmt man 1 kleine Tasse Ysoptee zu sich.

**ACHTUNG:** Während der Schwangerschaft sollte man dieses Heilmittel meiden!

## Zwiebeln

Zwiebeln sind nicht nur in der Küche wichtig, sondern galten schon bei unseren Großeltern als probates Hausmittel gegen verschieden Beschwerden. Gegen Heuschnupfen sollen sie ebenfalls lindernd wirken.

**Anwendung:** Täglich sollte man – auch wenn es nicht besonders gut schmecken wird – ein Glas Wasser zu sich nehmen, in das man einige Stunden lang rohe Zwiebelscheiben gelegt hat.

# Kopfschmerzen

Kopfschmerzen treten bei einigen Menschen häufig und regelmäßig auf. Die Ursachen sind in den meisten Fällen erst einmal unbekannt – und man sollte auf jeden Fall versuchen, sie vom Arzt herausfinden zu lassen. Im Rezeptschatz unserer Großmütter finden sich mehrere Hausmittel, die ohne Nebenwirkungen bleiben und die man getrost einmal ausprobieren kann.

## Ätherische Öle

Ätherische Öle – wie Pfefferminzöl oder Menthol – haben sich als gutes Mittel erwiesen.

**Anwendung:** Die Schläfen werden mit ein paar Tropfen des entsprechenden Öls eingerieben.

**ACHTUNG:** Neurodermiker und Kleinkinder unter 18 Monate dürfen mit ätherischen Ölen nicht behandelt werden. Es kann zu Haut- bzw. Schleimhautreizungen kommen.

## Augentrost

Ein Tee aus Augentrost hat sich bei den Arten von Kopfschmerz bewährt, die mit einer Überempfindlichkeit gegen helles Licht und klassischen Sehstörungen einhergehen.

**Zubereitung:** 2 Teelöffel Augentrostkraut werden mit 1/4 Liter kochendem Wasser überbrüht. Das Ganze soll 10 Minuten ziehen und wird dann abgeseiht.

**Anwendung:** Man trinkt vom Augentrost-Tee tagsüber 2–3 Tassen.

## Eis-Auflage

Eine Eis-Auflage ist ein einfaches Mittel, um Kopf- und Migräneschmerzen zu lindern, wenn man nicht an Nakkenschmerzen oder Schnupfen leidet.

**Anwendung:** Man faltet ein Mulltuch auf Stirnbreite zusammen, gibt mehrere Eisstückchen hinein und legt das Tuch auf die Stirn.

## Kaltes Armbad

Ein kaltes Armbad kann bei Kopfschmerzen Wunder wirken: Es macht einen klaren Kopf und ist sehr anregend.

**Anwendung:** Man halte Hände und Unterarme ein paar Minuten unter fließendes kaltes Wasser. Anschließend reibt man die Haut mit einem rauhen Handtuch trocken.

**ACHTUNG:** Wer wegen Herzkrankheiten behandelt wird, darf kalte Armbäder nur nach Rücksprache mit dem Arzt oder Therapeuten anwenden!

## Kräutertees

Kräutertees, die gegen Kopfschmerzen helfen, gibt es viele. Bewährt haben sich Hopfen, Ingwer, Kamille (Korbblütler!), Lavendel, Melisse, Minze oder Rosmarin.

**Zubereitung:** Man nimmt jeweils 1 Teelöffel der getrockneten Kräuter (oder – bei Ingwer – 1 Teelöffel frisch geriebene Wurzel) und überbrüht diese dann mit 1 Tasse kochendem Wasser. Der Tee soll 5 Minuten ziehen.

**Anwendung:** Bei Bedarf trinkt man 1–2 Tassen Kräutertee schluckweise.

## Silberweiden-Gänsefingerkraut-Tee

Entkrampfend bei Kopfschmerzen wirkt der Silberweiden-Gänsefingerkraut-Tee. Man mischt ihn aus 30 Gramm Silberweidenblättern, 30 Gramm Gänsefingerkraut, 25 Gramm Lavendelblüten und jeweils 15 Gramm Stiefmütterchen-, Primel- und Ringelblumenblüten (Korbblütler!).

**Zubereitung:** 2 Eßlöffel der Mischung werden mit 1/2 Liter kochendem Wasser überbrüht, sollten 1/4 Stunde ziehen und werden dann abgeseiht.

**Anwendung:** Bei akuten Kopfschmerzen trinkt man diese Teemischung innerhalb von 1/4 Stunde; bei chronischen Beschwerden die doppelte Menge über den Tag verteilt. Man kann dann auf andere Schmerzmittel verzichten. Diese Mischung ist auch für eine Teekur geeignet: Nach 3 Wochen sollte man aber eine 10tägige Pause einlegen.

**ACHTUNG:** Wenn der Patient unter Magengeschwüren leidet oder schon einmal eine Magenblutung hatte, darf er diesen Tee nicht zu sich nehmen. Denn er enthält Salicylsäure, die den Magen reizt.

## Stiefmütterchen-Mädesüß-Teemischung

Ebenfalls entkrampfend wirkt die Stiefmütterchen-Mädesüß-Teemischung. Man mischt 30 Gramm Mädesüß mit Blüten, je 25 Gramm Johanniskraut mit Blüten, Gänsefingerkraut und gelbes Labkraut sowie 15 Gramm Kraut von dreifarbigen Stiefmütterchen mit Blüte.

**Zubereitung:** 2 Eßlöffel der Mischung werden mit 1/2 Liter kochendem Wasser überbrüht, sollten 1/4 Stunde lang ziehen und werden dann abgeseiht.

**Anwendung:** Bei akuten Beschwerden trinkt man den Tee schluckweise innerhalb von 1/4 Stunde; bei chronischen Beschwerden nimmt man die doppelte Teemenge über den ganzen

Tag verteilt zu sich. Nach einer 3wöchigen Teekur sollte man 10 Tage Pause einlegen.

**ACHTUNG:** Auch hier gilt: Der Tee ist nicht für Patienten geeignet, die an Magen- und Darmgeschwüren leiden oder schon einmal eine Magenblutung hatten.

### Malzessig

Malzessig ist seit alters als Hausmittel gegen Kopfschmerzen bekannt.

**Anwendung:** Man inhaliert den Dampf von Malzessig und kochendem Wasser (zum gleichen Teilen gemischt).

### Malzessig auf Packpapier

Malzessig auf Packpapier hilft äußerlich gegen Kopfschmerz.

**Anwendung:** Man weicht zusammengefaltetes Packpapier in Malzessig ein und hält es gegen die schmerzende Stirn.

### Meerrettich-Auflage

Eine Meerrettich-Auflage hilft nicht nur gegen Kopf-, sondern auch gegen Zahnschmerzen.

**Zubereitung:** 1/4 Stange frischer Meerrettich wird gerieben. Die Raspeln versetzt man dann mit 2–3 Teelöffeln Wasser. Diesen Brei streicht man messerrückendick auf ein Leinentuch.

**Anwendung:** Das mit dem Meerrettichbrei bestrichene Tuch legt man bei Kopfschmerzen in den Nacken. Nach 3, längstens aber 5 Minuten muß die Leinenauflage wieder abgenommen werden.

**ACHTUNG:** Bei der Meerrettich-Auflage muß man vorher ausprobieren, wie die Haut des Patienten reagiert. Bei Überreaktionen und Hautrötungen sollte man die Haut vorher mit ungesalzener Butter, Schweinefett oder Vaseline einreiben.

### Mutterkraut

Mutterkraut (Korbblütler!) soll nach alter Überlieferung sogar gegen Migräneanfälle helfen – vor allem dann, wenn diese kurz vor dem Einsetzen der Menstruation auftreten.

**Anwendung:** 1 Teelöffel frische, zerhackte Mutterkrautblätter (oder 1/4 Teelöffel getrocknete Mutterkraut-Blätter) werden ohne weitere Zusätze eingenommen, und zwar am besten als Kur über 4–6 Wochen hinweg.

### Schwarzer-Holunder-Tee

Schwarzer-Holunder-Tee soll ebenfalls gut helfen, und zwar dann, wenn Kopfweh mit einer beginnenden Grippe einhergeht.

**Zubereitung:** 2 Eßlöffel Holunderblüten (oder getrocknete Früchte) werden mit 1/4 Liter kochendem Wasser überbrüht. Das Ganze soll 10 Minuten ziehen und wird dann abgeseiht.

**Anwendung:** Täglich trinkt man – über den Tag verteilt – 3 Tassen Holunder-Tee.

### Spitzwegerich-Tee

Spitzwegerich-Tee wirkt bei grippalen Kopfschmerzen genauso gut wie Holunder-Tee.

**Zubereitung:** 2 Teelöffel Spitzwegerichblätter werden mit 1 Tasse kochendem Wasser übergossen und sollen dann 10 Minuten ziehen.

**Anwendung:** Nach dem Abseihen trinkt man täglich 2–3 Tassen.

### Zitronenschalen

Zitronenschalen haben sich als ähnlich wirksam wie ätherische Öle (siehe oben) gezeigt.

**Anwendung:** Man reibt die Schläfen mit der Schale einer ungespritzten Zitrone ein.

**ACHTUNG:** Bei Hautekzemen darf man dieses Hausmittel nicht anwenden. Auch für Kleinkinder unter 18 Monate ist die Anwendung nicht geeignet.

### Zwiebel-Packung

Eine Zwiebel-Packung ist als Hausmittel gegen Kopfschmerz in Vergessenheit geraten, soll aber sehr wirksam sein.

**Zubereitung:** 1 große Zwiebel wird klein gehackt und in eine Gazebinde gewickelt.

**Anwendung:** Diese Packung legt man für 20 Minuten in den Nacken. Danach gibt man ein warmes Handtuch darüber.

## Nasenbluten

Nasenbluten tritt immer dann auf, wenn kleine Adern in der Nase platzen. Das kann durch einen Stoß oder Schlag geschehen. Wenn Nasenbluten häufig auftritt oder aber die Blutung nach 1/2 Stunde noch nicht gestillt werden kann, muß man auf jeden Fall einen Arzt oder einen Therapeuten zu Rate ziehen. Mehrere Hausmittel sollen gegen Nasenbluten besonders gut helfen.

### Bindfaden

Ein Bindfaden wird – je nachdem aus welchem Nasenloch die Blutung kommt – um den kleinen Finger der entgegengesetzen Hand gewickelt: Bei Blutungen aus dem rechten Loch um den kleinen Finger der linken Hand zwischen dem vorderen und mittleren Gelenk; bei Blutungen aus dem linken Nasenloch wird der kleine Finger der rechten Hand umwickelt. Der Bindfaden bleibt etwa 2 Minuten am Fingergelenk. Blutet der Patient aus beiden Nasenlöchern, müssen natürlich die Gelenke beider kleiner Finger umwickelt werden.

Hamamelis-Extrakt – man bekommt ihn in der Apotheke – wirkt bei Nasenbluten manchmal sofort.

**Anwendung:** Man betupft die Nase mit einem Wattebausch, der mit Hamamelis-Extrakt getränkt wurde.

### Kalte Kompressen

Kalte Kompressen kennt jeder als Hausmittel bei Nasenbluten.
**Anwendung:** Tücher werden mit kaltem Wasser befeuchtet und auf Nakken, Nase und Stirn gelegt. Während die naßkalten Tücher aufliegen, darf man nicht sprechen und sich auch nicht schneuzen.

### Ruprechtskraut

Ruprechtskraut gilt als Heilpflanze gegen Nasenbluten. Den Kaltauszug sollte man im Hause haben, wenn ein Familienmitglied oft unter Nasenbluten leidet.
**Zubereitung:** 2 Teelöffel Ruprechtskraut werden mit 1/4 Liter kaltem Wasser übergossen und sollen dann etwa 8 Stunden ziehen.
**Anwendung:** Man trinkt den Ruprechtskraut-Tee tagsüber und bei Bedarf.

### Wiesenknopf-Tee

Auch Wiesenknopf-Tee ist ein gutes Mittel, das man immer vorrätig haben sollte, wenn jemand aus der Familie öfter Nasenbluten hat.
**Zubereitung:** 2 Eßlöffel Wurzeln (oder Kraut) werden mit 1/4 Liter kochendem Wasser übergossen und sollen dann 10 Minuten ziehen.
**Anwendung:** Über den Tag verteilt nimmt man alle 2 Stunden 1 Teelöffel des Absuds ein.

### Zitronensaft

Zitronensaft – auf einen Wattebausch geträufelt – gilt in der Volksmedizin als Heilmittel gegen Nasenbluten.
**Anwendung:** Man steckt den mit frischem Zitronensaft getränkten Wattebausch in das blutende Nasenloch.

## Ohrenschmerzen

Ohrenschmerzen sind eine besonders unangenehme Sache. Natürlich muß man in solchen Fällen umgehend seinen Arzt oder Therapeuten aufsuchen, doch vorübergehende Linderung in leichteren Fällen, nachts oder am Wochenende können folgende Hausmittel bringen:

### Braunwurz

Braunwurz wird äußerlich als Einlage verwendet.
**Zubereitung:** Man stellt einen Aufguß aus 2–3 Eßlöffel Braunwurzkraut oder -wurzeln her, und zwar nimmt man dazu 1/4 Liter kochendes Wasser. Das Ganze soll etwa 10 Minuten ziehen, kühlt dann ab und wird – auf einen Wattebausch geträufelt – ins Ohr gebracht.

Öle eignen sich gut gegen akute Ohrenschmerzen. Man träufelt ein paar Tropfen des entsprechenden Öls ins Außenohr. Besonders gut eignet sich dafür Königsöl.

### Königsöl

**Zubereitung:** 30 Gramm frische Königskerzenblüten werden leicht zerzupft in eine Flasche gegeben und mit 100 Gramm reinem, kaltgepreßtem Olivenöl gemischt. Die Öl-Pflanzen-Mischung dann 3–4 Wochen in die Sonne stellen und täglich 1mal gut schütteln. Danach wird das Öl durch ein Leinentuch abgeseiht.
**Anwendung:** Bei akuten Ohrenschmerzen werden mit einer Pipette bis zu 3mal täglich 3 Tropfen Königsöl in das schmerzende Ohr geträufelt.

### Ohrkerzen

Ohrkerzen bekommt man in der Apotheke oder im Reformhaus.
**Anwendung:** Man steckt die Ohrkerze vorsichtig ins kranke Ohr und zündet sie an. Die entstehende Wärme reguliert den Innenohrdruck auf das Trommelfell, die Schmerzen klingen bald ab.

### Salz

Auch Salz ist ein probates Mittel gegen Ohrenschmerzen:
**Zubereitung:** Salz wird in ein Mullsäckchen gefüllt und dann im Backofen erhitzt.
**Anwendung:** Das Salzsäckchen wird einige Zeit an das schmerzende Ohr gehalten.
Man kann auch in der Apotheke physiologische Kochsalzlösung bekommen, die man im Halbstundenabstand mit einer Pipette ins schmerzende Ohr träufelt.

## Zahnschmerzen

Zahnschmerzen können wirklich fast unerträglich sein. Natürlich heißt es dann sofort: "Zum Zahnarzt!"; dennoch kann man den Schmerz bis zum Behandlungstermin beim Arzt mit Hausrezepten lindern.

### Gewürznelken

Gewürznelken kannten schon unsere Großmütter als schnell wirkendes Mittel bei Zahnschmerzen.
**Anwendung:** Man kaut eine Gewürznelke oder massiert ein paar Tropfen Gewürznelkenöl ins Zahnfleisch ein.

### Meerrettich-Auflage

Eine Meerrettich-Auflage hilft nicht nur bei Kopfweh, sondern auch bei Zahnschmerzen.
**Zubereitung:** 1/4 Stange Meerrettich reiben und die Raspeln dann mit 2–3 Eßlöffel Wasser vermischen. Diesen Brei etwa messerrückendick auf einem Leinentuch verstreichen.
**Anwendung:** Die Leinentuch-Auflage samt dem Meerrettichbrei auf die Wange legen. Etwa 3, höchstens 5 Minuten aufliegen lassen, dann abnehmen.
**ACHTUNG:** Meerrettich wirkt sehr scharf – man sollte vorher ausprobieren, ob der Patient die Schärfe verträgt. Es kann zu Hautrötungen und -reizungen kommen. Sehr empfindliche Haut sollte man vor der Behandlung mit der Meerrettich-Auflage mit ungesalzener Butter oder Schweinefett einreiben.

**VORSICHT:** Bei Ekzemkranken, Allergikern und Kleinkindern sollte man dieses Hausmittel keinesfalls verwenden.

### Sumpfschafgarbe

Sumpfschafgarbe (Korbblütler!) soll gegen Zahnschmerzen helfen.
**Zubereitung:** 2 Teelöffel der Wurzel werden mit 1 Tasse heißem Wasser überbrüht und sollen dann 10 Minuten ziehen.
**Anwendung:** Vor dem Zubettgehen trinkt man 1 Tasse des Tees.

### Wirsing-Auflage

Die Wirsing-Auflage ist ein uraltes Hausmittel gegen Zahnschmerzen. Schon nach 1/2 Stunde soll der Zahn – durch die abschwellende Wirkung der Kohlenzyme – nicht mehr weh tun.
**Zubereitung:** Man schneidet aus frischen Wirsingblättern die dicke Mittelrippe heraus und walkt die Blätter dann mit einem Nudelholz so lange durch, bis sie weich sind. Danach legt man sie auf einen Leinenlappen.
**Anwendung:** Den Leinenlappen mit den Wirsingblättern drückt man auf die Wange über dem schmerzenden Zahn.

### Zimtöl

Zimt – oder besser: Zimtöl – soll Zahnschmerzen lindern.
**Anwendung:** Mehrmals täglich soll man einige Tropfen des unverdünnten Öls auf die schmerzende Stelle im Mund reiben.

# Blasen- und Nierenbeschwerden

Blase und Nieren gehören zu den wichtigsten Entgiftungsorganen des menschlichen Körpers. Wenn ihre Funktion versagt oder gestört sind, kann es lebensgefährlich werden. Deshalb gilt für Erkrankungen von Blase und Nieren: Man sollte unbedingt einen Arzt aufsuchen. Nur er kann entscheiden, welche Hilfsmaßnahmen angebracht und notwendig sind.

**ACHTUNG:** Schwangere mit Störungen des Harnsystems gehören jedoch in jedem Fall umgehend (binnen Stunden!) in die Behandlung des Facharztes!

So manches Hausmittel – selbstverständlich in Einverständnis mit dem Arzt oder Therapeuten angewandt – kann dem Patienten bei Blasen- und Nierenbeschwerden jedoch auf natürliche Art Linderung und Heilung bringen. Das ist zum einen der Fall, wenn nur eine leichte Störung dieser Organe vorliegt. Zum anderen, damit über lange Zeitabschnitte eingesetzte starke chemische Mittel reduziert werden können. Hausmittel für diesen Bereich des Körpers gibt es so allerlei: Tees und Teemischungen genauso wie Heilbäder und Auflagen.

Als Heilpflanzen für Blasenleiden wirken

- entzündungshemmend: Ampferknöterich, Basilienkraut, Eisenkraut, Goldrute (Korbblütler!), Heidekraut, Heidelbeere, Kapuzinerkresse, Königskerze, Preiselbeere, Rosmarin, Silberdistel (Korbblütler!), Taubnessel, Ysop und Zwiebel.

- schmerzlindernd: Leinkraut, Stiefmütterchen und Zitterpappel.

- harntreibend: Bärentraube, Birke, Brennessel, Bruchkraut, Eberesche, Erdbeere, Liebstöckel, Quecke, Schwarzdorn und Wiesenknopf.

- entkrampfend: Heckenrose, Hopfen, Kamille und Kornblume (beides Korbblütler!), Labkraut und Schwarzkümmel.

- blutstillend: Hirtentäschel.

**ACHTUNG:** Für alle folgenden Hausmittel, die Bärentraubenblätter, Schachtelhalm, Orthosiphon oder Goldrute enthalten, gilt: Patienten, die unter Wasseransammlungen im Körper leiden, die durch eine eingeschränkte Herz- oder Nierentätigkeit entstehen, sollten diese wassertreibenden Mittel nicht ohne Therapiekontrolle anwenden. Auf jeden Fall müssen sie sich vorher mit ihrem Arzt oder Therapeuten beraten!

## Akute Blaseninfektionen

Akute Blaseninfektionen entstehen oftmals, wenn der Patient längere Zeit nasse und kalte Füße hatte oder länger auf kaltem Boden saß. In der heißen Jahreszeit kann es zu Blasenentzündungen kommen, wenn man den nassen Badeanzug nach dem Schwimmen nicht wechselt. Erstes Anzeichen für die Blaseninfektion sind brennende Schmerzen beim Wasserlassen und häufiger Harndrang. Es gibt viele probate Hausmittel, die auch gerne von Ärzten verordnet werden, um eine akute Blaseninfektion in den Griff zu bekommen.
Wird die akute Blaseninfektion nicht richtig behandelt, kann es zu einer chronischen Blaseninfektion kommen. Sie erfordert – vor allem dann, wenn Fieber auftritt – auf jeden Fall eine dringende Therapiekontrolle. Der Arzt oder Therapeut muß dann entscheiden, ob man die Erkrankung noch mit Hausmitteln kurieren kann, oder ob man bereits zu stärkeren Medikamenten greifen muß.
Die folgenden Tees sind für Blasenleiden gut geeignet – sie sind nur eine kleine Auswahl unter vielen anderen.

### Blasen-Teemischung

Die folgende Blasen-Teemischung soll besonders bei Erkältungskatarrhen der Blase wirkungsvoll sein. Man verwendet 2 Handvoll Brennesselblätter, je 1 Handvoll Holunderbeeren und Schlüsselblumen.

# Krankheiten und Beschwerden von A bis Z und was dagegen hilft

**Zubereitung:** 1 Teelöffel dieser Mischung wird mit 1 Tasse kochendem Wasser übergossen, sollte 3 Minuten köcheln und wird dann abgeseiht.
**Anwendung:** Mehrmals täglich trinkt man je 1 Tasse schluckweise.

## Birkenblätter-Bärentraubenblätter-Teemischung

Die Birkenblätter-Bärentraubenblätter-Teemischung wirkt besonders pflegend. Man verwendet je 15 Gramm Birkenblätter, Odermennig mit Blüte und Schafgarbe mit Blüte (Korbblütler!), sowie je 20 Gramm Vogelknöterich und Bärentraubenblätter.
**Zubereitung:** 2 Eßlöffel der getrockneten Mischung werden mit 1/2 Liter kochendem Wasser überbrüht, sollten 1/4 Stunde ziehen und werden dann abgeseiht.
**Anwendung:** Man trinkt den Tee schluckweise über den ganzen Tag verteilt.

## Bohnenschalen-Liebstöckel-Tee

Harntreibend ist der Bohnenschalen-Liebstöckel-Tee. Man mischt 20 Gramm Bohnenschalen mit jeweils 20 Gramm Liebstöckel- und Hauhechelkraut sowie 20 Gramm Queckenwurzeln.
**Zubereitung:** 2 Eßlöffel der getrockneten Kräuter werden mit 1/2 Liter kochendem Wasser überbrüht, sollten dann 1/4 Stunde ziehen und werden abgeseiht.
**Anwendung:** Man trinkt diesen Tee schluckweise über den ganzen Tag verteilt.

## Gänsefingerkraut-Goldruten-Teemischung

Entkrampfend und entzündungshemmend wirkt auch die Gänsefingerkraut-Goldruten-Teemischung. Man mischt 30 Gramm Gänsefingerkraut mit jeweils 20 Gramm Goldrute (Blüten und Kraut – Korbblütler!), Bärentrauben- und Brunnenkresseblättern sowie 20 Gramm Sonnenhut (Blüte und Kraut – Korbblütler!).
**Zubereitung:** 2 Eßlöffel der Mischung werden mit 1/2 Liter Wasser überbrüht, sollten 1/4 Stunde ziehen und werden dann abgeseiht.
**Anwendung:** Man trinkt den Tee schluckweise über den ganzen Tag verteilt.

## Gänsefingerkraut-Sonnenhut-Tee

Gänsefingerkraut-Sonnenhut-Tee ist entzündungshemmend und blutstillend.
Man mischt 50 Gramm Gänsefingerkraut mit je 30 Gramm Sonnenhut und Goldrute (Blüte und Kraut – beide Pflanzen sind Korbblütler!) sowie je 20 Gramm Schafgarbe (Blüte und Kraut – Korbblütler!), Blutwurz, Eichenrinde und Brunnenkresseblättern.
**Zubereitung:** 2 gehäufte Eßlöffel überbrüht man mit 1/2 Liter kochendem Wasser, läßt das Ganze 1/4 Stunde lang ziehen und seiht dann ab.
**Anwendung:** Der Tee wird schluckweise über den ganzen Tag verteilt getrunken.

### Holunderrinden-Tee

Holunderrinden-Tee wirkt stark harntreibend.

**Zubereitung:** Man zerstößt 1 Handvoll Holunderrinde im Mörser, füllt sie dann in einen Tontopf und gibt 1 Liter kaltes Wasser zu. Man läßt diese Mischung aufkochen und dann 1/4 Stunde köcheln. Durch ein Mulltuch seiht man den Tee ab.

**Anwendung:** Über den ganzen Tag verteilt wird der Holunderrinden-Tee schluckweise getrunken.

**ACHTUNG:** Wenn Wadenkrämpfe auftreten, den Tee sofort absetzen.

### Maisbart

Maisbart – als Aufguß getrunken – fördert Wasserausscheidung und Durchblutung.

**Zubereitung:** 1–2 Teelöffel getrockneter Maisbart werden mit 1/2 Tasse kochendem Wasser übergossen, sollte 10 Minuten ziehen und wird dann abgeseiht.

**Anwendung:** Je nach Bedarf sollte man täglich 2–3 Tassen davon trinken.

**ACHTUNG:** Dieser Tee führt dem Becken vermehrt Blut zu. Für Schwangere ist er deshalb ungeeignet!

### Mistel-Holunder-Tee

Mistel-Holunder-Tee besteht aus je 1 Handvoll Mistelkraut, Birkenblätter, Holunderblüten, Bärentraubenblätter und Kamillenblüten (Korbblütler!).

**Zubereitung:** 1 Teelöffel der Mischung wird mit 1 Tasse kochendem Wasser überbrüht, 1/4 Stunde geköchelt, und dann durch ein Mulltuch abgeseiht.

**Anwendung:** Man trinkt von diesem Tee jeweils 1/2 Stunde vor den Mahlzeiten 1 Tasse (3mal täglich). Man kann nach Bedarf mit Honig oder Fruchtzucker süßen.

**ACHTUNG:** Diabetiker dürfen ihren Tee nur mit Fruchtzucker süßen und müssen dies auf ihre Broteinheiten anrechnen!

**VORSICHT:** Dieser Tee ist blutdrucksenkend – Patienten mit niedrigem Blutdruck sollten ihn deshalb nicht trinken!

### Quecken-Tee

Quecken-Tee sorgt dafür, daß die Nieren gründlich durchspült werden, außerdem hat der Tee heilende und schmerzlindernde Wirkung.

**Zubereitung:** 1–2 Teelöffel Queckenwurzel werden mit 1 Tasse kochendem Wasser übergossen, müssen dann 10 Minuten ziehen und werden abgeseiht.

**Anwendung:** Ganz nach Belieben trinkt man von diesem Tee mehrere Tassen täglich.

### Stranddistel (Männertreu)-Tee

Stranddistel (Männertreu)-Tee wirkt bei einer ganzen Reihe von Blasenbeschwerden, auch bei chronischer oder akuter Entzündung.

**Zubereitung:** 1 Teelöffel getrocknete Wurzel übergießt man mit 1 Tasse kochendem Wasser und bringt die Mischung dann nochmals 10 Minuten lang zum Köcheln. Danach wird abgeseiht.

**Anwendung:** 3mal täglich sollte man von dem Absud 1 kleine Tasse trinken.

### Heublumen-Fußbad

Auch Bäder – Fuß- und Vollbäder – können bei Blasenentzündungen helfen und heilen. Ein Heublumen-Fußbad (oder ein Schachtelhalm-Fußbad) als ansteigendes Bad ist gut für all jene Patienten, die unter einer "schwachen Blase" leiden, also häufig Blasenentzündungen haben.

**Zubereitung:** 100 Gramm Heublumen (50 Gramm Schachtelhalm) übergießt man mit 1/2 Liter kochendem Wasser, läßt alles 10 Minuten ziehen und seiht dann ab.

**Anwendung:** Eine Fußbadewanne (oder ein Eimer) wird mit warmem Wasser gefüllt, der Heublumen-(Schachtelhalm-)Aufguß dann zugesetzt. Man stellt die Füße in die Wanne und gibt in Minutenabständen immer wieder in kleineren Mengen heißes Wasser zu – so lange, bis eine Temperatur erreicht ist, die der Patient gerade noch aushält. Dann badet man die Füße darin 3 Minuten lang, kühlt sie dann für 10 Sekunden in einem Eimer kaltem Wasser ab und trocknet sie anschließend gut ab.

**ACHTUNG:** Wer unter kranken Venen oder Bluthochdruck leidet oder wer schwanger ist, darf keine heißen Fußbäder nehmen!

### Schachtelhalm-Bad

Ein Schachtelhalm-Bad als Vollbad ist ebenfalls ein vorzügliches Hausmittel bei der "schwachen Blase". Es kräftigt die Blasenfunktion und beugt Nieren- und Blasenerkrankungen vor.

**Zubereitung:** 100 Gramm Schachtelhalm werden in einem großen Topf mit 2 Liter warmem Wasser übergossen. Nach einer Stunde Ziehenlassen erhitzt man diesen Aufguß bis zum Sieden, läßt ihn 15 Minuten kochen und seiht ihn dann ab.

**Anwendung:** Der Absud wird dann dem Vollbad zugesetzt. Die Badetemperatur sollte bei 38 Grad liegen, die Badezeit 10–15 Minuten betragen. Nach dem Bad empfiehlt sich Bettruhe von mindestens 60 Minuten. Das Bett muß auf jeden Fall vorgewärmt sein!

## Nieren- und Blasensteine

Nieren- und Blasensteine entstehen immer dann, wenn Salze oder Fette im Harn kristallisieren. In den meisten Fällen merkt man gar nichts davon; die Kristalle gehen beim Wasserlassen ab. Größere Steine jedoch können im Harnleiter steckenbleiben. Sie sind dann die Ursache für kolikartige Schmerzen. Natürlich muß in solchen Fällen unbedingt sofort – auch nachts oder am Wochenende – ein Arzt zu Rate gezogen werden.

Folgende Tees können beim Ausspülen von Nieren- und Blasensteinen helfen:

### Bärentrauben-Tee

Bärentrauben-Tee hilft bei Nierengrieß.
**Zubereitung:** 2–3 Teelöffel Bärentraubenblätter werden mit 1/4 Liter kochendem Wasser überbrüht, sollten 10 Minuten ziehen und werden dann abgeseiht.
**Anwendung:** Man trinkt den Tee tagsüber in kleinen Schlucken.
**ACHTUNG:** Bei längerer Anwendung des Bärentrauben-Tees kann es zu Verstopfung kommen.

### Bruchkraut-Tee

Bruchkraut-Tee (bei Blasensand) wirkt entzündungshemmend.
**Zubereitung:** 2 Teelöffel getrocknetes Bruchkraut werden mit 1/4 Liter kochendem Wasser überbrüht, muß 10 Minuten ziehen und wird dann abgeseiht.
**Anwendung:** Bruchkraut-Tee wird über den ganzen Tag verteilt getrunken.

### Bukko-Tee

Bukko-Tee (aus der Apotheke) wirkt antiseptisch und ebenfalls entwässernd.
**Zubereitung:** 2 Teelöffel davon mit 1/4 Liter kochendem Wasser überbrühen. Man läßt den Tee 10 Minuten ziehen, bevor man ihn abseiht.
**Anwendung:** Nach Bedarf trinkt man über den ganzen Tag verteilt 3 Tassen des Tees schluckweise.

### Ehrenpreis-Saft

Ehrenpreis-Saft kann man – neben den zahlreichen Tees – ebenfalls zur Unterstützung gegen Blasen- und Nierensteine einnehmen.
**Anwendung:** Man nimmt 2 Teelöffel des Saftes (aus der frischen Pflanze mit Blüten) in Milch oder Tee morgens nüchtern ein.

### Färberröte-Tee

Färberröte-Tee trinkt man als Aufguß.
**Zubereitung:** 1 Teelöffel zerstoßene Färberröte-Wurzel wird mit 1 Tasse kochendem Wasser überbrüht, sollte 10 Minuten ziehen und wird dann abgeseiht.
**Anwendung:** Täglich trinkt man 3 Tassen Tee – gut verteilt über den Tag.
**ACHTUNG:** Der Tee färbt Harn, Schleim und Schweiß rötlich. Dies ist jedoch kein Anzeichen einer ernsthaften Krankheit. Man sollte diesen Tee aber keinesfalls längere Zeit als Einzelmittel einnehmen.

### Preiselbeerenblätter-Tee

Preiselbeerenblätter-Tee hilft ebenfalls bei Nierensteinen.
**Zubereitung:** 2 Eßlöffel Blätter werden mit 1/4 Liter kochendem Wasser überbrüht, sollten 10 Minuten ziehen und werden dann abgeseiht.
**Anwendung:** Täglich sollte man mindestens 3 Tassen des Preiselbeerenblätter-Tees langsam trinken.

Bei Nierensteinen helfen außerdem Tees aus Ruprechtskraut, Vogelknöterich und Wegwarte, gegen Blasensteine auch Körnersteinbrech und Steinsame.

### Löwenzahn-Birkenblätter-Goldruten-Teemischung

Die Löwenzahn-Birkenblätter-Goldruten-Teemischung ist besonders wassertreibend und eignet sich gut zur Vorbeugung vor Nieren- und Blasensteinen. Die Löwenzahn-Birkenblätter-Goldruten-Mischung stellt man aus 20 Gramm Löwenzahnkraut mit Wurzel und aus je 10 Gramm Birkenblättern und Goldrutenkraut her (Löwenzahn und Goldrute sind Korbblütler!).
**Zubereitung:** 2 Teelöffel der Mischung werden mit 1/2 Liter kochendem Wasser übergossen; man sollte sie 1/4 Stunde ziehen lassen und dann abseihen.
**Anwendung:** Täglich trinkt man 2–3 Tassen des Tees ungesüßt.

### Wärmflasche

Die trockene Wärme der Wärmflasche ist ein seit langem bekanntes und probates Mittel bei ziehenden Schmerzen in der Blasen- und Nierengegend. Die Wärmflasche sorgt dafür, daß verkrampfte Muskeln sich entspannen.
**Anwendung:** Die Wärmflasche mit heißem Wasser füllen, so warm, wie der Patient es verträgt. Dann wird die Wärmflasche mit einem Tuch umwickelt und auf die schmerzende Stelle gelegt.

## Nieren- und Blasenstärkung

Nieren- und Blasenstärkung ist zur Vorbeugung wichtig. Man kennt vielerlei Hausmittel dafür.

### Erdbeeren

Erdbeeren sind schon seit alters ein Hausmittel bei Nieren- und Blasenschwäche. Man kann die Erdbeeren pur essen (etwa 100–200 Gramm täglich, es sollten aber nur Walderdbeeren sein!) oder aber einen Erdbeerblätter-Tee zu sich nehmen.
**Zubereitung:** 2 Teelöffel junge Walderdbeerblätter werden mit 1/4 Liter kochendem Wasser überbrüht, sollten 10 Minuten ziehen und werden dann abgeseiht.
**Anwendung:** Über den ganzen Tag verteilt trinkt man 2–3 Tassen Walderdbeerblätter-Tee.

### Heidelbeer-Saft

Heidelbeer-Saft wurde von alters her besonders Frauen und jungen Mädchen empfohlen, die unter einer "schwachen Blase" litten.
**Anwendung:** Täglich sollte man 1 Glas Heidelbeersaft (aus der Apotheke, dem Reformhaus oder der Drogerie) trinken. Man kann den Saft natürlich auch selbst frisch pressen.

### Heidelbeerblätter-Tee

Auch Heidelbeerblätter-Tee ist ein altes Hausmittel und hemmt Bakterien.
**Zubereitung:** 2 Teelöffel Heidelbeerblätter werden mit 1/4 Liter kochendem Wasser überbrüht, müssen 10 Mi-

nuten ziehen und werden dann abgeseiht.

**Anwendung:** Man trinkt den Heidelbeerblätter-Tee über den Tag verteilt in kleinen Schlucken.

### Heidekraut-Tee

Das Rezept für Heidekraut-Tee stammt aus Großmutters Hausschatz und ist über 100 Jahre alt.

**Zubereitung:** 2 Teelöffel Heidekrautblüten oder -blätter übergießt man mit 1/4 Liter kochendem Wasser. Man läßt den Tee 5 Minuten ziehen und seiht dann ab.

**Anwendung:** Täglich sollte man 2–3 Tassen des Heidekraut-Tees trinken.

**ACHTUNG:** Wenn der Patient nach dem Genuß des Tees Druck und Schmerz unter dem rechten Rippenbogen verspürt, sofort absetzen. Denn der Heidekraut-Tee kann bei vorbelasteter Leber die Leberwerte stark ansteigen lassen.

### Kürbiskerne

Kürbiskerne kaut man, um den Harndrang anzuregen.

**Anwendung:** 3mal täglich soll man je 5–10 Kürbiskerne essen und sie dabei gründlichst kauen.

### Spargel

Spargel ist nicht nur ein Leckerbissen für alle Gourmets, sondern gilt als besonders gut gegen Nierenleiden. Man kann natürlich Spargeltabletten in der Apotheke oder im Reformhaus bekommen; doch es lohnt sich auch (und ist viel schmackhafter!), während der Spargelsaison eine entsprechende Kur zu machen.

**Anwendung:** In der Spargelzeit ißt man jeden 2. Tag jeweils 500 Gramm Spargel.

# Depressive Verstimmungen

Gegen depressive Verstimmungen kennt man in der Volksmedizin allerlei Hausmittel. Es gibt viele Tees und Teemischungen, die gegen depressive Verstimmungen, aber auch gegen Nervosität helfen.

### Baldrian-Tee

Baldrian-Tee ist vor allem für solche Menschen gedacht, die abends nicht entspannen können, sondern sogar noch beim Zubettgehen so gestreßt und nervös sind, daß sie unter Schlafstörungen mit depressiven Verstimmungen leiden.

**Zubereitung:** 2 Teelöffel Baldrianwurzel übergießt man mit 1/4 Liter kaltem Wasser und läßt dies etwa 12 Stunden ausziehen.

Gelegentlich sollte man umrühren und anschließend abseihen. Man erwärmt diesen kalten Auszug auf Trinktemperatur und süßt mit 1 Teelöffel Honig oder Fruchtzucker.

**Anwendung:** Über den Tag verteilt trinkt man 3 Tassen Baldrian-Tee.

**ACHTUNG:** Diabetiker dürfen den Tee nur mit Fruchtzucker süßen und müsen dies auf ihre Broteinheiten anrechnen!

### Johanniskraut-Tee

Johanniskraut-Tee ist ausgleichend und macht nicht müde. Der Wirkstoffgehalt im Tee – den man am besten als Kur über mehrere Wochen hindurch täglich zu sich nehmen sollte – ist höher als im Johanniskrautöl, denn im Wasser entfaltet sich die Heilwirkung besser – man bekommt einen richtigen Energieschub. Johanniskraut-Tee wird auch von Ärzten immer öfter verordnet, denn mit diesem Heilmittel ist – im Gegensatz zu vielen chemischen Antidepressiva – keinerlei Suchtgefahr verbunden.
**Zubereitung:** Man übergießt 2 Teelöffel von getrocknetem und geschnittenem Johanniskraut mit 1/4 Liter kaltem Wasser. Dann erhitzt man das Ganze und seiht es nach etwa 3 Minuten ab.
**Anwendung:** Johanniskraut-Tee sollte man als Kur 4–6 Wochen lang trinken. Die Tagesdosis besteht aus 2–3 Tassen ungesüßtem Tee.
**ACHTUNG:** Eine Teekur mit Johanniskraut macht lichtempfindlich. In dieser Zeit sollte man also Höhensonne, Solarium und Sonnenlicht meiden. Es könnten sonst Pigmentflecken auf der Haut entstehen.

### Schwarznessel-Tee

Schwarznessel-Tee wirkt ebenfalls gegen Depressionen.
**Zubereitung:** 1 Teelöffel Kraut (oder ein Gramm Pulver) wird mit 1 Tasse kochendem Wasser übergossen, muß 10 Minuten ziehen und wird dann abgeseiht.
**Anwendung:** Täglich sollte man 2–4 Tassen dieses Tees zu sich nehmen.

### Johanniskraut-Tinktur

Johanniskraut-Tinktur ist ein uraltes Rezept. Man kann die Tinktur ganz leicht selbst herstellen.
**Zubereitung:** 1 Handvoll Johanniskraut (Blüten und Blätter) in einem dunklen, gut verschließbaren Glas mit 45%igem Alkohol (es genügt ein guter Kornschnaps oder Wodka) bedecken. Etwa 4 Wochen stehenlassen, mehrmals gut durchschütteln. Man filtert das Ganze ab, wenn die Johanniskrautblüten ihre ursprüngliche Farbe verloren haben.
**Anwendung:** 3mal täglich sollte man etwa 20 Tropfen dieser Tinktur einnehmen.

# Erkältungskrankheiten

Das kennt wohl wirklich jeder: Der Hals kratzt, die Nase läuft, man niest und hustet – kurz: Es hat einen wieder einmal eine Erkältung "erwischt". Im Volksmund sagt man "Grippe" dazu – eine irreführende Bezeichnung, denn Grippe ist medizinisch gesehen eine Viruskrankheit. Die Erkältungskrankheiten, die man allgemein als "Grippe" bezeichnet, sind meist lediglich "grippale Infekte". Hustenreiz und Schnupfen gehören genauso dazu wie Fieber oder sogar Nebenhöhlenkatarrhe.

Noch vor wenigen Jahren hat man auch grippale Infekte mit Antibiotika zu bekämpfen versucht – meist vergeblich. Alte Rezepte und Hausmittel helfen bei Erkältungen viel weiter und viel schneller. Hausmittel kann man natürlich auch vorbeugend nehmen, um die Abwehrkräfte des Körpers zu stärken und somit den Krankheitserregern schon von vornherein Paroli zu bieten. Aber auch bei chronischen Erkrankungen der Bronchien, auch bei Asthma und Raucherkatarrh, kann so manches Hausmittel Linderung, wenn nicht sogar Heilung bringen.

## Bronchitis und Husten

Bronchitis und Husten sind häufige Begleiter eines grippalen Infekts. Den Husten kann man mit probaten Hausmitteln lindern. Vor allem Heilpflanzen mit ätherischen Ölen haben eine hervorragende Wirkung. Sie erleichtern es dem Patienten, morgens nach dem Aufstehen den zähen Schleim abzuhusten.

**ACHTUNG:** Ist ein Husten mit Fieber, Nachtschweiß oder gar blutigem Auswurf verbunden ist, muß man sofort seinen Arzt oder Therapeuten zu Rate ziehen. Auch dann, wenn die Behandlung mit Hausmitteln nicht eine baldige, spürbare Verbesserung des Leidens bringt.

## Chronischer Husten

Chronischer Husten – dazu zählen etwa chronische Bronchitis, auch Asthma, Lungenemphysem und Staublunge – macht es dem Patienten schwer, den festsitzenden Schleim, der sich über Nacht in der Lunge gebildet hat, morgens abzuhusten. Es gibt aber einige Teemischungen und Tees, die das Abhusten leichter machen.

### Königskerzen-Tee

**Zubereitung:** Man übergießt 2 Teelöffel Königskerzenblüten mit 1/4 Liter kochendem Wasser und läßt den Tee 10 Minuten ziehen. Dann wird er abgeseiht und mit 1 Teelöffel Honig oder Fruchtzucker gesüßt.
**Anwendung:** Täglich morgens vor dem Aufstehen trinkt man 1 Tasse des Königskerzen-Tees.
**ACHTUNG:** Diabetiker dürfen ihren Tee nur mit Fruchtzucker gesüßt trinken. Auf die Broteinheiten rechnen!

### Schlüsselblumen-Tee

**Zubereitung:** 1/4 Liter kochendes Wasser wird über 2 Teelöffel Schlüsselblumenblüten gegossen. Das Ganze zieht 10 Minuten und wird dann abgeseiht. Man kann den Tee noch mit 1 Löffelchen Honig oder Fruchtzucker süßen.
**Anwendung:** Der Patient trinkt täglich 3mal 1 Tasse des Schlüsselblumen-Tees.
**ACHTUNG:** Diabetiker dürfen den Tee nur mit Fruchtzucker süßen, er muß auf die Broteinheiten angerechnet werden!

### Spitzwegerich-Tee

**Zubereitung:** 2 Teelöffel Spitzwegerichblätter werden mit 1/4 Liter kochendem Wasser überbrüht und müssen 10 Minuten ziehen. Dann wird der Tee abgeseiht und nach Geschmack noch mit Honig oder Fruchtzucker gesüßt.
**Anwendung:** Jeweils 1 Tasse Spitzwegerich-Tee wird mehrmals täglich getrunken.
**ACHTUNG:** Diabetiker dürfen den Tee nur mit Fruchtzucker gesüßt zu sich nehmen. Dieser muß auf die täglichen Broteinheiten angerechnet werden.

### Schachtelhalm-Tee

Schachtelhalm-Tee ist ebenfalls ein probates Mittel gegen chronischen Husten. Er eignet sich besonders für schwächliche Kinder und sehr magere Patienten, die ohne nachweisbaren Infekt häufiger eine längere Bronchitis bekommen.

**Zubereitung:** Man übergießt 2 Teelöffel Schachtelhalmkraut mit 1/4 Liter kochendem Wasser. Der Tee muß 1/2 Stunde ziehen, dann darf man ihn abseihen. Man kann ihn aber auch 12 Stunden in kaltem Wasser ziehen lassen, abseihen und dann auf Trinktemperatur erwärmen. Schachtelhalm-Tee wird mit ein wenig Honig oder Fruchtzucker gesüßt.
**Anwendung:** Als Kur trinkt man 2–3 Wochen täglich 3 Tassen Schachtelhalm-Tee.
**ACHTUNG:** Diabetiker dürfen ihren Tee nur mit Fruchtzucker süßen. Er wird auf die täglichen Broteinheiten angerechnet.

### Spitzwegerich-Lungenkraut-Teemischung

Spitzwegerich-Lungenkraut-Teemischung wird aus jeweils 30 Gramm Lungenkraut mit Blüten, Primelblüten, Ehrenpreis mit Blüten sowie Spitzwegerichblättern hergestellt.
**Zubereitung:** 2 gehäufte Eßlöffel der getrockneten Mischung werden mit 1/2 Liter kochendem Wasser überbrüht, sollen 1/4 Stunde ziehen und werden dann abgeseiht.
**Anwendung:** Man trinkt diese Teemischung über den Tag verteilt in kleinen Schlucken.

### Zwiebel-Sirup

Zwiebel-Sirup ist ein altbewährtes Hustenmittel.
**Zubereitung:** Man zerstößt 1 große Gemüsezwiebel in 1/8 Liter Wasser

und verkocht den ausgepreßten Saft mit 150 Gramm braunem Kandis- oder Rohrzucker zu einem Sirup. Man kann den Zucker auch mit der gehackten rohen Zwiebel stehen und Saft ziehen lassen. Danach preßt man alles aus. Bei der zweiten Methode bleibt der Vitamin-C-Gehalt der Zwiebel voll erhalten.

**Anwendung:** Stündlich sollte man den Zwiebel-Sirup teelöffelweise einnehmen.

**ACHTUNG:** Dieses Hausmittel ist für Diabetiker ungeeignet!

## Krampfartigen Husten und Keuchhusten

Krampfartigen Husten und Keuchhusten sollte man natürlich auf jeden Fall von einem Arzt oder Therapeuten behandeln lassen. Diese Hausmittel können aber zur Linderung eingesetzt werden:

### Bier

Bier ist ein gutes Nachtrezept bei Grippeerkrankungen mit Husten.
**Zubereitung und Anwendung:** Man kocht 1/2 Liter dunkles Bier abends auf, gibt 4 Eßlöffel Honig oder Fruchtzucker dazu und trinkt es noch warm schnell aus.

### Feldthymian-Tee

**Zubereitung:** 1–2 Teelöffel des Feldthymiankrauts werden mit 1 Tasse kochendem Wasser übergossen, sollten 10 Minuten ziehen und werden dann abgeseiht.

**Anwendung:** Täglich 3mal sollte man davon 1 Tasse trinken.

### Fettkraut-Tee

**Zubereitung:** Man nimmt 2 Teelöffel Kraut auf 1 Tasse kochendes Wasser, läßt zehn Minuten ziehen und seiht dann ab.
**Anwendung:** Den Tee trinkt man tagsüber mehrmals, im Ganzen etwa 3–4 Tassen.

### Fettkraut-Wegerich-Tee

Fettkraut-Wegerich-Tee besteht aus einer Mischung von 30 Gramm Fettkraut, 25 Gramm Ehrenpreis mit Blüte, 20 Gramm Wegerichblättern sowie 20 Gramm Bertramwurzel.
**Zubereitung:** 2 gehäufte Eßlöffel der Mischung werden mit 1/2 Liter kochendem Wasser überbrüht, sollten 1/4 Stunde ziehen und werden dann abgeseiht.
**Anwendung:** Man trinkt diese Teemischung schluckweise über den Tag verteilt.

### Lungenkraut-Tee

**Zubereitung:** 2 Teelöffel Lungenkraut werden mit 1 Tasse kochendem Wasser überbrüht und sollten dann 10 Minuten ziehen, bevor abgeseiht wird.
**Anwendung:** 3mal täglich trinkt man 1 Tasse des Tees.

### Märzveilchen-Tee

**Zubereitung:** 1 Teelöffel des Veilchenkraut (oder Veilchenwurzel) wird mit 1 Tasse kochendem Wasser überbrüht,

sollte 10 Minuten ziehen und wird dann abgeseiht.
**Anwendung:** Man trinkt täglich 3 Tassen dieses Tees.

### Ysop-Tee

**Zubereitung:** 2 Teelöffel Ysop werden mit 1/4 Liter kochendem Wasser überbrüht, muß 10 Minuten ziehen und wird dann abgeseiht.
**Anwendung:** Stündlich sollte man von diesem Aufguß 1 Eßlöffel einnehmen.

## Reizhusten

Reizhusten tritt bei fast jeder Erkältung auf, die sich vom Rachen über den Kehlkopf bis zu den Bronchien hinunterzieht. Einige Hausmittel haben sich auch hier bewährt.

### Thymian-Salbei-Teemischung

Die Thymian-Salbei-Teemischung wird aus je 1 Handvoll Thymian und Eukalyptusblättern sowie jeweils der halben Menge Salbei und Holunderblüten hergestellt.
**Zubereitung:** 1 Eßlöffel dieser Mischung wird mit 1 Tasse kochendem Wasser überbrüht, sollte dann gut 10 Minuten ziehen, bevor man abseiht.
**Anwendung:** Täglich trinkt man 6mal eine Tasse dieser Teemischung. Am besten bereitet man sich die Tagesration zu und bewahrt sie in einer Thermosflasche auf.
**ACHTUNG:** Wegen der Holunderblüten ist der Tee schweißtreibend. Will man diese Wirkung nicht erreichen, so läßt man die Holunderblüten weg.

### Veilchen-Efeu-Tinktur

Veilchen-Efeu-Tinktur hilft auch bei starkem Husten.
**Zubereitung:** Man schneidet 1 Handvoll Veilchenwurzeln sowie die doppelte Menge Efeublätter klein und gibt sie in eine 0,7-Liter-Flasche. Dann wird mit einem guten, hochprozentigen Schnaps (Korn oder Wodka) aufgegossen. Das Ganze sollte etwa 4 Wochen ziehen, muß allerdings täglich geschüttelt werden. Danach seiht man ab und füllt die Tinktur in dunkle Tropfflaschen um.
**Anwendung:** Man nimmt 3mal täglich 10 Tropfen Veilchen-Efeu-Tinktur auf 1 Löffel braunen Zucker oder Fruchtzucker oder einem Brotwürfel zu sich.
**ACHTUNG:** Diabetiker dürfen die Tinktur nur auf Fruchtzucker oder Brot einnehmen! Zucker oder Brot müssen auf die täglichen Broteinheiten angerechnet werden.

### Kieferharz-Milch

Kieferharz-Milch ist vor allem bei Bronchialasthma und dem damit verbundenen Reizhusten zu empfehlen.
**Zubereitung:** 1 Teelöffel Sternkieferharz aus der Apotheke, 1 Tropfen Lavendelöl sowie 1 Löffel Honig werden mit 1 Tasse warmer Milch aufgelöst.
**Anwendung:** 3mal täglich trinkt man davon 1 Tasse.

## Husten ohne erkennbare Ursache

Mancher Husten tritt ohne erkennbare Ursache auf. Auch hier kann man mit so manchem Hausmittel Abhilfe schaffen. Natürlich sollte man zunächst dafür sorgen, daß die Wohnung möglichst frei von Hustenauslösern ist: Man sollte feucht staubwischen, läßt die Raumluft nicht zu heiß und zu trocken werden, beseitigt eventuelle Schimmelherde an den Wänden sofort.

### Früchte-Elixier

Früchte-Elixier gehörte zu den alten Rezepten aus Großmutters Hausschatz.
**Zubereitung:** Man mischt 10 Gramm gedörrte Heidelbeeren, 10 Gramm Hagebutten sowie 10 Gramm Kressesamen und läßt alles für 3 Minuten in 1 Liter herbem, naturreinem Weißwein aufkochen. Danach wird abgeseiht und 20 Gramm Alantwurzel (Korbblütler!) für 1 Tag lang in diese Weinmischung eingelegt. Man seiht nochmals ab und füllt das Früchte-Elixier dann ab.
**Anwendung:** 3mal täglich sollte man 1 Likörglas des Elixiers vor und nach dem Essen zu sich nehmen, für eine Zeit von 2–3 Wochen.

### Honig

Honig ist ein uraltes Mittel aus der Natur, das in vielerlei Mischungen gegen Husten hilft. Heute noch kennt man natürlich die heiße Milch mit Honig, die den Schleim in den Bronchien lösen soll. Doch auch andere Mischungen kennt man in der Volksmedizin: Man kann Honig mit Rettich oder Meerrettich, mit Zwiebel oder mit Milch und Fenchel mischen. All diese Mittel sollen gegen Husten helfen.

### Milch mit Honig

Milch mit Honig ist ganz einfach zuzubereiten:
Auf 1 Tasse vollfette Milch (keine H-Milch, keine Magermilch!) nimmt man 1 Eßlöffel Honig und erhitzt das Ganze (nicht kochen!) in einem kleinen Topf.

### Kiefernöl

Kiefernöl kann man unterstützend gegen Bronchitis und Husten einsetzen.
**Anwendung:** Einige Tropfen dieses Öls werden dem Badewasser zugegeben. Man badet dann mit einer Wassertemperatur, die einem angenehm ist – allerdings nicht länger als 1/4 Stunde.

### Milch mit Emser Salz

Milch mit Emser Salz als Gurgelmittel hilft gegen Husten ebenfalls hervorragend.
**Zubereitung:** 1 Teelöffel Emser Salz (gibt's in Apotheken, Drogerien und Reformhäusern) wird mit 1 Tasse heißer Milch sowie Mineralwasser gemischt.
**Anwendung:** Man gurgelt mit 2/3 dieser Mischung davon innerhalb 1/4 Stunde, den Rest kann man schluckweise trinken.
**ACHTUNG:** Patienten mit Bluthochdruck sollten nur gurgeln.

### Muskat-Wickel

Ein Muskat-Wickel wird über Nacht angelegt und läßt den Husten schnell besser werden.
**Zubereitung:** Ungesalzenes Schweineschmalz oder Vaseline wird messerrückendick auf einen Leinenlappen (etwa 10 x 10 cm) aufgetragen. Dann gibt man 1/2 Teelöffel Muskatnuß-Pulver (man kann auch Muskatblüte verwenden, dann ist die Wirkung stärker!) auf das Fett und streicht es gut ein.
**Anwendung:** Der Muskat-Fett-Lappen wird auf die Brust gelegt und mit einem großen Wollschal umwickelt. Er bleibt über Nacht am Körper. Man kann ihn jeden 2. Tag anwenden.

### Senfpulver

Senfpulver ist ein uraltes Rezept aus Großmutters Hausschatz. Man verwendete Senf-Auflagen früher sogar gegen Lungenentzündung. Gegen Husten wirkt dieses Hausmittel schnell und durchgreifend.
**Anwendung:** Man mischt 1 Teelöffel Senfpulver (nur vom milden schwarzen Senf!) mit Wasser zu einem Brei und gibt diesen ins Badewasser (oder in einen Eimer für ein Fußbad).

Man kann auch in Senfwasser getauchte Handtücher als heiße Kompresse um die Brust wickeln.

### Ysop-Inhalation

Ysop wirkt gut als Inhalationsmittel bei Husten.

**Anwendung:** 2 Tropfen Ysopöl gibt man in eine Schüssel mit heißem Wasser und inhaliert dann für 10 Minuten den aufsteigenden Dampf. Man kann dies mehrmals täglich wiederholen.
**ACHTUNG:** Kleinkinder unter 2 Jahren sollte man nicht mit ätherischen Ölen inhalieren lassen.

### Ysop-Mandel-Öl

Auch als Einreibemittel ist Ysop gut verwendbar.
**Anwendung:** 3 Tropfen Ysopöl werden mit 2 Eßlöffel Mandelöl vermischt. Täglich reibt man dies auf der Brust ein.

### Kräuteröl-Mischung

Statt Ysopöl kann man auch folgende Kräuteröl-Mischung verwenden:
Jeweils 10 Gramm Zitronen-, Melissen- und Lavendelöl sowie 20 Gramm Eukalyptusöl mischt man in einem Parfümzerstäuber und gibt bei Bedarf mehrere Stöße in die Raumluft ab.

### Zitrone mit Olivenöl

Zitrone mit Olivenöl soll bei Husten ebenfalls gut helfen.
**Zubereitung:** Man mischt zu gleichen Teilen Olivenöl mit Zitronensaft und schüttelt gut durch.
**Anwendung:** Diese Mischung wird in kleinen Schlucken zu sich genommen.
**ACHTUNG:** Patienten mit Sodbrennen oder Durchfallneigung sollten auf dieses Hausmittel verzichten.

## Hals- und Rachenentzündung

Entzündungen in Hals und Rachen machen sich durch Trockenheit und Kratzen bemerkbar. Schnell treten beim Patienten auch Schluckbeschwerden auf. Hier kann man mit Hausmitteln schon eine ganze Menge ausrichten: Ob als Gurgelmittel, als heilender Tee oder als Wickel – Heilpflanzen haben bei Hals- und Rachenentzündungen meist guten und schnellen Erfolg.

**ACHTUNG:** Der Patient muß auf jeden Fall zum Arzt oder Therapeuten, wenn sich die Halsentzündung zu einer Angina mit Fieber und eitrigen Belägen auf den Mandeln entwickelt.

### Apfelessig

Apfelessig hilft bei Hals- und Rachenentzündungen.

**Anwendung:** Aus 1 Glas heißem Wasser und 1 Eßlöffel Honig sowie 1 Teelöffel Apfelessig braut man sich ein Getränk, das man mehrmals täglich langsam und schluckweise zu sich nimmt.

### Bibernelle-Melissen-Teemischung

Bibernelle-Melissen-Teemischung hilft vor allem dann, wenn sich die Rachen- und Halsentzündung zu einem Kehlkopfkatarrh ausgeweitet hat. Man mischt je 1 Eßlöffel Bibernellwurzel, Salbeiblätter, Johannis-und Melissenkraut.

**Zubereitung:** Wurzeln und Kräuter werden kleingeschnitten. Für 1 Tasse Tee benötigt man 1 Eßlöffel der Mischung, den man mit 1 Tasse kochendheißem Wasser übergießt und dann eine knappe 1/4 Stunde lang ziehen läßt. Danach seiht man alles durch ein Mulltuch ab.

**Anwendung:** 3mal täglich sollte man 1 Tasse dieses Tees trinken.

### Blutwurz-Tee

Blutwurz-Tee sollte bei Hals- und Rachenentzündungen im Wechsel mit Kamillen-Tee angewandt werden.

**Zubereitung:** 2 Teelöffel Blutwurz werden mit 1/4 Liter kaltem Wasser aufgesetzt, zum Kochen gebracht und muß zugedeckt ohne weiteres Erhitzen etwa 10 Minuten ziehen. Dann seiht man ab und läßt den Tee abkühlen, bis er lauwarm geworden ist.

**Anwendung:** Den Tee gibt man in eine Thermoskanne und gurgelt mit ihm bis zum Abklingen der Beschwerden stündlich im Wechsel mit Kamillen-Tee.

### Eichenrinden-Tinktur

Eichenrinden-Tinktur wird als Tee oder Gurgelmittel angewendet.

**Zubereitung:** 2 Eßlöffel Eichenrinde werden im Mörser zerstoßen und über Nacht in einem Tonschüsselchen in 0,2 Liter Wodka oder Korn eingeweicht. Nach 12 Stunden fügt man 1 Tasse Wasser zu, verschließt dicht mit Alufolie und läßt es im Backofen bei 180 Grad 1 Stunde schmoren. Man seiht durch einen Kaffeefilter ab.

**Anwendung als Tee:** Von dieser Tinktur mischt man 1 Eßlöffel mit 1 Tasse abgekochtem Wasser, bereitet einen Tee davon, den man mit Honig oder Fruchtzucker süßt. 3–5mal täglich sollte man 1 Tasse des Tees trinken.
**Anwendung als Gurgelmittel:** 1 Teelöffel der Tinktur wird mit 1 Tasse stillem Mineralwasser zum Gurgeln vermischt. 3–5mal täglich sollte man mit diesem Mittel gurgeln.

### Kamillen-Tee

Kamillen-Tee wird stündlich getrunken.
**Zubereitung:** 2 Teelöffel Kamillenblüten (Korbblütler!) übergießt man mit 1/4 Liter kochendem Wasser und läßt das Ganze zugedeckt 10 Minuten ziehen. Danach seiht man den Tee ab und läßt ihn abkühlen, bis er lauwarm ist. Die Schleimhäute beruhigen sich schneller, wenn man dem Gurgeltee 1 Teelöffel Butter oder Distelöl beimengt.
**Anwendung:** Bis die Hals- und Rachenentzündung abgeklungen ist, sollte man stündlich (im Wechsel mit Blutwurz- oder Eichenrinden-Tee) mit dem Kamillen-Tee gurgeln.

### Knoblauch mit Zitrone

Knoblauch mit Zitrone soll hervorragend bei Halsbeschwerden helfen.
**Zubereitung:** Man zerdrückt 2 Zehen Knoblauch und verrührt sie dann mit dem Saft von 1 Zitrone sowie 2 Eßlöffeln Olivenöl.
**Anwendung:** Täglich nimmt man davon 3mal 1 Teelöffel ein.

### Leinsamen

Leinsamen eignet sich ebenfalls gut zum Gurgeln oder auch als Halswickel.
**Zubereitung:** 3 Eßlöffel Leinsamen im Kühlschrank in 1 Tasse vollfetter Milch quellen lassen, dann 2 Tassen Wasser hinzugeben und kurz aufkochen.
Anwendung als Gurgelmittel: Man gurgelt mit der abgeseihten Brühe.
**Anwendung als Halswickel:** Den abgefilterten Leinsamen streicht man auf ein Leinentuch und legt dieses als Halswickel an.

### Malzessig

Malzessig ist ein hervorragendes Gurgelmittel. Man kann ihn auch zum Inhalieren nehmen.
**Zubereitung als Gurgelmittel:** Man mischt Essig und Salz in warmem Wasser.
**Zubereitung für Inhalation:** Man gibt 1 Teil Malzessig auf 4 Teile heißes Wasser und inhaliert dann diesen Dampf ein.

### Quittenwein

Quittenwein hilft bei konstitutioneller Heiserkeit.
**Zubereitung:** 2 reife Quitten werden kleingeschnitten und mit je 1 Zweig Rosmarin und Thymian sowie 2 Gewürznelken in einen Tontopf gelegt. Man bringt 1 Liter herben, naturreinen Weißwein mit der Quitten-Gewürz-Mischung zum Kochen (z.B. im Backofen). Nach dem Abkühlen soll der Topf unberührt 1 Woche lang ruhen. Dann gibt man 2 Eßlöffel Honig oder

Fruchtzucker zu und erhitzt den Topf nochmals auf 180 Grad. Nach 10 weiteren Tagen in einem kühlern Keller oder im Kühlschrank kann man den Wein abseihen. Ist er eingetrübt, muß man nochmals erhitzen und abfiltern, bis der Quitten-Wein klar bleibt.

**Anwendung:** 3mal täglich sollte man 1 Eßlöffel davon einnehmen.

**ACHTUNG:** Diabetiker dürfen keinen Honig, nur Fruchtzucker zu sich nehmen!

## Saathafer-Tee

Saathafer-Tee wurde schon früher gerne als Aufguß bei Hals- und Rachenentzündungen verordnet.

**Zubereitung:** 2–3 Teelöffel gequetschte Haferflocken werden mit 1 Tasse kochendem Wasser überbrüht. Man läßt den Aufguß 10 Minuten ziehen und seiht dann ab.

**Anwendung:** Täglich sollte man 3 Tassen des Tees trinken.

## Salbei-Tee

Salbei-Tee eignet sich ebenfalls gut als Gurgelmittel.

Man mischt 20 Gramm zerstoßene Eichenrinde mit jeweils derselben Menge Salbeiblätter und -blüten.

**Zubereitung:** Alles zusammen mit 1 Liter kaltem Wasser auf kleiner Flamme erwärmen, kurz aufkochen und dann 1/4 Stunde ziehen lassen. Dann durch ein Mulltuch abseihen.

**Anwendung:** Mehrmals täglich sollte man mit diesem Salbeitee kräftig gurgeln.

## Zitronensaft

Zitronensaft wird bei Halsentzündungen schon seit langem eingesetzt. Man kann den Saft trinken, ihn aber auch als probates Gurgelmittel verwenden.

**Zubereitung:** Man mischt den Saft von 1/4 Zitrone mit etwa 1/8 Liter warmem, zuvor abgekochtem Wasser.

**Anwendung:** Mit der ungesüßten Mischung gurgelt man täglich 3mal für etwa 1 Minute.

## Zitronen-Salz-Mischung

Ebenfalls wirksam ist die Zitronen-Salz-Mischung.

**Zubereitung:** Man mischt den Saft von 1 Zitrone mit 1/2 Teelöffel Meersalz oder Emser Salz und gibt dies in ein Glas warmes, zuvor abgekochtes Wasser.

**Anwendung:** 3–4mal täglich sollte man mit dieser Mischung gurgeln.

**ACHTUNG:** Patienten mit Bluthochdruck sollten keine Salzlösungen anwenden!

## Zwiebel-Milch

Zwiebel-Milch ist ein probates Hausmittel bei Halsschmerz und Husten.

**Zubereitung:** 3 große Zwiebeln werden kleingeschnitten und mit den Schalen (nur die äußerste entfernen!) in einen Tontopf geschichtet. Dann gibt man 1 Gewürznelke, 1 Teelöffel braunen Zucker sowie 1 Zweiglein Thymian dazu und bedeckt alles gut mit Wasser. Etwa 2 Stunden lang muß diese Mischung nun auf kleiner Flamme köcheln. Danach seiht man alles ab und preßt den Saft aus den Zwiebeln. 1/2 Tasse des Zwiebelsafts füllt man vor dem Trinken mit 1/2 Tasse heißer Milch auf.

Man kann den Zwiebelsaft auch kalt ausziehen: Zucker und kleingehackte Zwiebeln werden in einen Topf geschichtet. Man läßt sie 12 Stunden stehen und gibt erst dann das Wasser zu und preßt alles aus. Sonst verfährt man wie oben. Bei der kalten Zubereitung bleibt das Vitamin C voll erhalten.

**Anwendung:** Man trinkt 2–3mal täglich 1 Tasse dieser Zwiebelmilch.

## Schnupfen, Stirnhöhlen- und Kiefernhöhlenentzündung

Besonders unangenehm bei einer Erkältung ist der Schnupfen: Die Nase läuft und läuft. Leider geraten manchmal Krankheitserreger bis in die Stirn- und Kiefernebenhöhlen – das kann dann zu einer Entzündung führen. Mit Hausmitteln kann man jedoch etwas dagegen tun, und man sollte auf jeden Fall schnell dagegen vorgehen, bevor die Stirn- oder Kieferhöhlenentzündung chronisch wird. Dann läßt sie sich nämlich nur mehr schwer ausheilen.

**ACHTUNG:** Wenn man einen Stirnhöhlenkatarrh mit Hausmitteln behandelt und wenn nicht innerhalb von 2 Stunden eine deutliche Besserung des Gesundheitszustandes eintritt, muß man unbedingt zusätzlich Hilfe bei seinem Arzt oder Therapeuten suchen!

### Ätherische Öle

Ätherische Öle sollten in jeder Hausapotheke zu finden sein. Sie wirken besonders gut auf die Schleimhäute der Nase und machen sie wieder frei. Man kann das ätherische Öl von Arnika, Beifuß, Eukalyptus, Latschenkiefern, Lavendel, Melisse, Pomeranzen, Rosmarin oder Zitrone zum Inhalieren verwenden.

**Zubereitung:** Man gibt in eine Schüssel 3–5 Tropfen des Öls und gießt 1 Liter heißes Wasser darüber.

**Anwendung:** Kopf und Schüssel werden mit einem Tuch bedeckt. Man atmet die Dämpfe der ätherischen Öle abwechselnd durch Mund und Nase ein. Diese Anwendung kann man täglich 2–3mal machen.

Als Alternative kann man die Öle auch durch einen Parfumzerstäber in die Raumluft geben; oder auf feuchte Tücher ein paar Tropfen Öl träufeln und diese dann auf die Heizkörper hängen.

**ACHTUNG:** Auf ätherische Öle reagieren manche Patienten mit Hautreizungen. Dann muß dieses Hausmittel sofort abgesetzt werden.

**VORSICHT:** Ätherische Öle zur Inhalation und zum Einreiben sind weder für Säuglinge noch für Kleinkinder unter 2 Jahre geeignet!

### Andorn-Elixiers

Das Rezept des Andorn-Elixiers stammt wohl schon aus dem Mittelalter. Man mischt 10 Gramm Andornkraut, 30 Gramm Fenchelkörner, 15 Gramm Sonnenhut sowie 15 Gramm Katzenpfötchen (die letzten beiden sind Korbblütler!).

**Zubereitung:** Man nimmt 3 Eßlöffel dieser Mischung und kocht sie 3–4 Minuten in 1 Liter naturreinem Weißwein ab. Danach wird abgeseiht und das Elixier in einer Thermoskanne aufbewahrt. Man kann es noch mit Honig oder Fruchtzucker süßen.

**Anwendung:** Erwachsene nehmen davon die ganze Menge über den Tag verteilt. Kinder bis zu 6 Jahren mehrmals täglich 1 Teelöffel voll, Kinder bis zu 12 Jahren mehrmals täglich 1 Eßlöffel.

**ACHTUNG:** Diabetiker dürfen dieses Hausmittel nur mit Fruchtzucker gesüßt zu sich nehmen. Auf die täglichen Broteinheiten rechnen!

### Emser Salz

Emser Salz hilft auch gegen die lästigen Begleiterscheinungen des Schnupfens. Es macht die Nase wieder frei.

**Zubereitung:** 1 gestrichener Teelöffel Emser Salz wird in 1/8 Liter Wasser kurz aufgekocht. Man läßt das Ganze dann abkühlen.

**Anwendung:** Mit einer Pipette träufelt man die Mischung wie Nasentropfen mehrmals täglich in die Nase.

### Fenchel-Dill-Kräuter

Fenchel-Dill-Kräuter werden zum Inhalieren verwendet – ein altes Rezept, das schon von Hildegard von Bingen stammen soll. 20 Gramm getrocknetes Fenchelkraut und 80 Gramm trockene Dillspitzen werden gemischt.

**Anwendung:** 1 Eßlöffel der Mischung auf ein Backblech streuen und bei 250 Grad im Backofen backen. Wenn die Kräuter schwarz werden, öffnet man den Backofen und atmet die Dämpfe ein. Eine merkliche Besserung des Schnupfens sollte nach 24 Stunden zu spüren sein.

## Fieber

Fieber tritt manchmal auf, wenn ein Patient stark erkältet ist. Doch man sollte das Fieber nicht gleich mit Medikamenten bekämpfen: Es ist eine natürlich Reaktion des Körpers und leitet die Abtötung der Krankheitserreger ein. Nur wenn ein Patient sich beim Fiebern sehr schwach fühlt, der Kreislauf absackt und er über 39 Grad Fieber hat (was vor allem bei Kindern schnell der Fall ist), sollte man den Hausarzt oder Therapeuten benachrichtigen.

### Anis-Weidenrinden-Tee

Anis-Weidenrinden-Tee ist stark schweißtreibend. Man mischt den Tee aus je 20 Gramm Anis, Linden- und Holunderblüten, Rosmarin sowie 1 Eßlöffel zerstoßener Weidenrinde.

**Zubereitung:** 1 Eßlöffel der Mischung wird mit 1 Tasse kochend heißem Wasser überbrüht und soll dann 1/4 Stunde ziehen. Man kann den Tee mit Honig oder Fruchtzucker süßen.

**Anwendung:** 2–3mal täglich trinkt man 1 Tasse Tee noch warm und schluckweise. Man sollte bei Fieber Bettruhe einhalten und den Körper

# Krankheiten und Beschwerden von A bis Z und was dagegen hilft

des Kranken nach den Schweißausbrüchen abwaschen. Danach muß er schnell trockengerieben werden. Feuchtgeschwitzte Nachtwäsche und Bettzeug muß erneuert werden.

### Essigstrumpf

Ein Essigstrumpf bringt das Fieber schnell zum Sinken. Dieses Hausmittel stammt aus dem großen Erfahrungsschatz des Pfarrers Sebastian Kneipp.
**Zubereitung:** 1 Teil Essig wird mit 5 Teilen zimmerwarmem Wasser gemischt (insgesamt 1/4–1/2 Liter Flüssigkeit). Man legt Baumwollkniestrümpfe in die Essig-Wasser-Mischung und wringt diese gut aus.
**Anwendung:** Der Patient zieht die Strümpfe an. Beide Beine werden dann mit wollenen Tüchern gut umwickelt. Damit das Bettzeug trocken bleibt, kann man eine Plastikfolie darunter- und darüberlegen; jedoch nicht die Beine mit Plastikfolie einwickeln! Die Essigstrümpfe bleiben etwa 1 Stunde am Bein. Man kann diese Anwendung täglich 2 bis 3mal durchführen, bis das Fieber gesunken ist.

### Gerstenwasser mit Honig

Gerstenwasser mit Honig ist ein altes Fiebermittel.
**Zubereitung:** Man kocht 50 Gramm Gerste in 2 Liter Wasser, bis die Flüssigkeit zur Hälfte verdampft ist. Dann fügt man 2 Eßlöffel Honig oder Fruchtzucker zu. Man läßt diese Mischung auf Zimmertemperatur abkühlen und gibt dann den Saft von 1 Zitrone hinzu.

**Anwendung:** Über den Tag verteilt nimmt man das Gerstenwasser schluckweise zu sich.
**ACHTUNG:** Diabetiker dürfen nur mit Fruchtzucker süßen und müssen dies auf ihre täglichen Broteinheiten anrechnen.

### Kalte Wadenwickel

Kalte Wadenwickel sind ein probates und seit alters bekanntes Hausmittel bei Fieber.
**Zubereitung:** 2 Leinentücher werden in zimmerwarmes Wasser getaucht und zusammengelegt.
**Anwendung:** Man umwickelt beide Unterschenkel vom Knöchel bis zum Knie. Die Tücher sollten faltenfrei liegen; über sie kommt jeweils ein trokkenes Baumwolltuch und ein Wolltuch. Der Wickel sollte 20 bis höchstens 30 Minuten liegenbleiben, danach wird er abgenommen. Man kann aber erneut einen frischen Wickel anlegen, wenn der erste Wickel vom Patienten erwärmt wurde. Bleibt der erste Wickel jedoch kalt, und friert der Patient, muß man den Wickel entfernen.
**ACHTUNG:** Kalte Wickel, die länger als 40 Minuten aufliegen, haben oft gegenteilige Wirkung, denn es entsteht ein Wärmerückstau.
**VORSICHT:** Das Wasser für den Wadenwickel darf nie zu kalt sein. Bei fieberhaften Schüben kann es sonst zu Kreislaufbeschwerden kommen. Je höher das Fieber ist, desto höher sollte das Wasser temperiert sein.

## Zur Vorbeugung von Erkältungen

Zur Vorbeugung von Erkältungen kann man natürlich eine ganze Menge tun. Dann kommt man in der naß-kalten Jahreszeit um eine Erkältung herum. Hat man wirklich einmal nasse Füße bekommen oder mußte sich lange in zugig-nasser Gegend aufhalten, kann man mit ein paar "Sofortmaßnahmen" einer drohenden Erkältung vorbeugen. Aus Großmutters Hausschatz stammen diese bewährten Mittel:

### Badezusatz

Heilpflanzen wie Eukalyptus, Fichtennadeln, Melisse oder Thymian wirken vorbeugend als Badezusatz. Man kann das ätherische Öl dieser Pflanzen dem Bad zugeben. 5–8 Tropfen genügen schon für ein Vollbad.
**ACHTUNG:** Ekzempatienten und Kleinkinder dürfen nicht mit ätherischen Ölen behandelt werden.

### Heißes Fußbad

Ein heißes Fußbad ist schon seit alters ein gutes Mittel, um Erkältungen vorzubeugen – vor allem dann, wenn man ausgekühlt und durchfroren nach Hause kommt.
**Zubereitung:** Man füllt einen Eimer mit warmem Wasser – in einer Temperatur, die man als angenehm warm empfindet.
**Anwendung:** Füße und Unterschenkel werden für etwa 5 Minuten in das warme Wasser gestellt. Dazu trinkt man Lindenblüten-Tee mit Honig.

**ACHTUNG:** Wer ein Venenleiden hat, darf keine warmen Fußbäder machen!

### Holunderblüten-Tee

Holunderblüten-Tee ist zur Vorbeugung gegen eine Erkältung ideal. Er stärkt die körpereigenen Abwehrkräfte.
**Zubereitung:** 1/4 Liter kochendes Wasser wird über 1 gehäuften Teelöffel Holunderblüten gegossen. Man läßt den Tee 10 Minuten ziehen und seiht ihn dann ab. Nach Geschmack kann man mit 1 Teelöffel Honig oder Fruchtzucker süßen.
**Anwendung:** Der Tee wird nur mäßig warm getrunken; nach 3–4 Stunden trinkt man eine weitere Tasse.
**ACHTUNG:** Diabetiker trinken ihren Tee mit Fruchtzucker gesüßt. Man muß diesen auf die täglichen Broteinheiten anrechnen.

### Wechselduschen

Wechselduschen härten den Körper ab und machen ihn fit gegen Krankheitserreger. Ausschlaggebend ist der Temperaturunterschied, den man auch – warm eingepackt – durch Bewegung in frischer, kühler Luft erzielen kann.

### Lindenblüten-Tee

Lindenblüten-Tee mit Honig sollte man zu den Zeiten besonderer Ansteckungsgefahr (also im Spätherbst und im Frühjahr) trinken.
**Zubereitung:** 1 Teelöffel getrocknete Lindenblüten wird mit 1/4 Liter kochendem Wasser übergossen und muß dann 10 Minuten ziehen. Man

seiht den Tee ab und süßt ihn mit 1 Teelöffel Honig oder Fruchtzucker.
**Anwendung:** Man trinkt zunächst 1 Tasse des Tees, nur mäßig warm. Nach etwa 3–4 Stunden sollte der Patient eine weitere Tasse Lindenblüten-Tee zu sich nehmen.
**ACHTUNG:** Diabetiker dürfen ihren Tee nur mit Fruchtzucker süßen und müssen diesen auf die täglichen Broteinheiten anrechnen.

### Melissengeist

Melissengeist bekommt man in der Apotheke. Auch er beugt Erkältungskrankheiten vor.
**Zubereitung:** 1 Teelöffel Melissengeist wird in 1 Glas heißem Wasser aufgelöst und mit 1 Teelöffel Honig oder Fruchtzucker gesüßt.
**Anwendung:** Man sollte 2mal täglich ein Glas dieser Melissengeist-Mischung trinken.
**ACHTUNG:** Diabetiker dürfen nur mit Fruchtzucker süßen und müssen diesen auf die täglichen Broteinheiten anrechnen. Im Melissengeist ist Alkohol enthalten.

### Schwitzkuren

Schwitzkuren kannten unsere Großeltern schon, und dieses alte Hausmittel wird langsam wiederentdeckt. Allerdings wendet man es heute nicht mehr so radikal an wie früher. Aber auch eine "moderne" Schwitzkur sorgt dafür, daß der Körper eine Infektionskrankheit aus eigener Kraft überwindet. Zu Beginn einer Erkältung ist sie deshalb ein probates Mittel – allerdings nicht für Patienten mit Bluthochdruck.
**ACHTUNG:** Wer an Kreislaufabweichungen leidet, darf keine Schwitzkur ohne Erlaubnis seines Arztes machen! Schwitzkuren sollte man nicht allein durchführen. Kommt es zu Kreislaufbeschwerden, muß man sofort kreislaufstabilisierende Maßnahmen ergreifen. Man bricht in einem solchen Fall die Schwitzkur sofort ab, legt den Patienten ins erwärmte Bett, mißt den Blutdruck und zählt den Puls.
**Vorbereitung:** Für die Schwitzkur braucht man heißen Lindenblüten- oder Holunderblüten-Tee mit der Beigabe von wahlweise 1 Teelöffel Silberweide, Mädesüß, Veilchen, Stiefmütterchen, Ringelblumen (Korbblütler!) oder Primeln, 1 Wolldecke, 1 warmes Deckbett und frische Bettwäsche zum Wechseln.
**Zubereitung:** 3 gehäufte Teelöffel Lindenblüten (oder Holunderblüten) sowie 1 Teelöffel der oben angegebenen Pflanzen nach Wahl werden mit 1/4 Liter kochendem Wasser übergossen. Man läßt den Tee 10 Minuten ziehen, seiht ihn dann ab und süßt mit 1 Teelöffel Honig oder Fruchtzucker.
**Anwendung:** Der Patient duscht 12 Minuten möglichst warm, trinkt dann den Tee. Im angewärmten Bett macht man einen feuchten Ganzkörperwickel, und wickelt den Patienten dann in eine Wolldecke, in der er gut eingepackt 20 Minuten bleiben soll. Ätherische Öle, deren Duft dem Patienten

angenehm sind, werden mit dem Parfümzerstäuber in die Luft gesprüht; man sorgt für sanfte Entspannungsmusik und läßt den Kranken ruhen. Nach 20 Minuten nimmt man den Ganzkörperwickel ab, wäscht den Patienten mit einem feuchten Schwamm und sorgt für frische Nachtwäsche. Danach sollte man auf jeden Fall noch eine Bettruhe einhalten – wieder entspannt mit Musik und ätherischen Ölen.

### Wassertreten

Wassertreten ist – ähnlich wie Wechselduschen – ein gutes Abhärtungsmittel für den Körper. Man sollte regelmäßig wassertreten.
**Anwendung:** Man geht 1–3 Minuten lang bis zu den Waden in kaltem Wasser, im Tau oder Schnee bis zu den Knöcheln. Danach reibt man die Füße mit einem rauhen Tuch ab, bis sie sich normal und gut anfühlen.
**ACHTUNG:** Wer eine Kreislaufanomalie hat, berät sich vorher mit seinem Hausarzt oder Therapeuten.

# Frauenleiden

Viele Frauen haben hin und wieder Beschwerden im Unterleib. Gegen solche Beschwerden gibt es wirksame Hausmittel – doch darf man nicht glauben, sie könnten einen Arztbesuch ersetzen. Aber mit alten und einfachen Rezepten kann man so manches Leiden mildern.

## Blutarmut und Eisenmangel

Blutarmut und Eisenmangel sind bei keiner Frau normal und gehen mit lästigen Begleiterscheinungen einher wie Müdigkeit und Antriebslosigkeit. In der Volksmedizin werden von alters her dagegen Tees empfohlen:

### Brennessel-Frauenmantel-Tee

**Zubereitung:** Je 1 Teelöffel Brennesselkraut und Frauenmantel werden mit 1 Tasse kochendem Wasser überbrüht, sollten 10 Minuten ziehen und werden dann abgeseiht.
**Anwendung:** Täglich sollte man 3mal 1 Tasse trinken.

### Erdbeerblätter-Tee

**Zubereitung:** 2 Teelöffel junge Walderdbeer-Blätter werden mit 1/4 Liter Wasser überbrüht, sollten etwa 10 Minuten ziehen und werden dann abgeseiht.
**Anwendung:** Man trinkt diese Teemenge tagsüber.

### Heckenrosen-Kaltauszug

**Zubereitung:** 2 Eßlöffel kleingeschnittene und entkernte Heckenrosenfrüchte (Hagebutten) gibt man auf 1/4 Liter Wasser und läßt dies einige Stunden ziehen. Erst dann erwärmt man den abgeseihten Auszug auf Trinktemperatur.
**Anwendung:** Man trinkt die Teemenge über den Tag verteilt.

### Sauerkirschsaft

Sauerkirschsaft aus frischen Früchten soll ebenfalls gegen Blutarmut helfen. Auch viele andere – vor allem dunkle Säfte wie von Heidelbeeren, schwarzen Johannisbeeren, Schlehen, Roten Bete, Trauben – sollen blutaufbauend wirken.
Manche Heilkundige schwören auch auf – naturreinen – Rotwein.

## Periodenschmerzen und vegetative Dystonie des kleinen Beckens

Medizinisch nennt man diese Schmerzen, die an "den Tagen" auftreten, Dysmenorrhoe. Vor allem junge Mädchen und Frauen leiden darunter. Aber auch manche ältere Frauen haben ständig unter leichten bis mittelschweren Unterleibsschmerzen zu leiden.
Immer mehr Frauen möchten nicht jeden Monat zu chemischen Mitteln greifen, sondern wollen die Schmerzen auf natürliche Weise, mit alten Hausmitteln regulieren.

### Andorn-Aufguß

**Zubereitung:** 2 Teelöffel Andornkraut werden mit 1 Tasse kochendem Wasser übergossen, müssen 10 Minuten ziehen und werden dann abgeseiht.
**Anwendung:** Täglich trinkt man 1 Tasse dieses Tees.

### Frauenwein

Frauenwein für Frauen mit spärlicher oder verspäteter Menstruation wird aus jeweils 80 Gramm Gänsefingerkraut und Frauenmantel mit Blüte, 50 Gramm Silberweidenblättern sowie je 30 Gramm Kornblumenblüten (Korbblütler!), Buchweizensamen und Petersilienwurzel gemischt.
**Zubereitung:** Von den getrockneten Zutaten nimmt man 3 Eßlöffel, gibt sie in 3/4 Liter naturreinen Weißwein und erwärmt alles vorsichtig im Wasserbad. Man läßt das Kräuter-Wein-Gemisch dann etwa 1/2 Stunde köcheln, wobei man Leinenstreifchen im Kochwasser mitkocht (man braucht sie später zum Verschließen der Flasche).
Verschlossen stellt man den Wein 1 Woche ans Licht, filtert ihn dann ab (es dürfen keine Pflanzenreste mehr darin schwimmen) und erhitzt ihn nochmals im Wasserbad. Danach verschließt man ihn endgültig (z. B. mit einer Gummikappe).
**Anwendung:** Jeweils drei Tage vor und drei Tage nach dem Einsetzen der Regel trinkt man morgens und abends je 1 Likörglas dieses Frauenweins.

### Herzgespann-Frauenmantel-Tee

Herzgespann-Frauenmantel-Tee hilft immer dann, wenn Herzklopfen die Spannungsphase der Periode begleitet. Man mischt den Tee aus jeweils 30 Gramm Herzgespann, Frauenmantel, Sanikelkraut und Wolfstrappkraut.
**Zubereitung:** 1 gehäuften Eßlöffel der getrockneten Kräuter mit 1/2 Liter kochendem Wasser überbrühen, 10 Minuten ziehen lassen und dann abseihen.
**Anwendung:** Bei Herzklopfen trinkt man diese Teemenge innerhalb von 1/4 Stunde.

### Himbeerblätter-Tee

Himbeerblätter-Tee lindert ebenfalls Periodenschmerz.
**Zubereitung:** 25 Gramm Himbeerblätter werden mit 1/2 Liter Wasser zum Kochen gebracht. Man läßt dies etwa 10 Minuten stehen und seiht ab.
**Anwendung:** Der Tee sollte – in der Tagesmenge von 1/2 Liter – schon an den letzten Tagen vor Eintreten der Periode getrunken werden.

### Obstsalat mit Kräuterlikör

Ein enzymhaltiger Obstsalat mit Kräuterlikör kann krampfartige Regelschmerzen lindern.
**Zubereitung:** 1/4 Ananas wird fein gewürfelt. Dazu gibt man 1 Avocado in dünnen Scheiben sowie 3 Eßlöffel süßen Gemüsemais.
Das Ganze wird mit einer Mischung aus 3 Eßlöffel süßer Sahne, gemischt mit einem schmerzlindernden Likör, übergossen.

**Likörzubereitung:** 8 Eßlöffel Gänsefingerkraut, 3 Eßlöffel Damianakraut, 2 gemörserte Vanilleschoten und 8 gemörserte Kaffeebohnen werden mit soviel Wodka übergossen, daß er in einer Flasche 3 Finger hoch über den Kräutern steht. Man erhitzt das Ganze im Wasserbad, bis Siedeperlen aufsteigen, gibt 8 Eßlöffel Fruchtzucker zu, läßt alles 3 Tage stehen und erhitzt es dann erneut. Die Flasche muß vorsichtig geschwenkt werden, bis sich der Zucker auflöst. Danach wird sorgfältig abgeseiht.
Es sollte sich auf keinen Fall trüber Bodensatz bilden – sonst muß man nochmals erhitzen und erneut abseihen.
**Anwendung:** Man mischt den Likör zur Obstsalatmarinade oder trinkt täglich 1 Likörgläschen davon.

### Frauentrunk

Entkrampfend wirkt auch dieser Frauentrunk:
Man mischt 90 Gramm Gänsefingerkraut mit jeweils 60 Gramm Ringelblumen (Korbblütler!) und Frauenmantel.
**Zubereitung:** 1 gehäufter Eßlöffel der getrockneten Kräutermischung wird in 1/4 Liter kalter Milch angesetzt. Die Milch wird dann erhitzt und nach dem ersten Aufwallen und 5 Minuten Ziehen abgeseiht. Man gibt nun 1 Teelöffel Butter, 2 Teelöffel Fruchtzucker und 1 Prise Zimt zu.
**Anwendung:** Bei Krämpfen nimmt man diese Mischung mehrmals täglich zu sich.

### Haferkraut-Hopfenbollen-Bier

Haferkraut-Hopfenbollen-Bier wirkt, wenn man vor dem Einsetzen der Regel nachts Schmerzen hat. Man mischt je 50 Gramm blühendes Haferkraut und Hopfenbollen sowie 80 Gramm Gänsefingerkraut, 40 Gramm Silberweidenblätter und 35 Gramm Primelblüten.

**Zubereitung:** 3 gehäufte Eßlöffel der getrockneten Mischung werden in 1/2 Liter Dunkelbier kalt angesetzt, langsam zum Kochen gebracht und sollten dann 12 Minuten ziehen. Danach seiht man gut ab und süßt mit Honig oder Fruchtzucker.

**Anwendung:** Das Ganze sollte man als Schlummertrunk zu sich nehmen.

### Salbei-Walnuß-Einreibung

Eine Salbei-Walnuß-Einreibung ist dann gut, wenn kurz vor der Regel einige Tropfen Milch oder Wasser aus den Brustwarzen kommen.

**Zubereitung:** Je 30 Gramm Salbei mit Blüten und Walnußblätter sowie 50 Gramm Hopfenbollen werden getrocknet und mit 3/4 Liter Wodka vermengt. Das Ganze wird dann im Wasserbad erhitzt, bis Siedeperlen aufsteigen. Nach 3 Tagen Ruhezeit filtert man diesen "Aufgesetzten" ab.

**Innerliche Anwendung:** 3–5mal täglich trinkt man 1 Eßlöffel des Kräuterwodkas mit dem Saft von 1 Zitrone auf 1 Glas Mineralwasser.

**Äußerliche Anwendung:** Man reibt die schmerzenden Brüste mit dem Kräuterwodka ein.

**ACHTUNG:** Frauen, die unter schmerzenden Brüsten leiden, sollten milchtreibende Tees und Gewürze meiden. Als milchtreibend gelten: Anis, Basilikum, Bockshorn, Bortsch, Dill, Fenchel, Koriander, Kümmel, Majoran und Melisse.

### Krampfbutter

Die Krampfbutter wirkt – wie auch viele Küchenkräuter – krampflösend.

**Zubereitung:** 3 Teelöffel getrocknetes Gänsefingerkraut fein pulvern, mehrfach sieben und dann mit 1 Eßlöffel Tomatenmark, 1 Bündel feingehacktem, frischem Schnittlauch, je 1 Prise Ingwer- und Korianderpulver, 1 schwachen Teelöffel Vollmeersalz sowie 250 Gramm Butter vermengen.

**Anwendung:** Die Krampfbutter kann man pur als Brotaufstrich oder mit kaltem Braten, Fisch, Käse, Quark oder Tomaten genießen.

### Küchenkräuter

Küchenkräuter, die Krämpfe lösen, kann man gut als Mischung für ein Kräuteröl verwenden.

**Zubereitung:** 2 Handvoll frisches Gänsefingerkraut werden fein gehackt und in einer Flasche mit 1 Zweiglein Thymian und 2 Zweigen Zitronenmelisse vermischt. Darüber gibt man 3/4 Liter Färberdistelöl. Das Ganze läßt man im Halbdunkel 3 Wochen ausziehen und seiht das Öl dann ab.

**Innerliche Anwendung:** Das entkrampfende Kräuteröl nimmt man zum Kochen, für Braten und Salate her.

**Äußerliche Anwendung:** Das Öl verwendet man als Einreibung auf verspannte Körperpartien.

### Angelikawurzel- und Ringelblumenöl

(Korbblüter!) lindern ebenfalls unangenehmes Ziehen in den Brüsten. Man kann solche Öle in der Apotheke kaufen.
**Anwendung:** Einige Tropfen des entsprechenden Öls werden auf der Brust leicht einmassiert.
Eine Quark-Auflage hilft ebenfalls gegen Spannungsgefühl in der Brust.
**Zubereitung:** Man streicht einige Eßlöffel Quark auf ein Leinentuch.
**Anwendung:** Das mit Quark bestrichene Tuch wird etwa 15 Minuten auf die Brust gelegt.

### Schafgarben-Tee

Schafgarben-Tee (Korbblütler!) hilft bei krampfartigen Periodenschmerzen.
**Zubereitung:** 2 Teelöffel des getrockneten Krauts mit Blüten mit 1 Tasse kochendheißem Wasser überbrühen, 10 Minuten ziehen lassen und dann abgeseihen.
**Anwendung:** Man trinkt diese Teemenge tagsüber.
**ACHTUNG:** Schafgarben-Tee sollte vor allem auch bei zu starker Blutung getrunken werden.

### Schafgarben-Bad

Ein Schafgarben-Bad bringt spürbare Linderung bei krampfartigen Beschwerden.

**Zubereitung:** Für ein Vollbad nimmt man 50–75 Gramm getrocknete Schafgarbe (Korbblütler!), die man mit 1 Liter kochendem Wasser übergießt. Man läßt die Schafgarbe 10 Minuten ziehen und seiht dann sorgfältig ab. Diese Flüssigkeit setzt man dem Badewasser zu. Für ein Sitzbad benötigt man nur etwa 25 Gramm getrocknetes Schafgarbenkraut.
**Anwendung:** Man sollte etwa 15 Minuten lang bei 38 Grad baden.
**ACHTUNG:** Nach der Berührung mit Pflanzenteilen der Schafgarbe soll man die Haut nicht der Sonne aussetzen; es kann sonst zu Hautschuppungen und danach zu Juckreiz kommen.

### Warme Kräutersuppe

Eine warme Kräutersuppe hat schon Pfarrer Kneipp all jenen Frauen empfohlen, bei denen die Periode schwer einsetzt.
**Zubereitung:** 1 Stengel Rosmarin, 2 Thymianzweige, 12 Blattstiele Gänsefingerkraut, 8 Stengel Petersilie, 1 Stiel Liebstöckel, 8 Blätter Spitzwegerich gibt man in 1 Liter Wasser. Dazu kommen je 2 Teelöffel Vollmeersalz und Fruchtzucker sowie 1/2 Teelöffel Zitronensäure. Man läßt das Ganze 1/4 Stunde kochen und entfernt dann die Kräuter. Nun rührt man entweder Glasnudeln oder aber gemuste, gekochte Gemüse (wie Möhren, Kartoffeln, Sellerie) ein. Frauen, die viel Wasser einlagern, können auch Reis oder Spargel an diese Kräutersuppe geben.

# Krankheiten und Beschwerden von A bis Z und was dagegen hilft

**Anwendung:** Die Kräutersuppe wird mehrmals täglich gegessen.

### Wiesenknopf-Tee

Wiesenknopf-Tee lindert ebenfalls Menstruationsbeschwerden.
**Zubereitung:** Man nimmt 4–5 Eßlöffel Wurzeln (oder auch Kraut) auf 1/4 Liter kochendes Wasser, läßt alles 10 Minuten ziehen und seiht dann ab.
**Anwendung:** Alle 2 Stunden sollte man 1 Teelöffel dieses Tees zu sich nehmen.

### Wolfstrappkraut-Baldrian-Teemischung

Die Wolfstrappkraut-Baldrian-Teemischung hilft immer dann, wenn nervöse Erregungszustände vor dem Einsetzen der Regel vorhanden sind. Man mischt jeweils 30 Gramm Wolfstrappkraut, Johanniskraut mit Blüten, Zitronenmelisse, Primel- und Baldrianblüten.
**Zubereitung:** 1 gehäufter Eßlöffel der Mischung wird mit 1/2 Liter kochendem Wasser überbrüht, sollte 10 Minuten ziehen und wird dann abgeseiht.
**Anwendung:** 4 Tage vor dem Einsetzen der Regel sollte man beginnen, täglich 5 Tassen dieser Teemischung zu trinken.

### Zuckerrüben-Sirup

Zuckerrüben-Sirup soll helfen, wenn die Menstruation verspätet einsetzt.
**Zubereitung:** Man kocht 1 frische Zuckerrübe, bis sie weich ist. Dann nimmt man sie aus dem Topf und läßt das Wasser so lange weiterkochen, bis es zu Sirup wird.
**Anwendung:** Von diesem Sirup trinkt man täglich bis zu 4mal 1 Tasse.

### Gänsefingerkraut-Eichenrinde-Tee

Bei zu starker Regelblutung hilft Gänsefingerkraut-Eichenrinde-Tee. Man mischt dafür 60 Gramm Gänsefingerkraut, 50 Gramm Fünffingerwurzel, 40 Gramm Eichenrinde, 30 Gramm Schafgarbe mit Blüte (Korbblütler!) sowie 30 Gramm Hirtentäschelkraut.
**Zubereitung:** 3 gehäufte Teelöffel der getrockneten Mischung werden mit 1/2 Liter kochendem Wasser überbrüht, sollten 10 Minuten ziehen und werden dann abgeseiht.
**Anwendung:** 3 Tage lang trinkt man täglich 1 Liter dieses Tees.

## Überaktivität

Kurz vor der Regel sind manche Frauen richtiggehend putz- und arbeitswütig.

### Fenchelsuppe

Dagegen hilft diese Fenchelsuppe:
**Zubereitung:** Je 25 Gramm Lavendel- und Primelblüten werden mit je 10 Gramm Fenchel- und Sternanissamen sowie 40 Gramm Angelikawurzel und 1 gemörserten Stange Zimtrinde vermischt. 2 Eßlöffel der getrockneten Zutaten setzt man in 1 Liter Wasser auf und kocht 1 frische Fenchelknolle mit. Ist diese gar, so nimmt man sie heraus und seiht den Sud sorgfältig

ab. Die Fenchelknolle wird gemust, in die Restbrühe gegeben und mit Vollmeersalz gewürzt.

**Anwendung:** Auf 3 Portionen verteilt trinkt man vor allen Hauptmahlzeiten 1 große Tasse dieser Suppe.

## Wechseljahrbeschwerden

Wechseljahrbeschwerden setzen bei vielen Frauen nach dem Ausbleiben der Periode ein. Man sollte vor allem einmal versuchen, sich in der Zeit "danach" bewußt zu machen, daß man nichts verloren hat, sondern im Gegenteil das Leben jetzt auf ganz andere Weise genießen kann. Eine Frau ist ja nicht weniger wert, nur weil sie keine Kinder mehr gebären kann. So manche Wechseljahresbeschwerden haben hauptsächlich psychische Ursachen. Und die kann man in den Griff bekommen, indem man die natürlichen Vorgänge, den eigenen Körper und sich selbst zu akzeptieren lernt. Der natürliche Übergang der hormonellen Umstellung von der körperlich fruchtbaren in die unfruchtbare Lebensphase der Frau bringt neben der psychischen Belastung aber auch körperliche Beschwerden mit sich: Hitzewallungen und Schweißausbrüche, Kopfschmerzen, Schlafstörungen, Unruhe und nervöse Verstimmungen sind einige davon. Hier kann man so manches Leiden mit natürlichen Hausmitteln lindern.

### Ätherische Öle

Ätherische Öle – wie etwa das der Zypresse – können bei diesen Beschwerden helfen. Man kann ein Bad mit 5–8 Tropfen eines ätherischen Öls anreichern, man kann sich aber auch nach dem normalen täglichen Duschen mit ätherischen Ölen verwöhnen.

**Anwendung:** Man mischt 4 Tropfen Zypressenöl mit 2 Eßlöffeln Sojaöl und massiert den ganzen Körper damit ein.

### Rosmarin-Tee

Rosmarin-Tee hilft ebenfalls gegen allgemeine Beschwerden in den Wechseljahren.

**Zubereitung:** 1 Teelöffel Rosmarin wird mit 1 Tasse kochendem Wasser überbrüht und soll dann 10 Minuten ziehen.

**Anwendung:** Täglich sollte man 2–3 Tassen trinken.

### Salbei-Tee

Salbei-Tee hat vor allem schweißregulierende Wirkung – er ist also ein gutes Mittel gegen die in den Wechseljahren manchmal auftretenden Schweißausbrüche.

**Zubereitung:** 1 gehäufter Teelöffel Salbeiblätter wird mit 1/4 Liter kochendem Wasser überbrüht, muß 15 Minuten ziehen und wird dann abgeseiht.

**Innerliche Anwendung:** Salbei-Tee sollte man 3–4 Wochen lang als Kur trinken. Dann nimmt man täglich 2 Tassen Tee sehr warm, ungesüßt und schluckweise zu sich.

**Äußerliche Anwendung:** Man kann den Tee abgekühlt gut für Abwaschungen bei unangenehmem Schweißgeruch verwenden.

### Heublumen-Bad

Das Heublumen-Bad ist eine gute Ergänzung innerlich angewandter Hausmittel. Man kann in der Apotheke fertige Heublumen-Badezusätze kaufen. Die Anwendung geschieht nach der Packungsanleitung.

### Wechselfußbäder

Wechselfußbäder können dafür sorgen, daß Unruhe und nervöse Verstimmungen aufhören. Man kann solche Fußbäder als Kur alle 2 Tage machen.
**Zubereitung:** In 2 hohe Fußwannen (oder Eimer) kommt Wasser: einmal 38–40 Grad warm, das andere mit 10 Grad Temperatur. Man kann jedem Fußbad noch 1 Handvoll Hopfenblüten beifügen. Sie wirken nicht nur beruhigend, sondern regen auch die Resthormonbildung an.
**Anwendung:** Man stellt die Füße für 5 Minuten in den Eimer mit warmem Wasser, danach für 10 Sekunden in das Gefäß mit kaltem Wasser. Dies wiederholt man zunächst 2mal; später kann man bis zu 5mal wechseln.

## Weißfluß (Fluor)

Natürlich muß man erst einmal zum Facharzt. Er wird feststellen, was die genaue Ursache dafür ist. Liegen keine Infektionen vor, kann man von einem konstitutionellen Fluor ausgehen und

durchaus auf altbekannte Hausmittel zurückgreifen.

### Waschungen im Genitalbereich

Waschungen im Genitalbereich haben eine heilende Wirkung. Man kann die Waschungen aus mehreren Kamillen-Mischungen zubereiten: Man gibt dann zu 1 Teil Kamille (Korbblütler!) jeweils 1 Teil Weiße Taubnessel, Frauenmantel oder Thymian.
**Anwendung:** Man nimmt jeweils 1 gehäuften Eßlöffel der jeweiligen Mischung, übergießt sie mit 1 Liter kochendem Wasser, läßt sie 10 Minuten ziehen und seiht dann ab. Nach dem Auskühlen wäscht man sich den Intimbereich damit.

### Joghurt-Einlagen

Zur Ausbalancierung der Scheidenflora sollte man 2 Wochen lang jeden 2. Tag Joghurt-Einlagen machen.
**Anwendung:** Mit einem Kinderklistier werden 2 ccm Joghurt (einer rechtsdrehenden Kultur) oder Kefir ziemlich hoch in das Scheidengewölbe eingebracht.

### Knoblauch

Häufig wiederkehrende Infekte kann man abwechselnd mit der Joghurt-Einlage und Knoblauch in den Griff bekommen.
**Anwendung:** An den "joghurtfreien" Tagen schält man 1 kleine frische Knoblauchzehe. Man taucht einen Gazestreifen in ein Gemisch aus 1 Teil Essig und 9 Teilen Wasser und wickelt

die Knoblauchzehe darin ein. Wie einen Tampon führt man dies dann möglichst tief in die Scheide ein. Als Rückholfaden läßt man einen Streifen der Gaze heraushängen.

## Teekuren

Auch Teekuren können gegen Fluor helfen. Von Pfarrer Künzle stammt folgende Teemischung: Jeweils 60 Gramm Schachtelhalmkraut, Taubnesselkraut mit Blüte und Frauenmantel mit Blüte sowie je 30 Gramm Schafgarbe mit Blüte (Korbblütler!) und Hirtentäschelkraut trocknen.

**Zubereitung:** 2 gehäufte Eßlöffel dieser Mischung auf 3/4 Liter kochendes Wasser geben und 10 Minuten ziehen lassen. Danach wird abgeseiht.

**Anwendung:** Diese Teemenge wird über den Tag verteilt 3–4 Wochen lang täglich getrunken.

Als Tee zur Behandlung von Fluor eignen sich außerdem Ackerminze, Bärentraubenblätter, Schwarze Johannisbeerenblätter, Kamille (Korbblütler!), Quendel, Salbei, Malvenblüten und Wegwarte. Man kann diese Einzeltees auch gut jeweils nach einigen Tagen abwechseln.

## Taubnessel-Brunnenkresse-Teemischung

Wenn die Scheide gleichzeitig zu Fluor und zu Entzündungen neigt, sollte man die Taubnessel-Brunnenkresse-Teemischung versuchen. Man mischt dabei 20 Gramm Taubnesselblüten, je

50 Gramm Brunnenkresseblätter und gemörserte Sonnenhutwurzel (Korbblütler!), 20 Gramm Vogelknöterichkraut sowie 80 Gramm Frauenmantel mit Blüte.

**Zubereitung:** 3 gehäufte Eßlöffel der Mischung werden mit 1 Liter kochendem Wasser überbrüht, müssen 10 Minuten ziehen und werden dann abgeseiht.

**Anwendung:** Man trinkt diese Teemenge über den Tag verteilt.

## Eichenrinde-Blutwurz-Teemischung

Ist die Scheide außerdem wund, empfiehlt sich eine Eichenrinde-Blutwurz-Teemischung. Dabei vermengt man jeweils 50 Gramm gemörserte Eichenrinde, gemörserte Blutwurz, Schachtelhalmkraut und Breitwegerichblätter.

**Zubereitung:** Man nimmt 3 gehäufte Eßlöffel der getrockneten Mischung auf 1 Liter kochendes Wasser, läßt den Tee 10 Minuten ziehen und seiht dann ab.

**Anwendung:** Als Tee trinkt man täglich 5 Tassen; äußerlich wendet man dasselbe Teegemisch für Intimwaschungen an.

## Quark

Gegen nur äußere Wundheit der Scheide kann auch Quark helfen.

**Anwendung:** Auf eine Damenbinde streicht man messerrückendick Vollfettquark. Sobald der Quark trocken geworden ist, wird die Binde gewechselt. Diese Anwendung ist auch Berufstätigen möglich.

# Hautprobleme

Hautprobleme treten heute immer häufiger auf. Nicht nur kleine Pickel oder Hautunreinheiten, sondern auch echte Hautkrankheiten wie etwa Schuppenflechte machen den Menschen zu schaffen. Solche schweren Hauterkrankungen müssen natürlich vom Arzt oder Therapeuten behandelt werden. Doch so manches Hausmittel kann die ärztliche Therapie unterstützen.

## Akne und Hautunreinheiten

Akne und Hautunreinheiten kommen überwiegend bei jungen Menschen vor. Man kennt verschiedene Hausmittel, die dagegen helfen können.

### Augentrost-Aufguß

Ein Augentrost-Aufguß wird sehr erfolgreich bei Gesichtswaschungen gegen Hautunreinheiten und Akne angewandt.

**Zubereitung:** 2 Teelöffel Augentrostkraut mit 1/4 Liter kochendem Wasser übergießen und dann 10 Minuten ziehen lassen. Danach seiht man durch und läßt den Aufguß abkühlen.

**Anwendung:** Mit dem Augentrost-Aufguß wäscht man regelmäßig morgens und abends das Gesicht ab.

### Honig und Milch

Honig und Milch sind beides alte Hausmittel – nicht nur für die Schönheit (siehe auch Kapitel 6), sondern durchaus auch gegen Hautunreinhei-ten. Beide sorgen dafür, daß Pickel und Pustel verschwinden. Hier nur ein Hausrezept:

**Zubereitung:** Honig und Milch werden zu gleichen Teilen gemischt; dann fügt man den Saft von 1/2 Zitrone hinzu und schüttelt alles in einer Flasche gut durch.

**Anwendung:** Man bestreicht täglich abends das Gesicht mit dieser Honig-Milch-Mischung und wäscht sie am nächsten Morgen mit lauwarmem Wasser ab.

### Karottensaft

Karottensaft soll ausgezeichnet gegen Akne und Pickel helfen. Denn er reinigt den Körper von innen, vor allem die Leber.

**Anwendung:** Täglich sollte man 1 bis 2mal 1/2 Glas frisch gepreßten Karottensaft trinken.

### Krautsaft

Krautsaft stammt aus der alten französischen Hausmedizin. Er gilt als "Reinigungsmittel des Körpers".

**Anwendung:** Kleine Mengen Krautsaft fügt man anderen Gemüsesäften oder auch Suppen zu.

**ACHTUNG:** Krautsaft enthält einen hohen Enzymanteil und kann deshalb abführend wirken.

Kräutermasken helfen bei vielerlei Hautproblemen.

### Blaue Maske

Die blaue Maske wendet man vor allem bei fettiger, unreiner und schlecht durchbluteter Haut an.

**Zubereitung:** In einer Kaffeetasse 1 gehäuften Eßlöffel getrocknete Kornblumenblüten (Korbblütler!) mit kochendem Wasser überbrühen. Man läßt dies auf Handwärme abkühlen und gibt dann soviel weißen Ton hinzu, bis man eine gut streichbare Paste hat.

**Anwendung:** Die Paste streicht man auf die Haut, läßt sie etwa 10–15 Minuten antrocknen und wäscht sie dann mit viel lauwarmem Wasser ab.

### Gelbe Maske

Die gelbe Maske nimmt man, wenn man unter gereizter, trockener und gespannter Haut leidet.

**Zubereitung:** 1 gehäufter Eßlöffel getrocknete Ringelblumen (Korbblütler!) sowie eine erbsgroße Menge gemahlene Kurkumawurzel werden in einer Tasse mit kochendem Wasser überbrüht und sollten auf Handwärme abkühlen. Dann vermischt man das Ganze mit weißem Ton – es soll sich eine streichfähige Paste bilden. Unter die fertige Paste mischt man noch 1 Teelöffel gutes Olivenöl.

**Anwendung:** Man streicht die gelbe Maske auf die Haut, läßt sie 1/4 Stunde lang antrocknen und wäscht sie dann mit viel lauwarmem Wasser ab.

### Grüne Maske

Die grüne Maske hilft bei müder Haut.

**Zubereitung:** In einer Tasse mischt man gehackte Minze und gehackte Petersilie zu gleichen Teilen. Man kann beides getrocknet (dann jeweils 1 Eßlöffel) oder frisch (dann sollte die Tasse etwa 3/4 voll sein) verwenden. Das Ganze wird mit kochendem Wasser überbrüht und nach dem Abkühlen mit weißem Ton vermischt.

**Anwendung:** Man trägt die grüne Maske auf, läßt sie 10–15 Minuten einwirken und wäscht sie dann mit reichlich lauwarmem Wasser ab.

### Lavendelöl

Lavendelöl wird auf Aknestellen getupft:

**Zubereitung:** Man mischt 5 Tropfen ätherisches Lavendelöl mit 2 Eßlöffeln Mandelöl.

**Anwendung:** 2mal täglich trägt man dieses Lavendelöl auf.

### Lavendel-Arnika-Essig

Lavendel-Arnika-Essig ist ein gutes Mittel bei Aknehaut.

**Zubereitung:** Man mischt 20 Gramm Lavendelblüten und 10 Gramm Arnikablüten und gibt dies in eine Flasche mit 1 Liter Apfelessig. 2 Wochen lang muß die Mischung in der Sonne stehen und täglich morgens und abends gut geschüttelt werden. Danach wird die Flüssigkeit abgeseiht und in eine gut verschließbare Flasche gefüllt.

**Anwendung:** Man gibt einen Schuß des Lavendel-Arnika-Essigs ins Waschwasser. Oder man betupft die Aknestellen mit einem Wattebausch, den man vorher in puren Lavendel-Arnika-Essig getaucht hat.

### Rote-Bete-Saft

Auch Rote-Bete-Saft soll den Körper reinigen und Akne schwinden lassen.
**Anwendung:** Täglich trinkt man 1–2 kleine Gläser davon.

### Stiefmütterchen-Tee

Reiner Stiefmütterchen-Tee gilt ebenfalls als probates Mittel gegen Hautunreinheiten und Akne.
**Zubereitung:** 2 Teelöffel Stiefmütterchenkraut übergießt man mit 1/4 Liter kochendem Wasser, läßt alles 10 Minuten ziehen und seiht dann ab.
**Anwendung als Tee:** Man sollte täglich 3 Tassen ungesüßten Tee trinken (auch als Teekur).
**Äußerliche Anwendung:** Mit Stiefmütterchen-Tee sollte man sich regelmäßig morgens und abends das Gesicht waschen.

## Hautausschläge

Gegen Hautausschläge helfen verschiedene Pflanzen. Man wendet einen Aufguß davon äußerlich als Umschlag an. Dabei bleibt die Anwendung gleich: Man tränkt ein Leinenläppchen mit dem lauwarmen Aufguß und betupft die befallenen Hautstellen damit.
Hier folgt eine kleine Pflanzen-Auswahl, die für diese Behandlung in Frage kommt:

### Ackerschachtelhalm

Ackerschachtelhalm ist wassertreibend und gilt als "blutreinigend". Er enthält unter anderem die für die Haut so wichtige Kieselsäure.
**Zubereitung:** 2 Eßlöffel Ackerschachtelhalmkraut werden mit 1/4 Liter kochendem Wasser überbrüht.

### Alant

Alant wirkt desinfizierend. Die Pflanze enthält bis zu 50 Prozent Inulin, ätherische Öle sowie Bitterstoffe.
**Zubereitung:** 1–2 Teelöffel Alant-Wurzeln (Korbblütler!) werden mit 1/2 Liter Wasser überbrüht.

### Borretsch

Borretsch ist entzündungshemmend. Die Pflanze enthält Gerb- und Schleimstoffe, Saponin, Kieselsäure und Minerale.
**Zubereitung:** 2–5 Eßlöffel Kraut brüht man mit 1/4 Liter Wasser auf.

### Frauenmantel

Frauenmantel unterstützt den Stoffwechsel im Körper. Er enthält ätherische Öle, Saponine, Bitterstoffe sowie Salizylsäure.
**Zubereitung:** 4 Teelöffel Blätter werden mit 1 Tasse kochendem Wasser überbrüht und müssen 10 Minuten ziehen.

### Gänseblümchen

Gänseblümchen (Korbblütler!) unterdrückt entzündliche Hautausschläge. Es enthält Saponine, ätherische Öle,

Schleimsubstanzen, Gerb- und Farbstoffe.
**Zubereitung:** 4–5 Eßlöffel getrockneter Blüten werden mit 1/4 Liter kochendem Wasser überbrüht.

### Hirtentäschel

Hirtentäschel hat eine zusammenziehende Wirkung, unter anderem wegen ihres Gehalts an Gerbstoffen.
**Zubereitung:** 6 Teelöffel getrocknetes Kraut mit 2 Tassen kaltem Wasser übergießen und 8 Stunden stehen lassen.

### Kamille

Kamille (Korbblütler!) hilft immer dann, wenn man Wundsein bekämpfen will. Sie enthält unter anderem ätherische Öle.
**Zubereitung:** 3 Eßlöffel getrocknete Blüten gibt man in 1/4 Liter kochendes Wasser.

### Lein

Lein wirkt ebenfalls entzündungshemmend.
**Zubereitung:** Zerstoßene Samen mischt man mit Wasser zu einem Brei. Nach kurzer Quellzeit trägt man sie auf.

### Pestwurz

Pestwurz (Korbblütler!) wirkt abschwellend.
**Anwendung:** Frische Blätter werden auf die betroffenen Hautstellen gelegt.

### Pfennigkraut

Pfennigkraut wirkt zusammenziehend und enthält die für die Haut wichtige Kieselsäure und bakterientötende Stoffe.
**Zubereitung:** Ein Brei aus frischen, zerstoßenen Blättern wird auf die Hautstellen gelegt.

### Taubnessel

Taubnessel wirkt zusammenziehend und entzündungshemmend.
**Zubereitung:** 2 Eßlöffel Blüten werden mit 1/4 Liter kochendem Wasser überbrüht.

### Wundklee

Wundklee (Korbblütler!) ist entzündungshemmend. Er enthält Gerbstoffe, und Saponine.
**Zubereitung:** 4–6 Eßlöffel Blüten überbrüht man mit 1/4 Liter kochendem Wasser.

## Warzen

Warzen sind vielen Betroffenen unangenehm, auch wenn sie nicht in jedem Fall Schmerzen verursachen. Es gibt allerlei bewährte Hausmittel, um Warzen loszuwerden.

### Bärlauchsaft

Bärlauchsaft ist ein uraltes Warzenmittel, auf das schon unsere Großmütter schwörten.
**Anwendung:** Man gibt einige Tropfen frisch gepreßten Bärlauchsaft oder zerquetschte Bärlauchblätter auf die Warzen. Mehrmals wiederholen!

### Braunwurz

Braunwurz gilt als erprobtes Warzenmittel.

**Anwendung:** Man mörsert frische Braunwurzblätter mit Salz und streicht diesen Brei auf ein Mulläppchen, das man dann mit einem Pflaster über der Warze befestigt.

### Hauswurzsaft

Hauswurzsaft bringt Warzen ebenfalls zum Abklingen.

**Anwendung:** Man träufelt Hauswurzsaft auf Gaze und bindet diese dann – mit einer Plastikfolie vor dem Austrocknen geschützt – auf die Warze.

### Knoblauchöl

Auch Knoblauchöl soll gegen Warzen helfen.

**Anwendung:** Man streicht täglich ein paar Tropfen des Knoblauchöls auf die Warzen.

### Löwenzahnsaft

Löwenzahnsaft kennt man schon aus Großmutters Zeiten als probates Warzenmittel.

**Anwendung:** Man betupft die Warzen mehrmals täglich mit dem weißen Milchsaft des Löwenzahns.

### Rizinusöl

Rizinusöl ist von alters her als Warzenmittel bekannt.

**Anwendung:** Um Erfolg zu erzielen, muß man 2–3 Wochen lang die Warzen mehrmals täglich mit einigen Tropfen Rizinusöl einreiben.

### Scharbockskraut

Scharbockskraut wird als Umschlag gegen Warzen empfohlen.

**Zubereitung:** 2 Eßlöffel des Krauts mit 1/4 Liter kochendem Wasser überbrühen.

**Anwendung:** Man tränkt ein Läppchen mit diesem Tee und bindet es mit einem Pflaster über der Warze fest. Täglich mehrmals sollte man diesen Umschlag erneuern.

## Dornwarzen

Bei Dornwarzen hilft eine Strumpfeinlage aus frischem Schöllkraut:

### Schöllkraut

**Anwendung:** Die Warze im Strumpf sollte genau unter dem Kraut liegen. Diese Einlage muß täglich erneuert werden.

**ACHTUNG:** Schöllkraut darf ohne therapeutische Anleitung nur äußerlich angewendet werden.

### Speichel

Speichel ist wohl eines der ältesten und einfachsten Warzenmittel überhaupt.

**Anwendung:** Die Warze wird immer wieder mit eigenem Speichel bestrichen.

### Thuja-Tinktur

Thuja-Tinktur ist als Warzenmittel ebenfalls gut bekannt.

**Anwendung:** Man bepinselt die Warze morgens und abends mit ein paar Tropfen Thuja-Tinktur.

### Wolfsmilch

Wolfsmilch ist – ebenso wie Schöllkraut – ein uraltes Warzenmittel.
**Anwendung:** Man bestreicht die Warzen mit dem weißen Saft der Wolfsmilch oder aber mit dem gelben Saft
von Schöllkraut.
**ACHTUNG:** Sowohl Wolfsmilch wie
auch Schöllkraut dürfen ohne ärztliche
Anweisung nur äußerlich angewendet
werden! Man sollte Wolfsmilch auch
niemals länger als 14 Tage benutzen.

### Zwiebelscheiben

Zwiebelscheiben sind nach Pfarrer
Künzle ein gutes Mittel gegen Warzen
und auch gegen Hühneraugen.
**Anwendung:** Man schneidet eine
Zwiebel in Scheiben und legt diese
in Essig ein. Dann befestigt man eine
solche Scheibe auf der entsprechenden Hautstelle.

## Sommersprossen

Sommersprossen sind eigentlich keine
Hautunreinheit, sondern können ein
Schönheitsattribut sein (in Kapitel 6
finden Sie einige Tips aus Großmutters
Zeit gegen Sommersprossen). Wer
seine Sommersprossen loswerden
möchte, dem hilft vielleicht der Honig-
Zitrone-Glycerin-Saft:

### Honig-Zitrone-Glycerin-Saft

**Zubereitung:** 250 Gramm Honig, der
Saft von 1 Zitrone, 60 ml Glyzerin und
60 ml 70%iger Alkohol werden miteinander gut vermischt.
**Anwendung:** Man betupft regelmäßig

abends die Haut damit und wäscht
sie am nächsten Morgen mit lauwarmem Wasser ab. Nach und nach verschwinden die Sommersprossen.
**ACHTUNG:** Tauchen Sommersprossen
plötzlich auf, sollte man auf jeden Fall
den Arzt oder Therapeuten aufsuchen.
Es könnte sich unter Umständen um
einen Hautkrebs handeln.

## Wunde oder spröde Fußhaut

Wunde oder spröde Fußhaut bildet
sich oft bei Menschen, die viel stehen
oder gehen müssen. Manchmal
kommt es zu schwieligen und rissigen
Stellen an den Füßen. Das läßt sich
mit ein paar bewährten Hausmitteln
beheben.

### Bärlauch-Heilöl

Bärlauch-Heilöl ist ein Rezept, das uns
aus uralten Zeiten überliefert wurde.
**Zubereitung:** 10 Gramm Bärlauch,
5 Gramm Ringelblumenblüten (Korbblütler!), je 2 Gramm Rosmarin- und
Lavendelblüten werden in warmes
Olivenöl eingerührt und sollten 3 Minuten köcheln. Dann läßt man dies
erkalten und stellt die Mischung über
Nacht kühl. Am nächsten Tag erhitzt
man alles noch einmal vorsichtig und
rührt es für knapp 10 Minuten gut
durch. Man läßt die Flüssigkeit abkühlen, bis sie handwarm ist, seiht sie
durch ein Mulltuch und füllt sie dann
in gut verschließbare Glasgefäße.
**Anwendung:** Bei Bedarf trägt man das
Öl dünn auf die betroffenen Stellen
auf.

# Krankheiten und Beschwerden von A bis Z und was dagegen hilft

### Hirschtalg

Hirschtalg ist ein Gemisch aus Rindertalg und Schmierseife, das man in Apotheken bekommt. Es ist ein altbekanntes Mittel – nicht nur gegen rissige und wunde Stellen, sondern auch bei aufgesprungenen Lippen und gegen wundgeriebene Stellen an der Innenseite der Oberschenkel.

**Anwendung:** Man reinigt die betroffenen Stellen zuerst mit warmem Wasser und einer milden Seife. Danach trägt man etwas Hirschtalg auf und massiert ihn leicht ein.

### Rizinusöl

Rizinusöl hat sich ebenfalls als bewährtes Mittel bei entzündeten Hautstellen erwiesen. Vor allem dann, wenn die Hautentzündungen durch Scheuern oder Schwitzen entstanden sind.

**Anwendung:** Die betroffenen Stellen werden vorsichtig mit ein paar Tropfen Rizinusöl eingerieben.

## Auf- und Durchliegeschäden

Auf- und Durchliegeschäden kommen bei Patienten vor, die viel liegen müssen oder überhaupt bettlägerig sind. Die Haut wird durch den Druck des Körpergewichts geschädigt, schlechter durchblutet und es kommt zu schmerzhaften offenen Stellen. Vor allem die Fersen und das Gesäß sind davon betroffen. Der medizinische Fachausdruck für diesen Hautdefekt ist Decubitus. Man sollte den Patienten auf jeden Fall etwa alle 2 Stunden mit Hilfsmitteln (wie etwa Schaumstoffkeilen) umlagern. Ist es jedoch bereits zu Auf- und Durchliegeschäden gekommen, gibt es ein sehr gutes Hausmittel dagegen, das schnell hilft und Schmerzen lindert.

### Ringelblumen-Salbe

Ringelblumen-Salbe (Korbblütler!) ist in der Apotheke erhältlich. Bereits offene Stellen heilen mit Ringelblumensalbe besser ab.

**Anwendung:** Man sollte die betroffenen Stellen regelmäßig 2 bis 3mal täglich dick mit der Salbe bestreichen und dann mit einem Baumwolltuch abdecken.

## Erfrierungen und Frostbeulen

Erfrierungen und Frostbeulen müssen sofort vom Arzt behandelt werden. Es gibt jedoch durchaus auch alte Hausmittel dagegen. Man wendet sie äußerlich als Umschlag auf die betroffenen Stellen an. Dafür empfiehlt sich zum Beispiel Eberraute (Korbblütler!).

### Eberraute

**Zubereitung:** 2 Teelöffel der Blätter werden mit 1 Tasse kochendem Wasser überbrüht.

**Anwendung:** Man gibt den Eberrauten-Aufguß auf eine Leinenserviette und legt diese als Umschlag auf die betroffenen Körperstellen. Diese Anwendung sollte man mehrmals täglich wiederholen.

## Eichenrinden-Bad

Ein Eichenrinden-Bad bringt ebenfalls
rasche und anhaltende Linderung.
**Zubereitung:** 2–3 Eßlöffel Eichenrinde
werden mit 1 Liter kaltem Wasser
übergossen, zum Sieden gebracht und
dann 5 Minuten gekocht. Danach wird
alles abgeseiht und einem Hand- oder
Fußbad zugesetzt.
**Anwendung:** Die betroffenen Gliedmaßen sollte man bei etwa 40 Grad Temperatur etwa 10–20 Minuten baden.

## Mönchsbalsam und Myrrhen-Tinktur

werden von der Volksmedizin als Heilmittel bei Frostbeulen und aufge-
sprungener Haut empfohlen. Beides
bekommt man in der Apotheke.
**Anwendung:** Man massiert die befallenen Körperstellen mit Mönchsbalsam
oder Myrrhentinktur.

## Roßkastanien-Umschlag

**Zubereitung:** 2 Eßlöffel Roßkastanienrinde nimmt man auf 1/4 Liter kochendes Wasser.
**Anwendung:** Man macht einen Umschlag mit dem Roßkastanien-Aufguß.

## Saathafer-Umschlag

**Zubereitung:** 80 Gramm Haferstroh
werden mit 1/4 Liter kochendem Wasser überbrüht.
**Anwendung:** Mehrmals täglich macht
man einen Umschlag aus dem Saatha-
fer-Aufguß.

## Eichenrinden-Umschlag

**Zubereitung:** 125 Gramm zerstoßene
Rinde werden mit 1 Liter kochendem
Wasser überbrüht.
**Anwendung:** Auch diesen Eichen-
rindenaufguß wendet man als Umschlag an. Man kann ihn mehrmals
täglich erneuern.

## Walnußbaum-Umschlag

**Zubereitung:** 3 Teelöffel Walnußschalen (oder Blätter) überbrüht man mit
2 Tassen Wasser.
**Anwendung:** Jeweils äußerlich als Umschlag auf die betroffenen Körperstellen.

# Fußpilz und Hautpilz

Fußpilz und Hautpilzerkrankungen
kommen heute sehr viel öfter vor,
als man denkt. In der Hausapotheke
finden sich jedoch zwei Mittel, mit
denen man diesen Hauterkrankungen
begegnen kann:

## Beinwell-Rosmarin-Balsam

Der Beinwell-Rosmarin-Balsam hat
sich auch gegen Fußpilzerkrankung
gut bewährt.
**Zubereitung:** 20 Gramm Beinwellwur-
zeln und 10 Gramm Rosmarin werden
mit 3/4 Liter Olivenöl vermischt und
im Wasserbad zunächst kalt aufgesetzt. Man erhitzt das Ganze 1/2 Stunde lang (es darf nicht kochen!) und
läßt es danach auf Körpertemperatur
abkühlen. Die Ölmischung wird durch
ein Mulltuch geseiht, ausgedrückt und
sollte über Nacht stehenbleiben. Am
nächsten Tag schmilzt man 40 Gramm
Bienenwachs und rührt dann nach und

# Krankheiten und Beschwerden von A bis Z und was dagegen hilft

nach die Beinwell-Rosmarin-Olivenöl-Mischung dazu. Es soll eine salbenartige Konsistenz entstehen, die man durch weitere Zugaben von Bienenwachs erreichen kann.

**Anwendung:** Der Beinwell-Rosmarin-Balsam wird auf die von Hautpilz betroffenen Körperstellen aufgetragen.

### Bingelkraut-Aufguß

Ein Bingelkraut-Aufguß hat sich schon oft als probates Rezept gegen Fußpilz erwiesen.

**Zubereitung:** 1 Handvoll getrocknetes Waldbingelkraut wird mit 3 Liter kaltem Wasser übergossen, zum Sieden gebracht und muß dann 1 Minute kochen. Man seiht danach ab und verdünnt das Ganze mit 2 Liter lauwarmem Wasser.

**Anwendung:** Den Aufguß gibt man in eine Fußbadewanne (oder einen Eimer) und badet darin die Füße regelmäßig morgens und abends für etwa 10 Minuten.

## Gürtelrose

Die Gürtelrose ist eine überaus schmerzhafte Infektionskrankheit der Hautnerven. Es gibt in der Hausapotheke ein paar Mittel, die den Heilungsverlauf verbessern. Um langwieriges und schmerzhaftes Leiden zu vermeiden, muß der Patient jedoch unbedingt einen Arzt oder Therapeuten aufsuchen.

### Bockshornklee-Teemischung

Eine Bockshornklee-Teemischung soll schmerzlindernd wirken. Je 10 Gramm Bockshornklee, Hafer und Melisse werden gemischt.

**Zubereitung:** Man übergießt 1 Eßlöffel dieser Mischung mit 1/4 Liter sprudelnd kochendem Wasser und läßt dies 1/4 Stunde lang ziehen.

**Innerliche Anwendung:** 3mal täglich sollte man 1 Tasse der Teemischung möglichst heiß trinken.

**Äußerliche Anwendung:** Man läßt Bockshornkleesamen keimen (das dauert etwa 3–4 Tage), erntet die frischen Keime und entsaftet sie. Den Saft träufelt man auf eine Mullbinde. Diese legt man über die befallene Körperstelle, gibt außerdem (damit es nicht zu schnell austrocknet) eine Folie darüber und befestigt alles mit einem Dreieckstuch.

### Johanniskrautöl

Johanniskrautöl bekommt man in der Apotheke.

**Anwendung:** Die betroffenen Hautpartien werden sehr vorsichtig mit Johanniskrautöl betupft.

Solange noch Bläschen vorhanden sind, kann man die entsprechenden Stellen mit einem ölgetränkten Läppchen bedecken.

### Lehm-Auflagen

Lehm-Auflagen können bei Gürtelrose ebenfalls Linderung bringen.

**Zubereitung:** 2 Eßlöffel weißer Ton werden mit etwas abgekochtem Wasser und 1 Teelöffel Glyzerin zu einem Brei verührt.

**Anwendung:** Man gibt diesen Brei auf feuchten Mull, das Ganze dann auf eine wasserundurchlässige Folie und bindet dies mit einem Dreieckstuch über den befallenen Körperstellen fest.

### Leinöl

Leinöl kann bei Gürtelrose spürbare Erleichterung bringen. Die Patienten empfinden die Behandlung mit Leinöl als besonders wohltuend.
**Anwendung:** Die betroffenen Hautstellen werden vorsichtig mit einem in Leinöl getränkten Läppchen abgetupft.

### Melissen-Auflagen

Melissen-Auflagen haben sich bei manchen Gürtelrose-Patienten bewährt.
**Anwendung:** Man entsaftet frische Melissenblätter und träufelt den Saft auf eine Mullbinde.
Diese gibt man auf die befallene Körperstelle, legt eine Folie darüber (die Auflage soll nicht zu schnell austrocknen) und befestigt alles mit einer Mullbinde.

### Schöllkraut

Frische Pusteln der Gürtelrose kann man mit Schöllkraut in ganz kurzer Zeit verschwinden lassen.
**Anwendung:** Man preßt das Schöllkraut aus und betupft die frisch befallenen Hautstellen mit dem Saft. Innerhalb weniger Stunden dunkeln die Pusteln ein und fallen dann nach etwa 5 Tagen ab.

## Hühneraugen

Hühneraugen bekämpft man – dieses Hausmittel ist seit langem überliefert – am besten mit einem alten Hausrezept: mit Hauswurzsaft.

### Hauswurzsaft

**Zubereitung:** Man zerquetscht die fleischigen Blätter der Echten Hauswurz und fängt den Saft auf.
**Anwendung:** Man träufelt den frischen Saft auf die Hühneraugen und legt außerdem noch ein leicht zerquetschtes Hauswurzblatt darüber. Mit einer Mullbinde leicht befestigen und über Nacht einwirken lassen.

### Mauerpfeffer

Auch Mauerpfeffer soll gegen Hühneraugen wirken.
**Anwendung:** Man legt die frisch zerstoßenen Blätter auf.
**ACHTUNG:** Der Saft der Pflanze darf nicht in die Augen gelangen, er schädigt das Sehvermögen auf Dauer!

### Schöllkrautsaft

Schöllkrautsaft ist auch bei Hühneraugen wirksam.
**Anwendung:** Man tupft den frischen Saft des Schöllkrauts auf die Hühneraugen.
**ACHTUNG:** Schöllkraut darf nur äußerlich angewendet werden!

### Terpentin

Auch Terpentin soll Hühneraugen verschwinden lassen.

**Anwendung:** Man taucht ein Stückchen Stoff in Terpentin, wringt es aus und bindet es über Nacht auf das Hühnerauge. Man wiederholt dies so lange, bis das Hühnerauge weich wird und verschwindet.

### Zitronen

Zitronen sind ebenfalls als Gegenmittel bei Hühneraugen geeignet.

**Anwendung:** Man bindet eine Scheibe einer frisch aufgeschnittenen Zitrone über Nacht auf das Hühnerauge. Dies führt man so lange durch, bis es verschwunden ist.

## Schweißfüße und Schweißhände

Schweißfüße und Schweißhände sind für die Betroffenen sehr unangenehm. Es ist schwierig, das Schwitzen von Händen und Füßen zu normalisieren, doch ein altes Hausmittel soll manchmal helfen:

### Eichenrinde-Konzentrat

**Zubereitung:** 1 Handvoll Eichenrinde wird in 1 Liter kaltem Wasser angesetzt und dann 20 Minuten bei kleiner Flamme gekocht. Danach läßt man alles erkalten, gibt dann 10 Gramm Ringelblumenblüten (Korbblütler!) hinzu und rührt vorsichtig um. Gut 12 Stunden lang soll alles gut durchziehen, dann wird es durch ein Mulltuch abgeseiht.

**Anwendung:** Morgens und abends wäscht man Hände und Füße im Eichenrinden-Konzentrat, befeuchtet sie erneut damit und läßt sie dann an der Luft trocknen.

### Kamillen-Bäder

In der Volksmedizin werden auch beruhigende Kamillen-Bäder empfohlen.

**Zubereitung:** 1 Handvoll Kamillenblüten (Korbblütler!) werden mit 1 Liter kochendem Wasser übergossen. Man läßt alles 10 Minuten ziehen, seiht dann ab und verdünnt mit 1 Liter lauwarmem Wasser.

**Anwendung:** Diesen verdünnten Aufguß gibt man in eine große Schüssel und badet die Füße oder Hände darin. Das Bad sollte etwa 1/4 Stunde lang dauern und regelmäßig täglich 1mal durchgeführt werden.

## Schuppenflechte

Schuppenflechte ist eine unheilbare Hautkrankheit, die man – nach dem heutigen Stand der Medizin – lediglich lindern kann. Es gibt jedoch einige Hausmittel, mit denen man Psoriasis (so der medizinische Fachausdruck für Schuppenflechte) lindern kann.

### Kamillen-Aufguß

Ein Kamillen-Aufguß ist ideal, um verkrustete Hautausschläge zu entfernen. Erst danach nämlich kann man Salben und Salbenverbände auflegen.

**Zubereitung:** 2 gehäufte Teelöffel Kamille (Korbblütler!) mit 1/4 Liter kochendem Wasser übergießen. Man läßt alles 10 Minuten ziehen, seiht dann ab.

**Anwendung:** Wenn der Aufguß auf etwa 40 Grad abgekühlt ist, taucht man eine Mullkompresse ein und legt diese für etwa 5 Minuten auf die betroffenen Körperstellen. Danach nimmt man ein etwas rauheres Frotteetuch, taucht es ebenfalls in den Aufguß und entfernt mit leicht kreisenden Bewegungen die nun aufgeweichten Krusten.

### Leinöl

Leinöl soll helfen, Restherde der Schuppenflechte, trockene Ekzeme und schrundige Haut an Händen und Füßen zu beseitigen. Danach heilt die Schuppenflechte schneller ab.

**Anwendung:** Die betroffenen Körperstellen werden regelmäßig mehrmals täglich mit ein paar Tropfen reinem Leinöl eingerieben.

### Rinden-Kompressen

Rinden-Kompressen können Schuppenflechte lindern, vor allem dann, wenn nur kleinere Hautstellen von der Psoriasis befallen sind.

**Zubereitung:** Jeweils 10 Gramm Weiden- und Eichenrinde sowie 10 Gramm Leinsamen werden im Mörser zerrieben und dann mit heißem Wasser zu einem Brei verrührt. Dann gibt man noch 1 Teelöffel Balsamessig dazu.

**Anwendung:** Man schlägt die Rindenmischung in ein baumwollenes Tuch und legt es auf die von Schuppenflechte befallenen Stellen.

### Salz-Bad

Ein Salz-Bad kann ebenfalls zur Linderung verhelfen.

**Anwendung:** Man nimmt ein warmes, nicht zu heißes Bad, in dem man 250 Gramm Vollmeersalz aufgelöst hat. Die gleiche Wirkung erzielt man mit 60 Gramm Kohleteer.

## Herz- und Kreislaufbeschwerden

Viele Menschen leiden – zumindest zeitweise – unter diesen Beschwerden. Herzkrankheiten gehören auf jeden Fall in die Hand des Arztes oder Therapeuten. Doch natürlich kann man "Herzpflege" betreiben, etwa bei Überlastungsschäden, die ihre Ursache in ungesunden Lebensgewohnheiten, in Streß oder beruflicher Überforderung haben und die sich auf Herz und Kreislauf auswirken: nervöse Unruhe, Herzklopfen, schnelles Ermüden. Bei diesen Beschwerden können alte Hausmittel durchaus Erfolge bringen. Man sollte sie – nach einer gründlichen Kontrolle des Herzens und nach Rücksprache mit dem Arzt oder Therapeuten – immer dann anwenden, wenn die Beschwerden ihre Ursache nicht in organischen Veränderungen haben. Auch nach einer überstandenen Krankheit oder nach einer Operation dauert es bei manchen Menschen übermäßig lange, bis sie wieder fit sind. Dann ist manchmal ebenfalls der Kreislauf schuld. Auch hier kann man mit Heilpflanzen und Hausmitteln helfen und stärkend eingreifen.

## Bluthochdruck

Die Ursachen des Bluthochdrucks müssen natürlich mit dem Arzt geklärt werden. Er wird mit den entsprechenden Medikamenten einen deutlich erhöhten Blutdruck zu senken versuchen. Ist der Blutdruck des Patienten jedoch nur phasenweise erhöht, so kann man sich mit Teemischungen aus der Hausapotheke behelfen.

### Baldrian-Pomeranzen-Tee

Baldrian-Pomeranzen-Tee hat nach alter Überlieferung eine blutdrucksenkende Wirkung. Man mischt den Tee aus jeweils 20 Gramm Baldrianwurzel und Pomeranzenblättern sowie Kamillenblüten (Korbblütler!), außerdem noch jeweils 10 Gramm Lavendelblüten und Rosmarin.
**Zubereitung:** 1 Eßlöffel dieser Mischung wird mit 1 Tasse kochendheißem Wasser übergossen und sollte dann 1/4 Stunde ziehen. Nach Geschmack noch mit Honig oder Fruchtzucker süßen.
**Anwendung:** 2mal täglich trinkt man 1 Tasse dieses Teegemischs, und zwar lauwarm.
**ACHTUNG:** Diabetiker dürfen ihren Tee nur mit Fruchtzucker süßen und müssen dies auf ihre Broteinheiten anrechnen.

### Herzgespann-Tee

Herzgespann-Tee kann dann blutdrucksenkend wirken, wenn ein erhöhter Widerstand im Pfortaderkreislauf das rechte Herz belastet.
**Zubereitung:** Man überbrüht 1 Teelöffel Herzgespannkraut mit 1 Tasse kochendem Wasser, läßt den Tee ziehen und seiht ihn dann ab.
**Anwendung:** Täglich sollte man 2 Tassen Tee trinken.

### Knoblauch

Knoblauch gilt schon seit langem als blutdrucksenkendes Mittel.
**Anwendung:** Vom Saft der frischen Zehen sollte man mehrmals täglich 1 Teelöffel einnehmen.

### Mais

Mais enthält durchblutungsfördernde Wirkstoffe.
**Zubereitung:** 3 Eßlöffel Maisbart werden mit 1/2 Liter kochendem Wasser aufgegossen, müssen 10 Minuten lang ziehen und werden dann abgeseiht.
**Anwendung:** Jeden 2. Tag sollte der Patient 1 Tasse Mais-Aufguß zu sich nehmen.

### Mistel-Immergrün-Tee

Mistel-Immergrün-Tee wirkt ausgleichend auf den Blutdruck. Das heißt: Die Teemischung ist sowohl für niedrigen wie hohen Blutdruck geeignet. Man mischt 1 Handvoll Mistelblätter mit jeweils 1 Eßlöffel Immergrün- und Olivenbaumblättern.
**Zubereitung:** Die Blätter werden zer-

kleinert und mit 1 Liter kaltem Wasser in einen Tontopf gegeben. Dort sollen sie über Nacht (wenigstens 12 Stunden) ziehen. Danach seiht man durch ein Mulltuch ab. Kurz vor dem Trinken erwärmt man den Tee und gibt jeder Tasse 1 Teelöffel Brennesselsaft zu.

**Anwendung:** 3mal täglich sollte man 1 Tasse Tee zu sich nehmen. Nach Geschmack kann man ihn mit Honig oder Fruchtzucker süßen.

**ACHTUNG:** Diabetiker dürfen ihren Tee nur mit Fruchtzucker süßen und müssen dies auf die täglichen Broteinheiten anrechnen!

### Olivenblätter-Knoblauch-Tee

Olivenblätter-Knoblauch-Tee und seine blutdrucksenkende Wirkung sind zwar nicht wissenschaftlich erwiesen, doch nach der Volksmedizin sind die Blätter des Olivenbaums leicht blutdrucksenkend.

**Zubereitung:** 2 gehäufte Teelöffel Olivenblätter werden mit 1/4 Liter kochendem Wasser übergossen, müssen 10 Minuten ziehen und werden dann abgeseiht. Man fügt den Saft von 3 ausgepreßten Knoblauchzehen hinzu und süßt mit 1 Teelöffel Honig oder Fruchtzucker nach.

**Anwendung:** Von diesem Oliven-Tee sollte man als Teekur etwa 3 Wochen lang täglich abends 1 Tasse lauwarm trinken.

**ACHTUNG:** Diabetiker dürfen ihren Tee nur mit Fruchtzucker süßen und müssen dies auf ihre täglichen Broteinheiten anrechnen!

## Erste Hilfe bei Bewußtlosigkeit

Erste Hilfe bei Bewußtlosigkeit sollte jeder kennen und durchführen können. Wenn der Kreislauf "wegsackt", kann durchaus eine Ohnmacht die Folge sein.

### Eisstückchen

Eisstückchen sind normalerweise ein gutes Erste-Hilfe-Mittel.

**Anwendung:** Stirn und Schläfen des Bewußtlosen werden mit Eisstückchen abgerieben.

### Riechfläschchen

Das Riechfläschchen unserer Großmütter enthielt meist eine Mischung aus Salmiakgeist mit Lavendelöl. Man kann diese Essenz gut selbst herstellen.

**Zubereitung:** 50 ml Salmiakgeist werden mit 1 Gramm Lavendelöl in einer kleinen Flasche vermischt. Vor Gebrauch muß man diese Mixtur gut schütteln.

**Anwendung:** Man tupft einige Tropfen der Mischung auf die Schläfen und hält das Fläschchen unter die Nase.

## "Herzbauchweh"

"Herzbauchweh" wird medizinisch Roemheld-Syndrom genannt. Mit diesem Fachausdruck bezeichnet der Arzt Gasansammlungen im Oberbauch; sie drücken das Zwerchfell hoch, und dadurch wird das Herz eingeengt. Die Beschwerden können sogar jenen bei Angina pectoris ähneln – deshalb muß auf jeden Fall ein Arzt eingeschaltet werden. Ist jedoch einmal die Diagnose "Herzbauchweh" gestellt, kann man mit einem probaten Hausmittel Abhilfe schaffen.

### Löwenzahn-Verdauungslikör

Ein Löwenzahn-Verdauungslikör hilft schnell.

**Zubereitung:** Frische Löwenzahnblüten (Korbblütler!) werden von allem Grün, von den Böden und von jeder Verunreinigung befreit, bis nur mehr das gelbe Heu übrigbleibt. Etwa 1 Handbreit hoch wird dieses Heu in eine 0,7-Liter-Flasche eingefüllt. Man gibt nun 5 Eßlöffel Honig dazu und füllt die Flasche mit klarem Korn auf. Sie wird verschlossen, aber so, daß sie noch Luft ziehen kann. Das Ganze wird so lange in die Sonne gestellt, bis die Blütenblättchen ihre gelbe Farbe ganz verloren haben und ausgeblichen sind. Dann wird der Likör sauber abgeseiht.

**Anwendung:** Nach einem schweren Essen nimmt man 1 Likörgläschen voll als "Erste-Hilfe-Maßnahme" ein.

### Weißdorn-Likör

Eine Variante zu diesem Verdauungslikör ist der Weißdorn-Likör.

**Zubereitung:** Man verwendet wiederum nur das gelbe Heu der Löwenzahnblüten (Korbblütler!), fügt aber in der Flasche außerdem je 1 Fingerbreit Weißdornblüten sowie Wollblumenblüten hinzu. Danach verfährt man wie im obenstehenden Rezept (Löwenzahnlikör).

**Anwendung:** Auch diesen Likör trinkt man sofort nach einer schweren Mahlzeit.

## Herzstärkung

Zur Herzstärkung kennt man in der Volksmedizin allerlei gute Rezepte. Wer unter ständigem Leistungsdruck steht, oft gegen Streß und Hetze anzukämpfen hat oder sich sogar schon in der Schule oder Berufsausbildung ständigen hohen Anforderungen an Körper und Geist gegenübersieht, sollte frühzeitig beginnen, Herz und Kreislauf zu stärken. Das kann man ganz leicht mit viel körperlicher Bewegung an frischer Luft und mit richtiger Ernährung tun; auf Rauchen und übermäßigen Alkoholgenuß sollte man natürlich verzichten. Damit beugt man recht- und frühzeitig Abnutzungserscheinungen des Herzens vor. Auch so manches Hausmittel hilft, das Herz zu stärken.

Ätherische Öle können auch bei Herz- und Kreislaufproblemen, die sich noch nicht zu einer ernsthaften Erkrankung ausgebildet haben, stärkend wirken.

### Basilikumöl

Basilikumöl wird dabei unverdünnt auf die Brust in der Herzgegend eingerieben und soll gegen Herzklopfen helfen.

### Orangenblütenöl (Neroliöl)

Orangenblütenöl (Neroliöl) gibt man (5–7 Tropfen) ins warme Badewasser. Es beruhigt das zu schnell schlagende Herz.

### Baldrian-Brombeer-Tee

Baldrian-Brombeer-Tee hilft bei nervösen Herzstörungen. Man mischt 20 Gramm Brombeerblätter mit jeweils 10 Gramm Baldrianwurzel, Pomeranzenblättern und Pfefferminzblättern sowie 5 Gramm Wermut (Korbblütler!) und 10 Gramm Melisse.

**Zubereitung:** 1 Eßlöffel der Mischung wird mit 1 Tasse kochendem Wasser überbrüht und soll vor dem Abseihen etwa 1/4 Stunde lang ziehen.

**Anwendung:** Morgens und abends sollte man je 1 Tasse Tee warm trinken. Man kann nach Geschmack mit Honig oder Fruchtzucker süßen.

**ACHTUNG:** Diabetiker müssen ihren Tee mit Fruchtzucker süßen und dies auf die täglichen Broteinheiten anrechnen.

### Baldrian-Wein

Baldrian-Wein hilft bei nervösen Herzbeschwerden.

**Zubereitung:** 20 Gramm Baldrianwurzel werden mit 1 Gewürznelke, der Schale von 1 ungespritzten Orange und 1 Zweig Rosmarin in eine Flasche gegeben. Darüber gießt man 1 Liter herben, naturreinen Weißwein. Die gut verschlossene Flasche läßt man 4 Wochen lang ziehen und seiht den Inhalt dann durch ein Mulltuch ab. Der Wein wird nochmals kurz hoch erhitzt, um eine Nachgärung zu vermeiden. Erst dann füllt man den Baldrian-Wein in Flaschen ab.

**Anwendung:** 3mal täglich sollte man 1 Likörglas dieses Baldrian-Weins zu sich nehmen.

### Essigwasser-Umschläge

Essigwasser-Umschläge bringen schnelle Hilfe, wenn man unter Herzirritationen und wechselndem Puls leidet. Schon kurze Zeit nach der Anwendung normalisiert und kräftigt sich der Pulsschlag, nervöse Unruhe verschwindet.

**Zubereitung:** In 1 Liter kaltes Wasser mischt man 2 Eßlöffel Balsamessig.

**Anwendung:** Man weicht ein Gästehandtuch in dieser Wasser-Essig-Mischung ein, wringt es aus und legt es auf die Brust in Herznähe. Man bedeckt dies dann mit einem Wolltuch oder Watte und wechselt diesen Umschlag stündlich.

### Bohnenschalen-Tee

Bohnenschalen-Tee hilft gegen Herzdruck, wenn zuviel Flüssigkeit im Körper den Gewebewiderstand erhöht. Dieser Tee ist stark blutzuckersenkend; deshalb dürfen Diabetiker ihn nur unter Kontrolle ihres Therapeuten zu sich nehmen.

**Zubereitung:** Man überbrüht 100 Gramm Bohnenschalen mit 1/4 Liter kochendem Wasser, läßt alles 10 Minuten ziehen und seiht dann ab.

**Anwendung:** Diesen Tee trinkt man über den ganzen Tag verteilt.

### Kaltes Armbad

Das kalte Armbad ist nicht nur erfrischend, sondern man sollte dieses Hausmittel immer anwenden, wenn man sich erschöpft oder matt fühlt. Es regt an, macht einen klaren Kopf und läßt sogar nervöses Herzklopfen verschwinden.
**Anwendung:** Hände und Unterarme hält man für 1–3 Minuten unter fließendes kaltes Wasser. Danach reibt man sich mit einem rauhen Handtuch trocken. Manchmal kann es schon genügen, nur Schläfen und Puls mit kaltem Wasser abzutupfen.
**ACHTUNG:** Wer wegen einer Herzkrankheit in Behandlung ist, darf kalte Armbäder erst nach Rücksprache mit dem Arzt oder Therapeuten anwenden!

### Kaltes Fußbad

Das kalte Fußbad wirkt ähnlich wie ein kaltes Armbad.
**Anwendung:** Die Füße und mindestens der halbe Unterschenkel werden in einer Fußbadewanne oder einem hohen Eimer mit kaltem Wasser ständig 1–3 Minuten lang ständig hin und her bewegt. Danach rubbelt man sich mit einem rauhen Handtuch trocken.

### Melissengeist

Melissengeist bekommt man in der Apotheke oder im Reformhaus. Er ist bei Herz- und Kreislaufstörungen ein probates Mittel.
**Anwendung:** Man nimmt bei Bedarf 1 Teelöffel Melissengeist in Wasser oder auf Zucker ein.
**ACHTUNG:** Diabetiker dürfen dieses Hausmittel nur in Wasser zu sich nehmen. Melissengeist enthält Alkohol.

## Nervöse Herzbeschwerden

Nervöse Herzbeschwerden sind ein Krankheitsbild unserer hektischen, leistungsorientierten Zeit – sehr viele Menschen leiden darunter.

### Melissen-Tee

Melissen-Tee wirkt krampflösend und kann deshalb bei nervösen Herzbeschwerden beruhigen und das Einschlafen fördern.
**Zubereitung:** 3 Teelöffel Melissenblätter übergießt man mit 1/4 Liter kochendem Wasser, läßt alles 10 Minuten ziehen und seiht dann ab.
**Anwendung:** Täglich trinkt man 3 Tassen ungesüßten Tee.

### Rosmarin-Wein

Rosmarin-Wein wirkt bei nervösen Herzbeschwerden und Herzklopfen. Auch gegen zu niedrigen Blutdruck soll der Wein helfen. Man kann ihn fertig in der Apotheke kaufen, aber auch selbst herstellen.
**Zubereitung:** 10–20 Gramm Rosmarinblätter werden in einer Flasche mit

3/4 Liter naturreinem Weißwein übergossen. Die Mischung muß 5 Tage ziehen und wird dann abgeseiht.

**Anwendung:** Täglich sollte man 2–3mal 1 Likörglas Rosmarin-Wein trinken.

**ACHTUNG:** Schwangere dürfen diesen Wein wegen des hohen Rosmarinanteils nicht zu sich nehmen!

# Ischias und Hexenschuß

Der Hexenschuß (medizinisch: Lumbago) ist eine Art Muskelrheumatismus im Lendenbereich – er tritt meistens plötzlich und unerwartet auf. Manchmal ist der Hexenschuß auch eine Vorstufe zum Ischias, einer Reizung des Ischiasnervs. Es gibt einige Hausmittel, die gegen beide Erkrankungen helfen können. Auch unter dem Stichwort "Rheuma und Gicht" (Seite 234 ff.) werden Sie noch hilfreiche Rezepte finden.

### Brennessel-Rute

Die Brennessel-Rute ist ein uraltes Hausmittel, das gegen Ischias und Hexenschuß helfen soll. Das in der Brennessel enthaltene Nesselgift dringt in die Haut ein und bewirkt dort – nach kurzem Brennen – ein länger anhaltendes, wohltuendes Wärmegefühl.

**Anwendung:** Man schneidet junge, blühende Brennesseln ab (Handschu-

he nicht vergessen!) und bündelt sie. An 3 aufeinanderfolgenden Tagen peitscht man auf die schmerzenden Körperstellen. Danach sollte man eine Pause einlegen, um eventuelle Überreaktionen des Körpers auf das Nesselgift zu vermeiden.

**ACHTUNG:** Nach der Anwendung der Brennessel-Rute sollte man nicht mit kaltem Wasser in Berührung kommen. Sonst vergeht das wohltuende Wärmegefühl, und das Brennen kehrt wieder.

### Olivenöl

Mittels einer Massage mit warmem Olivenöl kann man versuchen, die Schmerzen des Ischias zu vermindern.

# Kinderkrankheiten

In einer Familie, die ihre Kinder wie selbstverständlich in der Eigenanwendung natürlicher Hausmittel aufwachsen läßt, wird die Natur als freundlicher Verbündeter erlebt. Das Gespür dafür, daß in der Natur gegen fast alles ein Kraut gewachsen ist, vermittelt dem Kind – auch wenn es krank ist – das Gefühl des Vertrauens und der Geborgenheit.

Bei ernsteren Erkrankungen sollte man dem Kind erklären, daß es – zusätzlich zu den Heilmitteln aus der Natur – ärztliche oder therapeutische Hilfe benötigt. Vertraut das Kind den Eltern, so wird es sich auch ohne Angst vom Arzt behandeln lassen, wenn dies nötig sein sollte.

# Krankheiten und Beschwerden von A bis Z und was dagegen hilft

Der Organismus eines Kindes reagiert ganz anders als der eines Erwachsenen. Deshalb nützt es also nichts, die bei Erwachsenen bewährten Hausmittel einfach in der Dosis reduziert bei Kindern anzuwenden. Manches Hausmittel enthält Alkohol und ist allein schon deshalb für Kinder ungeeignet. Andere Hausrezepte sind in der Wirkung der Heilpflanzen einfach zu stark für den kleinen Organismus.

Ätherische Öle zum Beispiel dürfen bei Säuglingen und Kleinkindern unter zwei Jahren zur Inhalation überhaupt nicht angewendet werden.

Für die Eltern sollte immer gelten: Lieber den Arzt oder Therapeuten befragen als selbst herumdoktern! Vor allem bei unklaren Beschwerden ist es auf jeden Fall unerläßlich, daß sich die Eltern vor der Anwendung eines Hausmittels mit dem Arzt beraten. Auch so mancher Kinderarzt steht alten Hausrezepten nicht ablehnend gegenüber – er wird sie in vielen Fällen besser finden als "chemische Keulen". Für eine ganze Reihe Kinderkrankheiten und -beschwerden haben wir alte und erprobte Hausmittel herausgesucht, die sich speziell bei Kindern als wirksam erwiesen haben.

## Blähungen

Blähungen kommen bei Säuglingen sehr oft vor – vor allem dann, wenn die Muttermilch zur Ernährung nicht ausreicht, wenn also gekaufte Babynahrung zugefüttert werden muß. Wenn ein Säugling kurz nach den Mahlzeiten unruhig wird, sich krümmt und schreit, kann man auf Blähungen schließen. Sie verursachen Magen- und Darmkrämpfe, die bei einem Säugling genauso schmerzhaft sind wie beim Erwachsenen.

### Fenchel

Fenchel sollte man dann als Hausmittel geben, wenn die Blähungen des Säuglings mit Stuhlverstopfungen verbunden sind. Man kann Fenchel als Honig reichen oder als Tee.

**Anwendung:** Man gibt 1 Teelöffel guten Fenchelhonig (erhältlich im Reformhaus) in die Flaschennahrung.

### Gänsefingerkraut-Tee

Gänsefingerkraut-Tee ist das beste Mittel, um Blähungen zu lindern. Gut geeignet sind auch Tees aus Fenchelsamen, Anis oder Kümmel.

**Zubereitung:** 1 Teelöffel Gänsefingerkraut (oder Fenchelsamen, Anis, Kümmel) wird mit 200 ml kochendem Wasser übergossen. Man läßt alles 10 Minuten ziehen und seiht dann ab.

**Anwendung:** Der Tee wird statt der vorgeschriebenen Wassermenge zur Flaschennahrung gegeben. Man kann auch nach dem Füttern jeweils 1 Teelöffel Tee reichen.

### Majoran-Salbe

Majoran-Salbe empfiehlt sich bei Säuglingen, die häufig unter Blähungen leiden. Man kann Majoran-Salbe in der Apotheke kaufen oder auch selbst herstellen.

**Zubereitung:** 1 Teelöffel gepulverter Majoran wird mit 1 Teelöffel Weingeist (beides aus der Apotheke) übergossen und einige Stunden stehengelassen. Dann gibt man 1 Teelöffel ungesalzene frische Butter dazu und erwärmt alles zusammen für 10 Minuten im Wasserbad. Danach seiht man die Mischung durch ein Mulltuch ab und läßt sie abkühlen.

**Anwendung:** Bei Bedarf reibt man die Nabelgegend des Säuglings mit der Majoran-Salbe ein.

## Milchschorf und Ekzeme

Milchschorf und Ekzeme sind Hautkrankheiten, die bei Säuglingen häufig auftreten können. Zunächst muß man klären, ob das Kind unter einer Allergie leidet. Erst dann kann man das bewährte Hausmittel Kamille (Korbblütler!) einsetzen. Äußerlich angewandt läßt sie Ekzeme und Hautausschläge schneller heilen.

### Kamille

**Zubereitung:** 3 Eßlöffel Kamillenblüten werden mit 1/4 Liter kochendem Wasser überbrüht und müssen 10 Minuten ziehen. Danach seiht man ab.

**Anwendung:** Man gibt etwas Kamillen-Tee auf einen Leinenlappen und betupft die befallenen Hautstellen damit.

## Säuglingsschnupfen

Säuglingsschnupfen kommt immer wieder vor. Schon unsere Großmütter kannten Hausrezepte dagegen.

### Kamillen-Inhalation

Die Kamillen-Inhalation hilft bei Jugendlichen und Erwachsenen prompt, weil sie "richtig" inhalieren können. Doch auch für Säuglinge und Kleinkinder kann man eine Art Inhalation durchführen. Dabei wird der ganze Raum mit dem Kamillenduft erfüllt, und das Kind nimmt so – über die normale Atmung – die Wirkstoffe der Heilpflanze auf.

**Zubereitung:** 1 Handvoll Kamillenblüten (Korbblütler!) wird in einer Schüssel mit 1 Liter kochendem Wasser übergossen.

**Anwendung:** Diese Schüssel stellt man dann neben das Kinderbett. Außerdem befeuchtet man mehrere Tücher mit diesem Kamillen-Aufguß und hängt sie im Kinderzimmer auf.

## Wundbehandlungen

Wundbehandlungen werden bei Säuglingen und Kleinkindern trotz aller Sorgfalt beim Windeln hin und wieder notwendig. Denn nur zu oft wird der kleine Po wund, oder es entsteht sogar eine Windeldermatitis – eine Hautentzündung aufgrund der scheuernden Windel also.

### Honig

Honig ist ein Heilmittel, das schon aus dem Hausschatz unserer Großmütter stammt.
**Zubereitung:** Man mischt Honig und Lebertran zu gleichen Teilen.
**Anwendung:** Diese Mischung streicht man auf die wunden Stellen des Säuglings.

### Ringelblumen-Salbe

Ringelblumen-Salbe (Korbblütler!) bekommt man in der Apotheke. Sie hat sich vor allem bei Windeldermatitis bewährt.
**Anwendung:** Die wunden Stellen des Säuglings werden mehrmals am Tag mit der Ringelblumen-Salbe bestrichen.

## Zahnungsdurchfall

Zahnungsdurchfall tritt bei Säuglingen oft dann auf, wenn die ersten Zähne kommen; vor allem vor dem ersten Zahndurchbruch ist das der Fall. In dieser Zeit sind die Abwehrkräfte des Kleinkindes geschwächt; die Durchfälle können auch dadurch hervorgerufen werden, daß Gärungserreger in den Magen-Darm-Trakt gelangen, wenn das Kind mit den Fingern oder einem nicht ganz sauberen Gegenstand am Zahnfleisch reibt.

### Heidelbeeren-Tee

Heidelbeeren-Tee hilft schnell und nachhaltig, den Zahnungsdurchfall zu überwinden und wird von Säuglingen als Flaschenbeigabe nicht abgelehnt.

**Zubereitung:** 1 gehäufter Eßlöffel getrocknete Heidelbeeren wird mit 1/4 Liter kaltem Wasser übergossen, zum Sieden gebracht und muß etwa 10 Minuten kochen. Danach seiht man die Beeren ab.
**Anwendung:** Man gibt jeweils 3–5mal täglich 1–2 Teelöffel des Heidelbeeren-Tees der Flaschennahrung zu.

## Appetitlosigkeit

Appetitlosigkeit ist keine eigentliche Kinderkrankheit. Doch so manches Elternpaar bezeichnet sein Kind als "schlechten Esser". Natürlich muß man zunächst einmal klären, ob das Kind wirklich zuwenig ißt oder ob es sich etwa durch Süßigkeiten oder süße Limonaden vor den Mahlzeiten den Appetit verdorben hat. Hat die Appetitlosigkeit jedoch eine organische Ursache – etwa eine verminderte Saftproduktion in Mund, Magen und Darm –, so können einige Hausmittel helfen.

### Hagebutten-Sanddorn-Marmelade

**Zubereitung:** Man läßt 150 Gramm entkernte Hagebutten und 300 Gramm Schlehen (beides gut gewaschen) etwa 8 Stunden in 250 ml Sanddornsaft quellen. Das Frucht- Saft-Gemisch wird dann im Wasserbad so lange gekocht, bis sich die Früchte zerdrücken lassen. Man drückt das Gemisch durch ein Sieb direkt in einen frischen Topf, in dem man es unter ständigem Umrühren mit etwa 1 kg Fruchtgelierzukker (auf keinen Fall billigen Haushaltszucker verwenden!) zum Kochen bringt. Man läßt dann bei kleiner Hitze noch etwa 10 Minuten nachziehen und macht die Gelierprobe. Ist die Marmelade noch zu flüssig, gibt man nochmals etwas Zucker zu. Dann füllt man die Marmelade noch heiß in sauber ausgespülte kleine Haushaltsgläser. Diese werden mit folgendem Trick luftdicht verschlossen: In jeden Schraubdeckel gibt man 1/2 Teelöffel Schnaps, zündet ihn an und dreht den Deckel dann zu.

**Anwendung:** Täglich vor dem Frühstück nimmt das Kind 1 Teelöffel der Marmelade ein.

### Tannenspitzen-Gelee

**Zubereitung:** Man sammelt etwa 500 Gramm frische Tannenspitzen (nicht die oberen Jungtriebe abschneiden, sonst wächst der Baum nicht mehr in die Höhe). Dazu gibt man den Saft von 1 Zitrone und soviel abgekochtes Wasser, daß die Tannenspitzen gerade bedeckt sind. Diesen Ansatz stellt man 12 Stunden kalt und drückt ihn danach durch ein Sieb oder Tuch fest aus.
Man schält und reibt 3 Äpfel und gibt dies zusammen mit 1 Teelöffel gut gemörsertem Salbei in den Tannenspitzenauszug. Dann bringt man alles zum Kochen und fügt nach etwa 12 Minuten soviel Gelierfruchtzucker hinzu, daß ein streichfähiges Gelee entsteht. Dieses wird wie die Hagebutten-Schlehen-Marmelade abgefüllt.

**Anwendung:** Man gibt dem Kind morgens vor dem Frühstück 1 Teelöffel des Tannenspitzen-Gelees oder streicht es aufs Frühstücksbrot.

### Sternanis-Apfel-Trunk

**Zubereitung:** Je 5 Gramm Kardamom, Koriander und Ingwer werden mit 10 Gramm Kümmel, 10 Körnchen Sternanis und 2 Nelken sowie 15 Gramm getrockneten Löwenzahnblüten (Korbblütler!), 3 Zweiglein Melisse und 5 Stielen Gänsefingerkraut in ein Weckglas gegeben. Dazu kommen noch 10 Eßlöffel Honig oder Fruchtzucker. Alles wird in 1 Liter Apfelsaft aufgekocht, sollte 2 Stunden abkühlen, wird nochmals aufgekocht und sollte wieder abkühlen. Nach dem 3. Aufkochen seiht man den Sternanis-Apfel-Trunk sorgfältig ab.

**Anwendung:** Vor den Hauptmahlzeiten gibt man dem Kind 1 Likörgläschen voll zu trinken.

## Bauchschmerzen

Bauchschmerzen treten bei Kindern gar nicht so selten auf.

**ACHTUNG:** Bevor man Bauchweh bei Kindern mit einem Hausmittel behandelt, muß man unter dem Arm und im After Fieber messen. Beträgt der Unterschied zwischen beiden Werten mehr als vier Zehntelgrad (also etwa 37,1 zu 37,8 Grad), sollte man das Kind auf jeden Fall sofort zum Arzt oder Therapeuten bringen: Es könnte sich um eine Blinddarmentzündung handeln! Bei einer erhöhten Differentialtemperatur darf man auch keine Wärmflasche und keine warmen Bäder anwenden. Den meisten Bauchwehfällen wird jedoch keine organische Ursache zugrunde liegen, sondern eine akute Magenreizung. Vielleicht hat das Kind zu schnell, zu kalt oder zuviel gegessen oder hat ungesunde Speisen "erwischt".

### Bauchtee

Ein guter Bauchtee für Kinder ist die Mischung aus 50 Gramm Gänsefingerkraut, 25 Gramm Kamillenblüten (Korbblütler!), 15 Gramm Fenchel und 10 Gramm Kümmel.
**Zubereitung:** 2 Eßlöffel der getrockneten Zutaten überbrüht man mit 1/2 Liter kochendem Wasser, läßt dies 10 Minuten ziehen und seiht dann ab.
**Anwendung:** Diese Teemenge sollte innerhalb von 1 Stunde getrunken werden.

### Kamillen-Tee

Kamillen-Tee (Korbblütler!) ist ein altbewährtes Hausmittel bei Bauchschmerzen. Er bringt auch bei Kindern sehr schnell Besserung.
**Zubereitung:** 1 Teelöffel Kamillenblüten (oder ein Gemisch aus Kamillenblättern und Pfefferminzblättern zu gleichen Teilen) wird mit 1/4 Liter kochendem Wasser übergossen und sollte dann 5 Minuten ziehen. Dann seiht man ab.
**Anwendung:** Das Kind sollte 1 Tasse des ungesüßten Tees sehr warm und nur schluckweise trinken.

### Mandelmilch

Mandelmilch kann bei Bauchschmerzen ebenfalls helfen, wirkt aber auch abführend.
**Zubereitung:** 250 Gramm süße Mandeln werden mit kochendem Wasser überbrüht und dann gehäutet. Man tupft sie auf einem Tuch trocken und zerreibt sie dann sehr fein (in der Küchenmaschine oder im Mörser). Danach gibt man etwa 1 Liter destilliertes Wasser hinzu sowie 3 Tropfen Rosenwasser und den Saft von 1/2 Zitrone. Diese Mischung sollte 3 Stunden kalt stehen und wird danach durch ein Mulltuch abgeseiht. Man füllt die Mandelmilch in Flaschen um und stellt sie kalt. Sie hält sich dann etwa 1 Tag.
**Anwendung:** Auf 3 Portionen verteilt trinkt man die Mandelmilch morgens, mittags und abends.

## Bettnässen

Bettnässen kann organische Ursachen haben, und zwar eine krankhafte Nieren- oder Blasenveränderung. Dies muß man in jedem Fall von einem Facharzt klären und behandeln lassen. Ist das Bettnässen dagegen auf seelische Ursachen zurückzuführen, sollte dies durch einen Familientherapeuten behandelt werden.
Es gibt aber auch eine konstitutionelle Schwäche der Blase – in diesen Fällen kommt es zum Bettnässen, weil das Kind nicht aufwacht, weil die Blase ganz allgemein schwach ist oder weil das Kind unter Dunkelangst leidet.

Hier können altbewährte Hausmittel Hilfe bringen.

## Tiefschlaf

Bei Tiefschlaf – wenn die Kinder also im Traum den Harndrang einfach nicht wahrnehmen – hilft ein ganz einfacher Trick, den schon Pfarrer Künzle angewendet hat. Die meisten Kinder liegen beim Einnässen auf dem Rücken. Man bindet dem Kind also ein Tuch um den Leib, mit einem deutlichen Knoten im Rücken. Dreht sich das Kind nun im Schlaf auf den Rücken, so sorgt der Knoten dafür, daß es kurz wach wird und zur Toilette geht. Oder aber das Kind dreht sich wieder zur Seite und näßt in dieser Stellung nicht ein.

## Dunkelangst

Bei Dunkelangst fürchten sich die Kinder davor, nachts aufzustehen und zur Toilette zu gehen. Solchen Kindern steckt man eine Sparlampe in die Zimmersteckdose, damit sie immer ein kleines Dämmerlicht sehen. Auch eine Taschenlampe, die man dem Kind ins Bett mitgibt, kann ihm die Dunkelangst nehmen.

## Kältereize

Kältereize schlagen oft auf die Blase; bettnässende Kinder sollten daher nicht in zu kalten Räumen schlafen. Die Betten sollten leicht vorgewärmt sein. Das kann man mit einer Gummiwärmflasche machen, oder mit einem warmen – nie ganz heißen – Ziegelstein, den man einfach im Backrohr anwärmt und dann in ein Handtuch wickelt. Natürlich muß man darauf achten, daß kälteempfindliche Kinder auch tagsüber immer gut warm eingepackt sind und auch nicht feucht (etwa auf Wiesen, Beton, Treppen) sitzen.

## Blasenschwäche

Blasenschwäche bei Kindern kann man natürlich auch mit Tees zu kurieren versuchen. Man gibt in solchen Fällen Tees, die Kieselsäure enthalten, weil diese besonders das Bindegewebe und damit auch die Blase, den Beckenboden und die Schließmuskeln kräftigen. Kieselsäure ist zum Beispiel in der Brennessel, in Erika, Hauhechel, Hohlzahn, Isländischem Moos und im Vogelknöterich enthalten.
**Zubereitung:** Jeweils 1 Teelöffel des getrockneten Krauts wird mit 1/4 Liter kochendem Wasser übergossen, sollte 10 Minuten ziehen und wird dann abgeseiht.
**Anwendung:** Man trinkt diese Teemenge in kleinen Schlucken, und zwar vormittags 1/2 Liter, mittags und nachmittags je 1/4 Liter Tee. Abends sollte das Kind dann eine Suppe, einen Brei, Quark-Obst-Speisen zu sich nehmen – Getränke nur dann, wenn es wirklich Durst hat.

## Blasenschwäche mit Brenngefühl

Geht die Blasenschwäche mit Brenngefühl einher sowie mit häufigen Entzündungen, so sollte man für die

Schleimhautpflege zusammenziehende, abdichtende Teebeimengungen zugeben. Hier eignen sich besonders Tees mit Gelbwurz, Hirtentäschel, Schafgarbe (Korbblütler!), Berufskraut (Korbblütler!), Reiherschnabel, Maisbart und Wasserpfeffer. Zusammenziehend wirken auch die gerbstoffhaltigen Tees, wie Schafgarbe (Korbblütler!), Odermennig, Frauenmantel, Katzenpfötchen (Korbblütler!), Bärentraubenblätter, Erika, Wasserhanf, Nelkenwurz, Walnuß, Gänsefingerkraut, Blutwurz, Aufrechtes Fingerkraut, Brombeerblätter, Heidelbeerblätter und getrocknete Heidelbeerfrüchte.

Noch ein ganz besonderer Tip für blasenschwache kleine Mädchen: Man sollte sie im Genitalbereich abends nicht mit Seifenschaum waschen, denn Seife kann einen Reiz hervorrufen, der den Blasenausgang irritiert. Gründliches Duschen mit angenehm warmem Wasser und danach gründliches Abtrocknen mit vorgewärmten Tüchern genügen zur Reinigung auch.

## Durchfall

Durchfall kommt bei Kindern hin und wieder vor. Nach Rücksprache mit dem Arzt oder Therapeuten kann man ihn mit Hausmitteln behandeln. Darmparasiten jedoch gehören in die Hände des Hausarztes: Man darf – vor allem nicht bei Kindern – auf keinen Fall selbst herumdoktern!

### Heidelbeeren-Tee

Heidelbeeren-Tee ist eine schnelle und dauerhafte Hilfe bei Durchfall.
**Zubereitung:** 1 gehäufter Eßlöffel getrocknete Heidelbeeren wird mit 1/4 Liter Wasser übergossen, zum Sieden gebracht und 10 Minuten gekocht. Dann seiht man ab.
**Anwendung:** Täglich sollte das Kind 3–5mal je 3–5 Eßlöffel ungesüßten Heidelbeeren-Tee einnehmen.

### Roher Apfel

Ein roher Apfel ist das einfachste und preiswerteste Hausmittel gegen Durchfall.
**Anwendung:** Man reibt einen ungeschälten Apfel und gibt ihn dem Kind zu essen, wenn er sich braun verfärbt hat.

## Erkältungskrankheiten

Erkältungskrankheiten plagen Kinder genauso häufig wie die Erwachsenen – vielleicht sogar öfter. Denn wie oft spielen Kinder im Freien auch bei naßkaltem Wetter, bei Regen und Schnee!
Zur Vorbeugung gegen Erkältungen oder sofort anwendbar, wenn sich eine Erkältung ankündigt, sind die folgenden Hausmittel.

### Kamillen-Hagebutten-Tee

Kamillen-Hagebutten-Tee wird aus je 10 Gramm Hagebutten und Kamillenblüten (Korbblütler!) gemischt.
**Zubereitung:** Man überbrüht 1 Eßlöffel der Teemischung mit 1 Tasse spru-

delnd kochendem Wasser, läßt dies
1/4 Stunde ziehen und seiht dann ab.
**Anwendung:** Täglich sollte das Kind
von diesem Tee 1–3 Tassen trinken.

### Heißes Fußbad

Das heiße Fußbad hilft, daß der ganze
Körper, vor allem aber der Nasen- und
Rachenraum, besser durchblutet wird.
**Anwendung:** Ein Eimer wird mit angenehm warmem Wasser gefüllt. Dann
stellt das Kind Füße und Unterschenkel bis zum Knie in den Eimer – etwa
5 Minuten lang. Anschließend rubbelt
man die Gliedmaßen trocken.

## Fieber

Fieber tritt bei Kindern, die eine Erkältung erwischt haben, sehr oft und
sehr schnell auf. Kinderärzte empfehlen, es nicht sofort mit starken fieber-
senkenden Mitteln bekämpfen; denn
Fieber hilft dem Körper, selbst mit den
Krankheitserregern fertig zu werden.
Lediglich gegen hohes Fieber (über
39 Grad) sollte man vorgehen, denn
es belastet den Kreislauf. Auf jeden
Fall beachten: Bei so hohem Fieber
sollte man durch den Arzt oder Therapeuten eine ernsthafte Erkrankung
ausschließen lassen, bevor man Hausmittel einsetzt. Dies gilt auch dann,
wenn das Fieber zwar niedriger ist,
aber tagelang anhält.

### Ganzkörper-Waschung

Eine Ganzkörper-Waschung senkt das
Fieber um etwa 1 Grad. Diese Waschung ist ein altbewährtes Mittel und
läßt sich bei Kindern gut durchführen.
**Anwendung:** Zimmerwarmes Wasser
wird mit etwas Essig gemischt. Man
taucht ein rauhes Handtuch hinein,
drückt es leicht aus und wäscht damit
schnell den Körper ab. Man geht dabei so vor: Hände und Füße, Arme
und Beine, Brust, Bauch und Rücken
werden immer in Richtung zum Herzen abgewaschen. Danach wird nicht
abgetrocknet. Das Kind wird sofort
wieder ins Bett gelegt und gut zugedeckt. Ganzkörper-Waschungen kann
man mehrmals täglich wiederholen.

### Heublumen-Hemd

Ein Heublumen-Hemd hat sich schon
seit vielen Jahren bei Erkältungen, die
fieberhaft verlaufen, bewährt.
**Zubereitung:** 300 Gramm Heublumen
werden mit 5 Liter Wasser übergossen. Man läßt das Ganze einige Minuten kochen und seiht dann ab.
**Anwendung:** Ein zusammengerolltes
Leinenhemd taucht man in den Heu-
blumensud und wringt es gut aus.
Das Hemd sollte gut warm sein; es
wird dem Kind angezogen.
Dann legt man das Kind sofort ins
Bett und deckt es gut zu. Das Heublumen-Hemd bleibt etwa 1/2 Stunde
am Körper.
Danach zieht man es aus und bringt
das Kind in frischer Bettwäsche wieder zu Bett.

### Lindenblüten-Tee

Lindenblüten-Tee beugt Erkältungskrankheiten nicht nur vor, sondern hilft auch, wenn das Kind bereits erkrankt ist.

**Zubereitung:** 1 Teelöffel Lindenblüten wird mit 1/4 Liter kochendem Wasser überbrüht. Man läßt den Tee 5 Minuten ziehen und seiht ihn dann ab. Nach Geschmack kann man 1 Teelöffel Honig oder Fruchtzucker hinzugeben.

**Anwendung:** Das Kind sollte 1 Tasse Lindenblüten-Tee lauwarm und schluckweise trinken.

**ACHTUNG:** Diabetiker dürfen den Tee nur mit Fruchtzucker süßen und müssen diesen auf die täglichen Broteinheiten anrechnen.

### Primel-Stiefmütterchen-Tee

Primel-Stiefmütterchen-Tee ist ein altbekanntes fiebersenkendes Mittel für Kinder. Man mischt je 15 Gramm Primel- und Stiefmütterchenblüten, 30 Gramm Weidenblätter, 30 Gramm Brunnenkresse und 30 Gramm Sonnenhutwurzel (Korbblütler!).

**Zubereitung:** Von den getrockneten Zutaten nimmt man 3 Eßlöffel voll, überbrüht sie mit 1 Liter kochendem Wasser und läßt alles 10 Minuten ziehen.

**Innerliche Anwendung:** Das Kind sollte stündlich 1 Tasse dieses Tees trinken.

**Äußerliche Anwendung:** Als kalter Wadenwickel – eines der bekanntesten Hausmittel, um hohes Fieber zu senken. Die ausgezogenen Kräuter des Primel-Stiefmütterchen-Tees gibt man in eine Schüssel mit lauwarmem Wasser. Man taucht zwei große Leinenservietten darin ein, legt sie zusammen und umwickelt beide Waden des Kindes vom Knöchel bis zum Knie. Die Tücher sollten faltenfrei liegen. Darüber kommt jeweils ein trockenes Baumwoll- und ein Wolltuch. Der Wadenwickel sollte höchstens 20–30 Minuten liegenbleiben, danach wird er abgenommen. Nach einer Pause von 1/2 Stunde kann man jedoch einen neuen Wickel anlegen. Dies wiederholt man so lange, bis sich die Körpertemperatur normalisiert hat.

**ACHTUNG:** Kann das Kind die Wadenwickel nicht erwärmen, sollte man sie 6 Stunden lang nicht anlegen und es dann erneut versuchen.

Als Faustregel gilt: Man kühlt nur Kinder, denen warm ist. Man wärmt Kinder, denen kalt ist.

### Spitzwegerich-Tee

Spitzwegerich-Tee hilft bei Kindern besonders schnell gegen Erkältungen.

**Zubereitung:** 2 Teelöffel Spitzwegerich werden mit 1/4 Liter kochendem Wasser übergossen. Man läßt den Tee 10–15 Minuten ziehen, seiht ab und süßt ihn mit 1 Teelöffel Honig oder Fruchtzucker.

**Anwendung:** Das Kind sollte 1 Tasse Spitzwegerich-Tee möglichst heiß und nur schluckweise trinken.

**ACHTUNG:** Diabetiker dürfen ihren Tee nur mit Fruchtzucker süßen; dieser muß auf die täglichen Broteinheiten angerechnet werden.

## Halsschmerzen

Bei Halsschmerzen haben sich auch in der Kindermedizin Tees und Teemischungen bewährt.

Mit Kamillen-Tee kann man größere Kinder gurgeln lassen. Das vermindert die Entzündung im Hals- und Rachenraum.

**Zubereitung:** 2 Teelöffel Kamillenblüten (Korbblütler!) werden mit 1/4 Liter kochendem Wasser übergossen, sollten 10 Minuten ziehen und werden dann abgeseiht.

Man läßt den Tee zum Gurgeln auf Trinktemperatur abkühlen.

**Anwendung:** Mehrmals täglich, mindestens jedoch 3mal, sollte das Kind mit dem Kamillen-Tee gurgeln. Am besten wechselt man beim Gurgeln mit Salbei-Tee (siehe rechte Spalte) ab.

### Lindenblüten-Kamillen-Teemischung

Die Lindenblüten-Kamillen-Teemischung ist besonders dann als probates Hausmittel zu empfehlen, wenn die ersten Halsschmerzen auftreten. Man mischt den Tee aus jeweils 20 Gramm Linden- und Kamillenblüten (Korbblütler!).

**Zubereitung:** 1 Teelöffel dieser Mischung wird mit 1/4 Liter kochendem Wasser übergossen, soll 5 Minuten ziehen und wird dann abgeseiht. Man kann mit 1 Teelöffel Honig süßen.

**Anwendung:** Das Kind sollte den Tee entweder im Mund hin und her bewegen (das ist gerade bei kleineren Kindern, die noch nicht gurgeln können, ein guter Ersatz), oder aber es trinkt 1 Tasse Lindenblüten-Kamillen-Tee lauwarm und in kleinen Schlucken.

**ACHTUNG:** Diabetiker dürfen ihren Tee nur mit Fruchtzucker süßen und müssen dies auf ihre Broteinheiten anrechnen.

### Salbei-Tee

Auch Salbei-Tee eignet sich hervorragend zum Gurgeln, und zwar am besten im Wechsel mit Kamillen-Tee (Korbblütler!).

**Zubereitung:** 1 Teelöffel Salbei wird mit 1/4 Liter kochendem Wasser übergossen und muß vor dem Abseihen etwa 10 Minuten ziehen. Man läßt den Tee auf Trinktemperatur abkühlen.

**Anwendung:** Das Kind sollte mindestens 3mal täglich mit Salbei-Tee gurgeln. Die reine Gurgelzeit sollte etwa 1 Minute dauern.

## Husten

Husten kann gerade Kinder bei Erkältungen sehr quälen. Oft wird er verschleppt und entwickelt sich dann zu einer hartnäckigen Bronchitis. Im Einverständnis mit dem Hausarzt oder Therapeuten sollte man jedoch versuchen, den Husten, der mit einer Erkältung einhergeht, durch Hausmittel zu heilen. Hält der Husten jedoch länger an, muß man unbedingt zur Kontrolle den Arzt aufsuchen!

### Fenchel-Honig

Fenchel-Honig wird von den meisten Kindern gerne als Hustenmittel genommen. Die ätherischen Öle des Fenchels wirken krampflösend und desinfizieren die gereizten Bronchien. Fenchel-Honig bekommt man im Reformhaus.

**Anwendung:** Das Kind sollte 3–5mal täglich je 1 Teelöffel Fenchel-Honig einnehmen.

### Hustenbalsam

Hustenbalsam kann man ganz leicht selbst herstellen.

**Zubereitung:** Man rührt je 1/2 Tasse Sternkieferharz und kalt gepreßtes Olivenöl sämig und gibt dann 7 Tropfen Thymianöl dazu.

**Anwendung:** Der Hustenbalsam wird auf Brust und Rücken aufgetragen und mit einem Baumwolltuch bedeckt, über das man noch ein Wolltuch wickelt.

### Hustentee

Hustentee für Kinder kann man aus jeweils 30 Gramm Primelblüten, Thymian und Spitzwegerich sowie 50 Gramm blühendem Lungenkraut und 15 Gramm Süßholzwurzel mischen.

**Zubereitung:** Von den getrockneten Zutaten überbrüht man 3 Eßlöffel mit 1 Liter kochendem Wasser, läßt alles 10 Minuten ziehen und seiht dann ab.

**Anwendung:** Man gibt diesen Hustentee dem Kind über den Tag verteilt zu trinken.

### Knoblauchsaft

Knoblauchsaft ist ein altes Hausrezept, das Husten schnell verschwinden läßt.

**Zubereitung:** 2 Knoblauchzehen werden fein gehackt und mit 3 Eßlöffeln Zucker (man kann auch Fruchtzucker, Kandis oder Honig nehmen) vermischt. Das Ganze gibt man in 1/8 Liter Wasser und läßt es etwa 10 Minuten kochen. Dann muß der Ansatz einige Stunden stehenbleiben und wird danach durch ein Tuch gepreßt.

**Anwendung:** Das Kind sollte vom Knoblauchsaft täglich 1–2 Teelöffel einnehmen.

**ACHTUNG:** Diabetiker dürfen dieses Hausmittel nur mit Fruchtzucker einnehmen!

### Lakritze

Lakritze essen Kinder gerne – und sie ist auch ein gutes Hustenmittel.

**Zubereitung:** 1 Teelöffel Süßholzwurzel muß etwa 10 Minuten in einer großen Tasse heißen Wassers ziehen. Danach seiht man die Flüssigkeit ab.

**Anwendung:** Man trinkt täglich 1–2 Tassen davon.

### Rettich

Rettich ist ein bewährtes und sehr altes Hausmittel gegen Husten. Auch gegen Asthma und fieberhafte Erkältungen soll Rettich helfen.

**Zubereitung:** Man höhlt einen dicken Rettich aus, füllt Honig hinein und stellt ihn für einige Stunden an einen warmen Ort.

**Anwendung:** Danach gibt man dem Kind die Füllung und den Rettich selbst zu essen.

**ACHTUNG:** Für Diabetiker ist dieses Hausrezept nicht geeignet!

### Rettich-Honig

Rettich-Honig hat dieselbe heilende Wirkung.

**Zubereitung:** 1 Rettich wird geraspelt, zusammen mit dem austretenden Rettichwasser in eine Tasse gegeben und dann mit 3–4 Eßlöffeln Honig vermischt. Man läßt das Ganze ein paar Stunden ziehen und preßt es danach durch ein Leinentuch.

**Anwendung:** Das Kind sollte täglich 1–2 Teelöffel Rettich-Honig einnehmen.

**ACHTUNG:** Dieses Hausmittel ist für Diabetiker ungeeignet!

### Thymian-Bad

Ein Thymian-Bad hat sich vor allem bei Keuchhusten (der natürlich vom Arzt oder Therapeuten behandelt werden muß!) als Hausmittel und unterstützende Maßnahme bewährt. Man kann das Bad fertig in der Apotheke kaufen, aber auch selbst herstellen.

**Zubereitung:** 100 Gramm Thymiankraut wird mit 1 Liter kochendem Wasser übergossen. Man läßt dies 15–20 Minuten ziehen und seiht dann ab. Diese Flüssigkeit setzt man dem Badewasser zu.

**Anwendung:** Das Kind sollte bei einer Temperatur von etwa 38 Grad für 1/4 Stunde im Badewasser bleiben.

Danach empfiehlt sich Bettruhe in einem angenehm vorgewärmten Bett – mindestens 1 Stunde lang.

### Thymian-Tee

Thymian-Tee hat sich als hervorragendes Mittel gerade bei Keuch- und Krampfhusten erwiesen.

**Zubereitung:** 1 Teelöffel Thymiankraut wird mit 1/4 Liter Wasser übergossen, zum Sieden gebracht und dann abgeseiht. Man kann mit 1 Teelöffel Honig oder Fruchtzucker süßen.

**Anwendung:** Das Kind sollte täglich 3 Tassen Thymian-Tee mäßig warm zu sich nehmen.

**ACHTUNG:** Diabetiker dürfen ihren Tee nur mit Fruchtzucker süßen und müssen dies auf ihre täglichen Broteinheiten anrechnen.

### Zwiebelsaft

Zwiebelsaft ist – ebenso wie Knoblauchsaft – ein Hustenmittel aus Großmutters Zeiten. Der Saft soll schnell und anhaltend helfen.

**Zubereitung:** 1 Zwiebel wird feingehackt, mit 3 Eßlöffeln Zucker (Fruchtzucker, Kandis oder Honig) vermischt, mit 1/8 Liter Wasser versetzt und dann etwa 10 Minuten lang gekocht. Dieser Sud muß danach einige Stunden stehen, bevor er durch ein Tuch ausgepreßt wird.

**Anwendung:** Das Kind sollte vom Zwiebelsaft täglich mehrmals 1–2 Teelöffel einnehmen.

**ACHTUNG:** Diabetiker dürfen den Zwiebelsaft nur mit Fruchtzucker süßen!

## Schnupfen

Bei Schnupfen hilft ein altes Hausmittel, das unsere Großmütter schon kannten. Es stammt angeblich aus China. Seit dem 12. Jahrhundert ist es auch bei uns bekannt.

### Hühnersuppe

Man kocht einfach eine Hühnersuppe mit viel Gemüse, Fleisch, Kräutern und Gewürzen. Man sollte die heißen Dämpfe inhalieren und die Suppe nach dem Abkühlen langsam und löffelweise essen.

## Geschwächte Abwehrkräfte

Geschwächte Abwehrkräfte können bei Kindern, gerade wenn sie in den Kindergarten oder schon zur Schule gehen, immer wieder zu Ansteckungen mit allen möglichen Krankheiten führen. Man kann die Abwehrkräfte des Körpers jedoch durch einige Hausmittel stärken. Die alten "Skrofeln- und Rachitis-Tees" unserer Großeltern sollte das Kind dann kurmäßig trinken. Sie enthalten meist Augentrost, Gundelrebe, Hirtentäschel, Brunnenkresse, Löffelkraut, Malven, Melissen, Quekkenwurzeln, Süßholz, Salbei, Schachtelhalm, dreifarbiges Feldstiefmütterchen, Walnußblätter, Wegerich und Wasserfenchel.

### Spitzwegerich-Süßholzwurzel-Tee

Bei allgemeiner Schwäche empfiehlt sich ein Spitzwegerich-Süßholzwurzel-Tee. Man mischt dazu jeweils 20 Gramm Spitzwegerichblätter, Stiefmütterchen- und Malvenblüten sowie 20 Gramm Hirtentäschelkraut mit 50 Gramm Süßholzwurzel.
**Zubereitung:** Man überbrüht 1 Teelöffel der getrockneten Kräuter mit 1 Tasse kochendem Wasser, läßt dies 10 Minuten ziehen und seiht dann ab.
**Anwendung:** 3mal täglich sollte man dem Kind 1 Tasse dieses Tees zu trinken geben.

## Geschwollene Lymphknoten

Neigt das Kind zu geschwollenen Lymphknoten, so empfiehlt sich der Walnuß-Löffelkraut-Tee.

### Walnuß-Löffelkraut-Tee

Dafür vermischt man jeweils 30 Gramm Walnußblätter, Wasserfenchel, Gundelrebe, Brunnenkresse und Löffelkraut.
**Zubereitung:** 2 Eßlöffel der getrockneten Teemischung überbrüht man mit 1/2 Liter Wasser, läßt dies 10 Minuten ziehen und seiht dann ab.
**Innerliche Anwendung:** Das Kind sollte diese Teemenge über den Tag verteilt trinken.
**Äußerliche Anwendung:** Die ausgezogenen Kräuter werden als Pflaster über die geschwollenen Lymphknoten gebunden.

### Taubnessel-Primel-Tee

Auch der Taubnessel-Primel-Tee hilft bei geschwollenen Lymphknoten. Man mischt je 50 Gramm Weiße Taubnessel und Gundelrebe sowie je 20 Gramm Schlehdorn- und Primelblüten.

**Zubereitung:** Von den getrockneten Zutaten werden 2 Eßlöffel mit 1/2 Liter kochendem Wasser überbrüht, müssen 10 Minuten ziehen und werden dann abgeseiht.
**Anwendung:** Das Kind sollte diese Teemenge über den Tag verteilt trinken.

## Masern, Mumps, Windpocken

Masern, Mumps, Windpocken müssen auf jeden Fall vom Arzt oder Therapeuten behandelt werden. Oft treten diese Kinderkrankheiten geradezu als Epidemien auf. Es gibt jedoch einige Hausmittel, die den Krankheitsverlauf erleichtern.

### Bockshornklee-Auflage

Eine Bockshornklee-Auflage ist bei Mumps (oder Ziegenpeter), einer sehr unangenehmen Drüsenschwellung am Hals, hilfreich.
Bockshornklee bekommt man in der Apotheke.
**Zubereitung:** 1 Eßlöffel gemahlener Bockshornkleesamen wird mit heißem Wasser zu einem Brei angerührt.
**Anwendung:** Man streicht diesen Brei auf ein Mulläppchen und legt diese Auflage so warm, wie es das Kind als angenehm empfindet, um den Hals. Dann gibt man noch ein Wolltuch darum.

## Schlafstörungen

Schlafstörungen bei Kindern kann man mit einem Schlafkissen verringern. Es hilft beim Entspannen und Einschlafen.

### Schlafkissen

**Zubereitung:** Man mischt je 1 Handvoll Baldrianwurzel, Echte Kamille, Salbei, Rosmarin, Farnkraut, Zitronenmelisse sowie jeweils 10–15 Arnikablüten (Korbblütler!) und Mistelbeeren und näht alle Zutaten in ein Leinentuch ein.
**Anwendung:** Man legt das Schlafkissen unter das Kopfkissen. Nach etwa 2 Monaten muß man es erneuern.

### Primel-Melissen-Trunk

Der Primel-Melissen-Trunk hilft Kindern beim Einschlafen. Man mischt je 30 Gramm Primel- und Baldrianblüten sowie 30 Gramm blühendes Johanniskraut und gibt noch 50 Gramm Melissenblätter hinzu.
**Zubereitung:** 2 Teelöffel der getrockneten Mischung gibt man auf 1/4 Liter Milch, läßt dies kurz aufkochen und süßt noch mit 2 Teelöffeln Honig.
**Anwendung:** Dieser Schlaftrunk wird kurz vor dem Zubettgehen getrunken.

## Schmerzen beim Wasserlassen

Schmerzen beim Wasserlassen treten bei Kindern manchmal nach einer Unterkühlung auf – etwa nach langem Spiel im Freien bei naßkaltem Wetter oder dem Baden in zu kaltem Wasser. Meist handelt es sich um eine Erkältung der ableitenden Harnwege. Ein gutes Hausmittel dagegen sind Bäder, in die man ein paar Tropfen ätherisches Öl gibt. Dafür eignen sich Kümmel-, Rosmarin- und Zypressenöl.

Jeweils zwischen 3–8 Tropfen genügen für ein Vollbad. Vor allem nach dem Rosmarin-Bad sollte man Bettruhe einhalten.
**ACHTUNG:** Kinder unter 2 Jahre dürfen nicht mit ätherischen Ölen behandelt werden.

# Kuren

Die beste Zeit für Diäten und Kuren sind Frühjahr und Herbst: Schon seit alters sind das die Jahreszeiten, in denen man Heilpflanzen sammelt und erntet und die sich deshalb für eine Kur anbieten.
Bei einer Kur mit Heilkräutern bemüht man sich, den Körper innerlich zu "reinigen" und zu entschlacken. Manche Pflanzen regen bestimmte Organe an, andere kräftigen das Gewebe oder haben eine abführende Wirkung. Und natürlich enthalten manche Pflanzen besondere Wirkstoffe oder besonders viele Vitamine, was sie dann als "kurgeeignet" erscheinen läßt. Ganz allgemein will man mit einer Frühjahrs- oder Herbstkur erreichen, daß der Körper und seine Funktionen aufgefrischt werden, daß der gesamte Organismus angeregt und gestärkt wird. Auch die Widerstandskraft gegen Krankheiten soll erhöht, die Durchblutung gefördert werden. Ein angenehmer Nebeneffekt ist für viele kurende Menschen, daß sie auch an Übergewicht verlieren.

**ACHTUNG:** Eine Frühjahrs- oder Herbstkur sollte man immer mit seinem behandelnden Arzt oder Therapeuten absprechen!

In der Volksmedizin kennt man allerlei Teemischungen und Säfte, die eine Frühjahrs- oder Herbstkur unterstützen können. Die Tees werden alle über einen Zeitraum von 4 Wochen eingenommen, in denen man täglich 3mal 1 Tasse Tee trinkt.

## Appetitlosigkeit und Verstopfung
Bei Appetitlosigkeit und Verstopfung hilft die Fenchel-Teemischung.

Man mischt einen Tee aus jeweils 10 Gramm zerstoßenem Fenchelsamen, Goldrutenkraut (Korbblütler!), Hibiskus- und Kamillenblüten (Korbblütler!), Pfefferminzblättern, Stiefmütterchen- und Tausendgüldenkraut sowie jeweils 5 Gramm Brennesselblättern, Ringelblumenblüten (Korbblütler!) und rotem Sandelholz.
**Zubereitung:** 2 gehäufte Teelöffel der Mischung werden mit 1/4 Liter kochendem Wasser übergossen, müssen 10 Minuten ziehen und werden dann abgeseiht.

## Rheuma und Gicht
Bei Rheuma und Gicht trinkt man kurunterstützend die Löwenzahn-Brennessel-Teemischung.

### Löwenzahn-Brennessel-Teemischung

Man mischt 20 Gramm Löwenzahnkraut (Korbblütler!) mit Wurzel, jeweils 10 Gramm Brennesselblätter und Schachtelhalm, je 5 Gramm Birkenblätter und Hagebuttenfrüchte mit Samen.

**Zubereitung:** Man übergießt 2 gehäufte Teelöffel dieser Mischung mit 1/4 Liter kochendem Wasser, läßt alles 1/4 Stunde ziehen und seiht dann ab.

## Entwässerung

Zur Entwässerung sind die beiden folgenden Teemischungen gedacht.

### Birkenblätter-Brennessel-Teemischung

Man mischt jeweils 10 Gramm Birken- und Brennesselblätter, Hagebuttenfrüchte mit Samen, Goldrutenkraut (Korbblütler!) und Löwenzahnwurzel mit Kraut (Korbblütler!).

**Zubereitung:** 2 gehäufte Teelöffel der Mischung werden mit 1/4 Liter kochendem Wasser übergossen. Man läßt das Ganze 10 Minuten ziehen und seiht dann ab.

### Holunderblüten-Pfefferminz-Teemischung

Man mischt jeweils 10 Gramm Holunderblüten, Pfefferminzblätter, Schachtelhalm, Bohnenschalen und Brennesselblätter sowie je 5 Gramm Katzenpfötchen (Korbblütler!) und rotes Sandelholz.

**Zubereitung:** Man übergießt 2 gehäufte Teelöffel der Mischung mit 1/4 Liter kochendem Wasser, läßt 10 Minuten ziehen und seiht dann ab.

## Schutz der Leber und Stoffwechselanregung

Zum Schutz der Leber und zur Stoffwechselanregung trinkt man die Mariendistel-Löwenzahn-Brennessel-Teemischung.

### Mariendistel-Löwenzahn-Brennessel-Teemischung

Sie regt den gesamten Stoffwechsel an. Man kann diesen Tee auch zur Frühjahrs- oder Herbstkur trinken. Man mischt dazu jeweils 20 Gramm zerstoßene Mariendistelfrüchte und Löwenzahnwurzel mit Kraut (beides Korbblütler!) sowie je 10 Gramm Brennessel- und Birkenblätter und Goldrutenkraut (Korbblütler!).

**Zubereitung:** 1–2 Teelöffel der Mischung werden mit 1/4 Liter kochendem Wasser überbrüht, sollten 10–20 Minuten ziehen und werden dann abgeseiht.

**Anwendung:** Man trinkt den Tee als Kur 2mal im Jahr etwa 4 Wochen lang. Täglich nimmt man dann 2 Tassen ungesüßten Tee zu sich.

## Übergewicht

Bei Übergewicht empfiehlt sich als Schlankheitstee die Birkenblätter-Schachtelhalm-Teemischung.

# Krankheiten und Beschwerden von A bis Z und was dagegen hilft

## Birkenblätter-Schachtelhalm-Teemischung

Man mischt je 10 Gramm Birkenblätter und Schachtelhalm sowie jeweils 5 Gramm Brennesselblätter, Hagebuttenfrüchte mit Samen, Hauhechelwurzel und Löwenzahnwurzel mit Kraut (Korbblütler!).

**Zubereitung:** Man übergießt 2 gehäufte Teelöffel der Mischung mit 1/4 Liter kochendem Wasser, läßt 10 Minuten ziehen und seiht dann ab.

## Frühstücks-Kräutertee

Als Frühstücks-Kräutertee empfiehlt sich während einer Frühjahrs- oder Herbstkur die Birkenblätter-Fenchel-Teemischung.

## Birkenblätter-Fenchel-Teemischung

Man mischt jeweils 10 Gramm Birkenblätter, zerstoßene Fenchelfrüchte, Hagebuttenfrüchte mit Samen, Hibiskus- (Rote Malve) und Kamillenblüten (Korbblütler!), Löwenzahnwurzel mit Kraut (Korbblütler!), Melissen- und Pfefferminzblätter sowie Stiefmütterchenkraut.

**Zubereitung:** Über 2 gehäufte Teelöffel der Mischung gießt man 1/4 Liter kochendes Wasser, läßt 10 Minuten ziehen und seiht dann ab.

## Frühjahrsmüdigkeit

Gegen Frühjahrsmüdigkeit wirkt der enorm viel Vitamin C enthaltende Grapefruitsaft.

## Grapefruitsaft

**Anwendung:** Mindestens 3mal täglich trinkt der Kurende den Saft von je 1 ausgepreßten Grapefruit.

# Leber- und Gallenbeschwerden

Die Leber ist das größte und eines der wichtigsten Entgiftungsorgane des menschlichen Körpers. Durch die oft ungesunde Ernährung in unseren Tagen ist sie häufig überfordert. Nicht nur übermäßiger Alkoholgenuß schädigt die Leber, sondern auch ganz allgemein falsche Ernährungs- und Lebensweise. Ein Sonderfall ist die Gelbsuchterkrankung, die man sich etwa im Urlaub geholt hat. Natürlich muß ein infektiöser Leberschaden oder eine virusbedingte Erkrankung dieses Organs vom Arzt oder Therapeuten behandelt werden.

Ähnlich verhält es sich mit der Galle: Nur eine fachärztliche Untersuchung kann Klarheit darüber bringen, ob eine ernsthafte Erkrankung vorliegt.

**ACHTUNG:** Alle akuten Beschwerden von Leber und Galle müssen sofort vom Arzt (Notdienst!) behandelt werden.

## Leberbeschwerden

Bei Leberbeschwerden wird der Arzt oder Therapeut feststellen, ob therapiebedürftige Leberwerte vorhanden sind. Er wird auch entscheiden, ob man sich mit Hausmitteln behandeln kann. Leberstauungs- oder Abflußbeschwerden und auch eine Reizgalle kann man dann – nach ärztlicher Rücksprache – mit den folgenden Hausmitteln korrigieren.

### Artischockensaft

Artischockensaft enthält Stoffe, die die Leber entgiften und die Gallensaftabsonderung anregen. Außerdem bauen die Wirkstoffe dieser Pflanze, die der Mariendistel sehr ähnlich ist, erhöhte Blutfettwerte ab. Den Saft bekommt man in der Apotheke.
**Anwendung:** 3mal täglich sollte der Patient je 1 Eßlöffel Artischockensaft nach dem Essen einnehmen.

### Artischocken-Trunk

Der Artischocken-Trunk stammt angeblich aus alten Zigeunerüberlieferungen und hat eine ähnliche Wirkung wie der Artischockensaft.
**Zubereitung:** Je 1 Handvoll Artischockenblätter und Rosmarin werden gemischt und mit 1 Liter trockenem, naturreinem Rotwein übergossen. Man fügt noch 10–15 Safrannarben hinzu. Dies alles wird in eine Flasche gegeben, gut verschlossen und sollte im Dunkeln etwa 14 Tage ruhen. Danach seiht man die Mischung durch und bewahrt den Trunk in einer dunklen Flasche auf.
**Anwendung:** 2mal täglich sollte man nach den Hauptmahlzeiten 1 Likörglas dieses Artischocken-Trunks zu sich nehmen.

**ACHTUNG:** Natürlich darf man den Artischocken-Trunk nur dann einnehmen, wenn man keine alkoholabhängigen Leberbeschwerden hat!

### Eisenkraut-Tee

Eisenkraut-Tee hilft ebenfalls bei Leberleiden.
**Zubereitung:** 2 Teelöffel Eisenkraut werden mit 1 Tasse kochendem Wasser überbrüht, müssen 10 Minuten ziehen und werden dann abgeseiht.
**Anwendung:** Man trinkt diesen Tee tagsüber mehrmals in kleinen Schlucken.

### Gänseblümchen-Tee

Gänseblümchen-Tee ist ebenfalls ein altes Hausmittel gegen Leberleiden.
**Zubereitung:** Man mischt 20 Gramm Brennesselblätter, 10 Gramm Andornkraut sowie 20 Gramm Gänseblümchenblüten (Korbblütler!) und überbrüht dies mit 1 Liter kochendem Wasser. Zugedeckt soll die Mischung 10 Minuten lang ziehen und wird dann durch ein Mulltuch abgeseiht.
**Anwendung:** Tagsüber trinkt man vom Gänseblümchen-Tee alle 2 Stunden 1 Tasse.

### Leberblümchen-Absud

Leberblümchen-Absud soll nach alter Überlieferung bei eingeschränkter Leberfunktion helfen.
**Zubereitung:** 1 Eßlöffel Leberblümchenblätter wird mit 1 Tasse kochendem Wasser überbrüht, sollte 10 Minuten ziehen und wird dann abgeseiht.

# Krankheiten und Beschwerden von A bis Z und was dagegen hilft

**Anwendung:** Täglich sollte man bei Bedarf 2–3 Tassen dieses Tees trinken.

Man kann Leberblümchen auch als Kaltauszug zubereiten: Dann nimmt man 4 Teelöffel auf 1/2 Liter kaltes Wasser und läßt dies 8 Stunden lang stehen. Davon trinkt man dann jeden 2. Tag 2–3 Tassen.

## Leinkraut-Tee

Leinkraut-Tee ist ebenfalls gut als Tee gegen Leberbeschwerden geeignet.

**Zubereitung:** 1–2 Teelöffel werden mit 2–4 Tassen kochendem Wasser überbrüht, müssen eine gute Viertelstunde ziehen und werden dann abgeseiht.

**Anwendung:** Man trinkt diesen Aufguß über den Tag verteilt in kleinen Schlucken.

## Mariendistel-Tee

Mariendistel-Tee ist bei Leberbeschwerden das beste und am längsten bewährte Hausmittel.

**Zubereitung:** 2 Teelöffel zerstoßene Mariendistelfrüchte (Korbblütler!) werden mit 1/4 Liter kochendem Wasser übergossen, sollten 10–20 Minuten ziehen und werden dann abgeseiht.

**Anwendung:** Als Teekur sollte man Mariendistel-Tee für 4–6 Wochen täglich trinken, und zwar 1 Tasse ungesüßten Tee, morgens auf nüchternen Magen, mittags 1/2 Stunde vor dem Essen und abends vor dem Zubettgehen. Der Tee wird sehr warm und schluckweise getrunken.

## Rettichsaft-Honig

Rettichsaft-Honig ist – als Wechselkur – ein probates Hausmittel, das wohltuend auf Leber und Galle wirkt.

**Zubereitung:** Für den 1. Tag der Wechselkur stellt man im Entsafter Rettichsaft her. Für den 2. Tag mischt man 150 ml Milch mit 3 Teelöffeln Honig.

**Anwendung:** Im täglichen Wechsel trinkt man nun einen Tag 3mal täglich 1/8 Liter Rettichsaft sowie am 2. Tag 3mal täglich je 150 ml Honigmilch. Man sollte diese Wechselkur etwa 2 Wochen lang durchführen.

**ACHTUNG:** Diabetiker können dieses Hausmittel wegen des Honigs nicht anwenden!

## Saathafer

Saathafer hilft als Zugabe bei einem Vollbad gegen Leberbeschwerden.

**Anwendung:** 1 kg Hafer wird mit 3 Liter heißem Wasser überbrüht, sollte gut 1/4 Stunde lang ziehen und wird dann abgeseiht. Den Absud gibt man dem Vollbad zu.

## Schafgarben-Tee

Schafgarben-Tee ist krampflösend und wirkt entzündungshemmend. Bei Leber- und Gallebeschwerden wird er sehr gern als altes Hausmittel getrunken.

**Zubereitung:** 1 Teelöffel zerschnittene Schafgarbe (Korbblütler!) wird mit 1 Tasse kochendem Wasser übergossen. Man läßt 1/4 Stunde ziehen und seiht dann ab.

**Anwendung:** Täglich sollte man 3 Tassen des ungesüßten Tees mäßig warm trinken.

## Wegwarte

Wegwarte – als Tee zu sich genommen – lindert Leberbeschwerden.
**Zubereitung:** 2 Teelöffel Wegwartenwurzel werden mit 1 Tasse kochendem Wasser übergossen, sollten 10 Minuten ziehen und dann abgeseiht werden.
**Anwendung:** Man trinkt davon täglich 2 Tassen.

## Winterlinde

Winterlinde – nicht als Tee, sondern als Holzkohle – soll nach altem Glauben ebenfalls gegen Leberleiden wirksam sein.
**Anwendung:** Man nimmt 1 Monat lang täglich 1/2 Teelöffel gepulverte Lindenholzkohle ein.

# Vorgeschädigte Leber

Bei einer bereits vorgeschädigten Leber kann man mit Hausmitteln und Teemischungen dafür sorgen, daß unser wichtigstes Entgiftungsorgan gut ausheilt.
Als Tees sind dafür geeignet: Ackergauchheil, Betonie, Boldoblätter, Dost, Ehrenpreis, Hirtentäschel, Johanniskraut, Kalmus, Leberblümchen, Löwenzahnblüten (Korbblütler!), Mariendistelsamen (Korbblütler!), Meisterwurz, Odermennig, Salbei, Selleriekraut, Walnußblätter und Wegwarte (Korbblütler!).

## Bierhefetabletten

Bierhefetabletten (aus der Apotheke) sind oft hilfreich, wenn die Leberwerte bei chronischen Problemen reguliert werden sollen.
**Anwendung:** Täglich nimmt man – über einen Zeitraum von 3 Monaten – 30 Stück Bierhefetabletten ein.

## Boldo-Johanniskraut-Tee

Boldo-Johanniskraut-Tee ist empfehlenswert nach einer Leberentzündung: Man mischt dazu je 50 Gramm Boldoblätter, Johanniskraut und Leberblümchenblätter mit 100 Gramm gemörsertem Mariendistelsamen (Korbblütler!).
**Zubereitung:** 3 Eßlöffel der getrockneten Mischung überbrüht man mit 1 Liter kochendem Wasser, läßt dies 10 Minuten ziehen und seiht dann ab.
**Anwendung:** Mindestens 4 Wochen lang trinkt man 1 Liter Tee über den Tag verteilt.

## Johanniskraut-Dost-Tee

Johanniskraut-Dost-Tee hilft bei erhöhten Leberwerten mit vermindertem Appetit. Man mischt je 80 Gramm Johanniskraut und gemörserten Mariendistelsamen (Korbblütler!), je 15 Gramm Dost und Ackergauchheilkraut, 30 Gramm Odermennigkraut und je 25 Gramm Kalmuswurzel und Meisterwurz.
**Zubereitung:** 3 Eßlöffel der getrockneten Mischung werden mit 1 Liter Wasser überbrüht, sollten 10 Minuten ziehen und werden dann abgeseiht.

**Anwendung:** Man trinkt vor jeder Mahlzeit 1/2 Tasse dieses Tees, nach jeder Mahlzeit 1 ganze Tasse.

### Mariendistelsamen-Ackergauchheil-Tee

Diesen Tee sollte man bei tastbar geschwollener Leber trinken. Man mischt dazu 80 Gramm gemörserten Mariendistelsamen (Korbblütler!), 100 Gramm Ackergauchheilkraut und 50 Gramm Walnußblätter.

**Zubereitung:** 3 Eßlöffel der getrockneten Teemischung werden mit 1 Liter kochendem Wasser überbrüht, sollten 10 Minuten ziehen und werden dann abgeseiht.

**Innerliche Anwendung:** Man trinkt stündlich 1 Tasse dieses Tees.

**Äußerliche Anwendung:** Mehrere Handvoll Ackergauchheilkraut werden gehackt und sollten als Auflage über die geschwollene Leber gelegt werden.

### Mariendistelsamen-Ehrenpreis-Tee

Mariendistelsamen-Ehrenpreis-Tee ist gut, wenn der Patient erhöhte Leberwerte mit erhöhten Blutfettwerten hat.

Man mischt dazu 80 Gramm gemörserten Mariendistelsamen (Korbblütler!), je 35 Gramm Ehrenpreiskraut, Salbeiblätter und Walnußblätter sowie 25 Gramm Löwenzahnblüten (Korbblütler!).

**Zubereitung:** 3 Eßlöffel der getrockneten Zutaten werden mit 1 Liter Wasser überbrüht, sollten 10 Minuten ziehen und werden dann abgeseiht.

**Anwendung:** Diese Teemenge wird über den Tag verteilt getrunken.

### Zinnkraut-Umschläge

Zinnkraut-Umschläge helfen bei Leberspannungsschmerz.

**Anwendung:** 14 Tage lang sollen täglich Umschläge mit frischem grünen, gehacktem Zinnkraut über der Leber befestigt werden. Die Umschläge werden alle 12 Stunden gewechselt.

## Gallenbeschwerden

Sie gehören – ob es sich nun um eine Gallenblasenentzündung, Entzündungen der Gallenwege oder Gallensteine mit Gallenkoliken handelt – auf jeden Fall in ärztliche Behandlung. Bei Gallensteinen wird unter Umständen sogar eine Operation unumgänglich sein – auch dies wird der Arzt entscheiden. Es gibt jedoch – wie für fast alle Bereiche der Krankheiten und Beschwerden – auch für Gallenbeschwerden, ja sogar Erkrankungen der Galle probate Hausmittel, die in Abstimmung mit dem Arzt oder Therapeuten Beschwerden lindern können.

### Alant-Tee

Alant-Tee (Korbblütler!) soll bei Gallenleiden gut helfen.

**Zubereitung:** Man macht einen Aufguß aus 1–2 Teelöffeln Alantwurzel auf 1/2 Liter kochendheißes Wasser, läßt dies 10 Minuten ziehen und seiht dann ab.

**Anwendung:** Diesen Tee trinkt man über den ganzen Tag verteilt.

### Brunnenkressesaft

Brunnenkressesaft lindert Gallenbeschwerden.
**Anwendung:** 1 Teil frischer Brunnenkressesaft wird mit 4 Teilen Wasser
vermischt. Man nimmt davon täglich
3 Teelöffel ein.

### Heublumen-Sack

Der Heublumen-Sack hat sich auch
bei Gallebeschwerden gut bewährt.
Nicht nur akute, auch chronische
Schmerzen lassen sich damit lindern.
Man kann in der Apotheke oder im
Reformhaus bereits fertige Heublumen-
Säcke kaufen.

### Leberblümchen-Auszug

Leberblümchen-Auszug hilft rasch bei
Gallenbeschwerden.
**Zubereitung:** 4 Teelöffel Kraut werden
mit 1/2 Liter kaltem Wasser vermischt
und sollten 8 Stunden lang stehen.
Dann wird abgeseiht.
**Anwendung:** Jeden 2. Tag trinkt man
2–3 Tassen davon.

### Löwenzahn-Tee

Löwenzahn-Tee reguliert den Gallefluß.
**Zubereitung:** 2 Teelöffel Löwenzahnwurzel mit Kraut (Korbblütler!) mit
1/4 Liter Wasser übergießen. Dies
bringt man zum Sieden und nimmt
es 1 Minute danach vom Herd. Man
läßt alles 10 Minuten ziehen und seiht
dann ab.
**Anwendung:** Täglich sollte der Patient
2 Tassen Löwenzahn-Tee ungesüßt zu

sich nehmen. Im Frühjahr und Herbst
empfiehlt sich eine Teekur von jeweils
6–8 Wochen.

### Milch

Milch – das wußten schon unsere
Großeltern – sollte man täglich als
Schlaftrunk zu sich nehmen: Dann
nämlich schützt sie vor Gallensteinen.
Durch Milch wird die Gallenblase zur
Entleerung gezwungen – es können
sich keine Kristalle bilden, die später
zu Gallensteinen werden.
**Anwendung:** Zur Vorbeugung sollte
man regelmäßig abends vor dem Zubettgehen 1 Glas warme Milch trinken.

### Rettichsaft

Rettichsaft kann Gallenbeschwerden
ebenfalls lindern.
**Anwendung:** Täglich nimmt man
8–10 Eßlöffel frischen Rettichsaft ein.

### Steinbrechsamen

Steinbrechsamen in Wasser ist ein
altes Rezept aus der Medizin der Hildegard von Bingen. Kleinere Gallensteine sollen damit beseitigt werden.
**Zubereitung:** Man gibt 1/2 Messerspitze zerstoßenen Steinbrechsamen in
1/2 Glas Wasser.
**Anwendung:** Die Mischung wird immer
nach dem Essen eingenommen.

## Gestörter Galleabfluß

Gestörten Galleabfluß kann man durch allerlei altbekannte Hausmittel regulieren. Zusätzlich helfen die Rezepte aus dem Hausschatz, die Galleproduktion in der Leber zu fördern.

### Edelgamander-Aufguß

Edelgamander-Aufguß wirkt auf den Galleabfluß ein.
**Zubereitung:** 1–2 Teelöffel des Krauts überbrüht man mit 1 Tasse Wasser, läßt dies 10 Minuten ziehen und seiht dann ab.
**Anwendung:** Vor den Mahlzeiten trinkt man 3mal täglich je 1 Tasse des Tees.

### Himbeer-Tee

Himbeer-Tee ist ein altbekanntes Mittel gegen Gallenleiden.
**Zubereitung:** 1–2 Eßlöffel Himbeerblätter werden mit 1 Tasse Wasser überbrüht, sollten 10 Minuten ziehen und werden dann abgeseiht.
**Anwendung:** Man trinkt diesen Tee tagsüber mehrmals.

### Honig-Milch

Honig-Milch nimmt man bei Gallenbeschwerden, die durch einen schlechten Galleabfluß entstehen, im Rahmen einer Kur zu sich.
**Zubereitung:** 1 Glas abgekochte, noch warme Milch wird mit 3 Eßlöffeln Honig verrührt.
**Anwendung:** Täglich sollte man 2–3 Wochen lang täglich zwischen den Hauptmahlzeiten je 1 Glas der Honig-Milch trinken.

**ACHTUNG:** Für Diabetiker ist dieses Hausmittel ungeeignet!

### Kardobenediktenkraut-Ringelblumen-Tee

Kardobenediktenkraut-Ringelblumen-Tee lindert die Schmerzen, die manchmal mit Galleabflußstörungen einhergehen. Man mischt je 30 Gramm Kardobenediktenkraut (Korbblütler!), Primelblüten, Ringelblumen (Korbblütler!), Salbeiblätter und Andornkraut mit 90 Gramm Gänsefingerkraut.
**Zubereitung:** 3 Eßlöffel der getrockneten Mischung werden mit 1 Liter kochendem Wasser überbrüht, sollten 10 Minuten ziehen und werden dann abgeseiht.
**Anwendung:** Man trinkt diesen Tee zur Kur (4 Wochen), täglich 1 Liter über den Tag verteilt.

### Knoblauch

Knoblauch wirkt gallentreibend – das wußten schon unsere Großmütter.
**Anwendung:** Kleingehackter Knoblauch wird bei Bedarf mehrmals täglich – 1 Messerspitze – pur oder als Zusatz im Salat oder Quark eingenommen.

### Kurkuma

Kurkuma bekommt man in der Apotheke. Sie ist ein Ingwergewächs und wird in der asiatischen Küche gern verwendet. Sie hat die Galleproduktion anregende Wirkung und wird deshalb als bewährtes Hausmittel bei Gallen- und Leberleiden verwendet.

# Leber- und Gallenbeschwerden

**Anwendung:** 3mal täglich nach dem Essen sollte der Patient je 1/2 Gramm Kurkumapulver einnehmen. Danach trinkt man 1/4 Liter warmes Wasser.

## Liebstöckel-Odermennig-Tee

Liebstöckel-Odermennig-Tee hilft, wenn der Galleabfluß durch Bewegungsmangel gestört ist. Man mischt je 40 Gramm gemörserten Liebstöckelsamen, blühendes Odermennigkraut und blühendes Wegwartenkraut (Korbblütler!) mit je 20 Gramm Bitterklee und gemörserter Enzianwurzel.

**Zubereitung:** 3 Eßlöffel der getrockneten Mischung werden mit 1 Liter kochendem Wasser überbrüht, sollten 10 Minuten ziehen und werden dann abgeseiht.

**Anwendung:** Man trinkt 1 Tasse Tee etwa 1/4 Stunde vor jeder Mahlzeit und 1 Tasse nach dem Essen. Zu jeder Tasse Tee macht man 5 Kniebeugen und 5mal Rumpfkreisen.

## Melissen-Krauseminze-Tee

Melissen-Krauseminze-Tee hilft, wenn durch den gestörten Galleabfluß die Eingeweidemuskulatur zu Verspannungen neigt. Man mischt je 30 Gramm Krauseminze und Melissenblätter, 80 Gramm Gänsefingerkraut, 30 Gramm Angelikawurzel, je 15 Gramm gemörserten Kümmel und gemörserten Koriander sowie 30 Gramm Primelblüten.

**Zubereitung:** Von den getrockneten Zutaten nimmt man 3 Eßlöffel, überbrüht sie mit 1 Liter kochendem Wasser und läßt dies 10 Minuten ziehen. Danach wird abgeseiht.

**Anwendung:** Man trinkt mehrmals täglich 1 Tasse dieses Tees (zur Kur). Bei Spannungsbeschwerden nimmt man jedoch 1/2 Liter Tee innerhalb 1/2 Stunde zu sich.

## Pfefferminz-Tee

Pfefferminz-Tee schmeckt nicht nur gut, sondern ist auch ein hervorragendes Mittel, um gestörten Gallefluß wieder in Gang zu bringen. Außerdem hilft der Tee, die Galleproduktion in der Leber zu fördern.

**Zubereitung:** 1 gehäufter Teelöffel Pfefferminzblätter wird mit 1/4 Liter kochendem Wasser übergossen. Man muß den Tee 10 Minuten zugedeckt ziehen lassen und seiht ihn dann ab.

**Anwendung:** Jeden Tag sollte man 2–3 Tassen ungesüßten Pfefferminz-Tee trinken.

## Rettichsaft

Rettichsaft sollte kurmäßig angewendet werden. Er ist ein altes Hausmittel gegen mangelhaften Gallefluß. Sogar entzündete Gallenwege können mit einer Rettichsaft-Kur geheilt werden.

**Anwendung:** Frischer Rettichsaft wird über eine Zeitspanne von etwa 2 Wochen täglich getrunken, und zwar immer vor den Hauptmahlzeiten jeweils 1 Glas (50–100 Gramm Rettichsaft).

### Sauerampfer-Bitterklee-Tee

Sauerampfer-Bitterklee-Tee hilft gegen Übelkeit und Brechreiz, die durch einen gestörten Galleabfluß entstehen können. Man mischt 80 Gramm Gänsefingerkraut mit je 50 Gramm Sauerampferblättern, getrockneten Schlehen und gemörserter Ingwerwurzel sowie je 30 Gramm Pomeranzenschalen, Bitterklee und Dillsamen.

**Zubereitung als Tee:** 2 Eßlöffel der getrockneten Mischung werden mit 1 Liter kochendem Wasser überbrüht, sollten 10 Minuten ziehen und werden dann abgeseiht.

**Zubereitung als Trunk:** 8 Eßlöffel der getrockneten Mischung werden mit 3/4 Liter Wodka aufgekocht und danach abgeseiht.

**Anwendung:** Den Tee trinkt man zur Kur über 3 Wochen Dauer, jeweils 1 Liter über den Tag verteilt. Vom Trunk nimmt man täglich vor jeder Mahlzeit 1 Eßlöffel voll ein.

### Schwarzkümmel

Schwarzkümmel wird gegen Gallenleiden als Aufguß verwendet.

**Zubereitung:** 1 Teelöffel Schwarzkümmelsamen wird mit 1 Tasse Wasser überbrüht, sollte 10 Minuten ziehen und wird dann abgeseiht.

**Anwendung:** Man nimmt von diesem Aufguß täglich 2 Tassen zu sich.

### Wurzel-Trunk

Wurzel-Trunk hilft bei Galleabflußstörungen, die von Appetitlosigkeit begleitet sind. Man mischt je 30 Gramm gemörserte Zittwer-, Ingwer-, Löwenzahn- (Korbblütler!), Kalmus- und Enzianwurzel.

**Zubereitung:** 2 Eßlöffel der Mischung werden in einer Mischung aus 1/2 Liter Wasser und 1/4 Liter Südwein (Samos) gekocht. Dann seiht man ab.

**Anwendung:** Von diesem Gebräu nimmt man 9 Tage lang jede 1/2 Stunde 1 Likörgläschen voll ein.

# Männerbeschwerden

Frauen können ziemlich offen über ihre Unpäßlichkeiten reden. Für sie ist Gesundheit ein durchaus "gesellschaftsfähiges" Thema. Männer haben es da schwerer: Im Beruf, aber auch im Privatleben will Adam nicht zugeben, daß er in die Jahre kommt, daß er sein Haar verliert und daß auch die körperliche Spannkraft nachläßt.

Seine Ängste versucht der "Normalmann" durch besondere Leistungsbeweise zu unterdrücken. Man(n) gibt sich etwa besonders sportlich und pflegt den Körper (vor allem das ausfallende Haupthaar) intensiver als in jüngeren Jahren, um nur ja nicht zugeben zu müssen, daß nicht mehr alles so perfekt funktioniert. Natürlich gibt es auch Hausmittel für speziell männliche Probleme.

Früher wurden diese "Männermittel" meist hinter der vorgehaltenen Hand weitergegeben.

## Nachlassende Sexualkraft

Männerwein und Bärlauchwein sollen bei Beschwerden im sexuellen Bereich helfen.

### Männerwein

Man mischt 80 Gramm Damianablätter, 40 Gramm Walnußblätter, 50 Gramm Weidenröschenkraut mit Blüte sowie 30 Gramm Brennesselblätter.
**Zubereitung:** 3 gehäufte Eßlöffel der getrockneten Zutaten gibt man zu 3/4 Liter naturreinem, trockenem Weißwein, läßt alles 12 Minuten kochen und filtert dann ab.
**Anwendung:** Man kann diesen "Männerwein" frisch und warm trinken oder aber zur Vorratshaltung in Flaschen abfüllen.

### Bärlauchwein

Eine ähnliche Wirkung hat Bärlauchwein. Der durchblutungsfördernde Wirkstoff im Bärlauch ist 12mal so stark wie im Knoblauch. Der Vorteil des Bärlauchs: Die ätherischen Öle – die den starken Geruch verursachen – sind viel schneller verflogen.
**Zubereitung:** 1 Handbreit hoch werden gehackte frische (gibt's bis Juni in unseren Wäldern; man kann Bärlauch aber auch gut einfrieren!) oder dieselbe Menge tiefgefrorene Bärlauchblätter in eine 0,7-Liter-Flasche gegeben, mit naturreinem, herbem Wein aufgefüllt und im Wasserbad erhitzt – so lange, bis in der Flasche Siedeperlen aufsteigen. Die Flasche stellt man 1 Woche lang verkorkt ans Licht und seiht dann gründlich ab. Der Bärlauchwein sollte dann kühl und dunkel gelagert werden.
**Anwendung:** Jeden Abend trinkt man 1/4 Liter des Weins.

## Streß und Erschöpfung

### Herrensuppe

Herrensuppe eignet sich besonders gut für schlanke, gestreßte und erschöpfte Männer.
**Zubereitung:** 1 Sellerieknolle wird im Backofen in Alufolie gebacken. Ein etwa mandarinengroßes Stück davon verrührt man mit frischer Sahne zu einem sämigen Brei. Diesen Brei gießt man mit 1 Tasse guter Bouillon auf, erhitzt die Cremesuppe im Wasserbad (ohne sie aufzukochen, sonst bildet die Sahne Fettaugen) und streut gehackte Kresse, gemörserte Kürbiskerne, Alfalfasprossen, gehackte Liebstöckelblätter, geriebene Karotten oder frische Estragonblätter darüber.
**Anwendung:** Man sollte diese Suppe kurmäßig 3 Wochen lang täglich als Vorspeise zur Hauptmahlzeit essen.

### Männerspeise

Aus den Überlieferungen der heiligen Hildegard von Bingen stammt die folgende Männerspeise. Die kräuterkundige Hildegard empfiehlt sie für magere, erschöpfte Männer. Wegen des hohen Leberanteils ist sie allerdings nicht für Gichtkranke geeignet.
**Zubereitung:** Man kocht die Leber von geschlechtsreifen männlichen Tieren

(Bulle, Schaf, Hirsch oder Ziegenbock). Pro Liter Kochwasser gibt man 1 Eßlöffel Kräutermischung (aus 30 Gramm Haselnußkätzchen, 10 Gramm Fetthenne und 2,5 Gramm Samen der Uferzaunwinde – alles getrocknet) sowie dieselbe Menge fettes Fleisch wie Leber hinzu. Man würzt die Brühe nach Geschmack und seiht die Suppe dann gut ab. Das Kochfleisch dreht man durch den Wolf und macht – mit demselben Anteil magerem Frischhack – Frikadellen daraus. Die Leber wird in Portionen geschnitten und mit reichlich Suppe serviert. Oder man macht Leberknödel daraus und serviert sie als Suppeneinlage.

### Fitmacher

Ein Fitmacher für all jene Männer, die sich durch zu gute Lebensart geschadet haben, wird von Pfarrer Künzle empfohlen. "Modernisiert" lautet das Rezept so:
**Anwendung:** 3mal täglich vor dem Essen nimmt man 3 Monate lang je 10 Tabletten Bierhefe (aus der Apotheke) ein. Außerdem ißt man bei jeder noch so kleinen Mahlzeit einen Frischobstanteil (Obst, Salate, rohe Möhren, Gurke, Radieschen usw.). In diesem Vierteljahr verzichtet man auch strikt auf Alkohol.

### Vanille-Basilikum-Tinktur

Müde Männer werden auch durch Vanille-Basilikum-Tinktur wieder munter.
**Zubereitung:** Man setzt 3 gemörserte Vanilleschoten, 25 Gramm gemörserte Basilikumsamen sowie 40 Gramm getrocknete und gemörserte Bertramwurzel mit 3/4 Liter gutem Wodka oder klarem Kornschnaps an. Dies läßt man gut 2 Wochen ausziehen, erhitzt es im Wasserbad, bis Siedeperlen aufsteigen, und seiht dann gründlich ab.
**Anwendung:** Täglich trinkt man abends 1 Tasse von Damianakraut, in die man 3 Eßlöffel der Vanille-Basilikum-Tinktur gegeben hat.

### Kräuterklößchen

Kräuterklößchen als Suppeneinlage sollen eine aufmunternde Wirkung haben.
**Zubereitung:** Man nehme 7 Blätter frische Fetthenne, 7 Stiele mit 8 Blättern Basilikum, 5 Blätter Bärlauch (oder 3 Knoblauchzehen), 7 Walnüsse, 2 frische Eidotter. Die Kräuter werden sehr fein gehackt, die Nüsse gemörsert, und alles wird unter die Dotter gerührt. Man gibt nun soviel Brösel von altbackenem Vollkorn- oder Dinkelbrot dazu, bis sich Klößchen formen lassen. Diese läßt man in siedendem Salzwasser gar ziehen (nicht kochen).
**Anwendung:** Man serviert diese Klößchen oft und reichlich in Bouillon, in Gemüse- oder Cremesuppen. Man kann die oben angegebenen Kräuter und Nüsse ohne Ei auch an einen frischgeernteten Salat geben, mit Zitrone säuern, mit nur wenig Vollmeersalz würzen und mit Rahm oder Distelöl abrunden.

### Kochwürze
Als Kochwürze eignet sich gut folgende Mischung: 100 Gramm Vollmeersalz, je 10 Gramm getrocknetes, gemörsertes Basilikumkraut und pulverisierte Ingwerwurzel, je 15 Gramm pulverisierte Bertramwurzel und Damianablätter sowie 5 Gramm pulverisierter gelber Senf.
**Zubereitung und Anwendung:** Alles wird gut vermischt. Man nimmt dies als Kochwürze für Suppen, Eintöpfe, Gemüse- und Fleischgerichte.

## Haarausfall

### Kuhfett und -gelee
Gegen Haarausfall sollen Kuhfett und -gelee, beides uralte Hausmittel, helfen. (Wissenschaftlich erwiesen ist mittlerweile, daß östrogenhaltige Salben die Haarwurzelschädigung aufhalten können. Bei Schwächen im Skelett- und Knorpelbereich verordnet man heute auch Gelatine.)
**Zubereitung:** Man nimmt Kochfleisch von der Kuh und 1 Kalbsfuß. Beides wird in salzlosem Wasser so lange gekocht, bis alle Knochen vom Fuß gefallen und stumpf und rauh geworden sind. Die Brühe muß man abseihen, solange sie warm ist, weil sie sonst geliert. Dann liest man die Knochen aus dem Abgußgut (die Fleischreste kann man für Frikadellen verwenden). Ist die Brühe erkaltet, löst man die Fettschicht als ganze Platte ab. Sie wird dann unter fließendem eiskalten Wasser von den Geleeresten befreit.

**Anwendung:** Das Kuhfett verwendet man zum Einreiben der Kopfhaut. Das Gelee nimmt der Mann morgens und abends eßlöffelweise unter seine Speisen.

## Prostatabeschwerden
Sie treten bei Männern über 50 Jahre sehr häufig auf. Eine Schwellung oder Entzündung der Prostata führt zu Problemen bei der Harnausscheidung. In den meisten Fällen ist die Vergrößerung der Prostata gutartig, doch sollte man auf jeden Fall bei Beschwerden einen Arzt aufsuchen und nicht selbst an sich herumdoktern. Der Facharzt – ein Urologe – kann schnell feststellen, ob die Prostatabeschwerden gut- oder bösartig sind. In manchen Fällen muß eine Prostatawucherung operativ entfernt werden. Doch man kann die ärztliche Behandlung mit Hausmitteln unterstützen und so unter Umständen um eine Operation herumkommen. Dennoch gilt gerade bei Prostatabeschwerden: Eine Facharztuntersuchung ist unerläßlich.

### Brennessel-Birkenblätter-Tee
Brennessel-Birkenblätter-Tee wirkt besonders wassertreibend und ist daher bei Prostatabeschwerden zu empfehlen. Die Teemischung besteht aus 30 Gramm Weidenröschen, 20 Gramm Brennesselblättern, je 10 Gramm Birkenblättern, Bohnenschalen, Löwenzahnwurzel mit Kraut (Korbblütler!), Schachtelhalm und Orthosiphon (indischer Blasen- und Nierentee).

**Zubereitung:** 2 Teelöffel dieser Mischung übergießt man mit 1/4 Liter kochendem Wasser. Man läßt dies 10 Minuten ziehen und seiht dann ab.
**Anwendung:** Diese Teemischung sollte man zur Kur etwa 3–4 Wochen lang trinken, und zwar täglich 2 Tassen ungesüßten Tee.
**ACHTUNG:** Wenn der Patient unter Wasseransammlungen im Körper leidet (Ödeme), sollte er auf jeden Fall den Arzt oder Therapeuten aufsuchen. Wassertreibende Tees und Teemischungen darf man dann eigenverantwortlich nicht über einen längeren Zeitraum trinken. Zu wassertreibenden Tees rechnet man Bärentraube, Bohnenschalen, Brennessel, Birke, Gänsefingerkraut, Goldrute (Korbblütler!), Hauhechel, Liebstöckel, Orthosiphon, Quecke, Sarsaparille, Schachtelhalm, Segge und Vogelknöterich.
**VORSICHT:** Extrem magenempfindliche Patienten können durch die Beimischung von Löwenzahn (Korbblütler!) Magenschmerzen bekommen. Dann die Teekur sofort abbrechen! Man kann sie aber nach 3 Tagen – ohne Löwenzahnbeimischung – fortsetzen.

### Brennessel-Tee

Brennessel-Tee ist in der Volksmedizin schon von alters her als wassertreibendes Mittel bekannt. Für diesen Tee gilt dasselbe wie für die vorhergehende Teemischung. Will man zusätzlich eine bessere Organdurchblutung erreichen, sollte man immer Blätter der Schwarzen Brennessel nehmen.

**Zubereitung:** 2 Teelöffel Brennesselblätter werden mit 1/4 Liter kochendem Wasser übergossen. Man läßt den Tee 10 Minuten ziehen und seiht ihn dann ab.
**Anwendung:** Vom Brennessel-Tee sollte man täglich 2 Tassen ungesüßt zur Kur über 3–4 Wochen trinken.
**ACHTUNG:** Wer unter Wasseransammlungen im Körper leidet, die durch eine eingeschränkte Herz- oder Nierentätigkeit ausgelöst werden, darf eigenverantwortlich über einen längeren Zeitraum hinweg keine wassertreibenden Tees trinken.
In diesem Fall bitte vor dieser Teekur auf jeden Fall den Arzt oder Therapeuten befragen.

### Goldruten-Tee

Goldruten-Tee hilft, wenn gleichzeitig Entzündungen eingetreten sind.
**Zubereitung:** 2 Teelöffel Goldrutenkraut (Korbblütler!) werden mit 1 Tasse Wasser überbrüht. Man läßt den Tee etwa 10 Minuten ziehen.
**Anwendung:** Über den Tag verteilt sollte man 2–3 Tassen dieses Tees trinken.

### Heidekraut-Tee

Heidekraut-Tee kann Prostatabeschwerden lindern.
**Zubereitung:** 2 Eßlöffel Heidekrautblätter werden mit 1/2 Liter kochendem Wasser überbrüht und sollten dann etwa 1/4 Stunde ziehen.
**Anwendung:** 2- bis 3mal täglich trinkt man 1/2 Tasse Tee.

## Heublumen-Bad

Ein Heublumen-Bad unterstützt auf jeden Fall die Behandlung von Prostatabeschwerden.

**Zubereitung:** 500 Gramm Heublumen werden mit 3 Liter kochendem Wasser übergossen und danach zum Sieden gebracht. Man läßt dies dann 1/2 Stunde ausziehen, seiht ab und gibt den Auszug dem Badewasser zu.

**Anwendung:** Die Badetemperatur sollte etwa 38 Grad betragen, die Badezeit etwa 1/4 Stunde. Heublumen-Bäder sollte man im Wechsel mit Schachtelhalm-Bädern 2mal wöchentlich anwenden.

Danach ist 1 Stunde Bettruhe empfehlenswert. Das Bett sollte man unbedingt vorwärmen.

## Kürbiskern-Kur

Die Kürbiskern-Kur wird sogar von Urologen empfohlen. Sie ist auch dann ohne negative Nebenwirkungen, wenn man sie über einen längeren Zeitraum anwendet. Die Kur beugt Entzündungen durch Restharnbildung vor.

**Anwendung:** 3mal täglich sollte man 5–10 Kürbiskerne essen und dabei gründlich kauen.

**ACHTUNG:** Kürbiskerne kann man in der Apotheke oder im Reformhaus kaufen. Die aus dem eigenen Garten geernteten schwanken je nach Bodenbeschaffenheit sehr im Wirkstoffgehalt. Es schadet aber nichts, dann eine höhere Anzahl Kerne zu sich nehmen.

## Schachtelhalm-Bad

Ein Schachtelhalm-Bad sollte man – wie schon oben erwähnt – im Wechsel mit dem Heublumen-Bad anwenden. Beide Badezusätze kann man in der Apotheke kaufen, aber auch selbst herstellen.

**Zubereitung:** 100 Gramm getrocknetes Schachtelhalmkraut läßt man in 3 Liter heißem Wasser ausziehen, und zwar etwa 1 Stunde lang. Danach seiht man den Auszug ab und gibt ihn dem Badewasser zu.

**Anwendung:** Die Badetemperatur für das Schachtelhalm-Bad beträgt 38 Grad, man sollte etwa 1/4 Stunde im Wasser bleiben. Danach empfiehlt sich eine Bettruhe von etwa 1 Stunde. Auf jeden Fall sollte man das Bett vorwärmen!

## Weidenröschen-Tee

Weidenröschen-Tee ist ein uraltes Hausmittel, das Prostatawucherungen zurückbilden soll. Es wird auch als "Wundermittel der Zigeuner" bezeichnet.

**Zubereitung:** 1 gehäuften Eßlöffel getrocknete Blätter, Blüten und Stengel von Weidenröschen mit 1 Tasse heißem Wasser überbrühen und dann 10 Minuten ziehen lassen.

**Anwendung:** Man fügt vor dem Trinken noch einige Tropfen Brennessel-Tinktur hinzu (siehe nächste Spalte) und trinkt morgens und abends je 1 Tasse.

Brennessel-Tinktur bereitet man aus frischen Brennesselwurzeln zu. Die kleingeschnittenen Wurzeln werden in einem Tongefäß mit einer Mischung aus 1 Teil hochprozentigem Alkohol (es genügt ein guter klarer Schnaps wie Wodka oder Korn) und 1 Teil abgekochtem Regenwasser bedeckt und sollten etwa 4 Wochen lang stehen. Morgens und abends schütteln. Dann durchseihen und in dunkle Glasflaschen füllen.

**Anwendung:** Man gibt einige Tropfen Brennessel-Tinktur in den Weidenröschen-Tee. Zur Vorbeugung kann man morgens und abends je 1 Likörglas des Tees mit 2 Tropfen Brennessel-Tinktur zu sich nehmen.

# Magen- und Darmbeschwerden

Magen und Darm verursachen in unserer stressigen, hektischen und schnellebigen Zeit die weitaus meisten Beschwerden. Ob man ganz allgemein einen "verdorbenen Magen" hat, ob man unter Völlegefühl oder Sodbrennen leidet, ob man keinen Appetit hat oder unter Durchfall oder Verstopfung leidet: Fast jeder Mensch kennt Magen- und Darmbeschwerden. Bei manchen treten sie nur hin und wieder auf, bei manchen sind sie zu einem chronischen Leiden geworden. Nicht immer haben Magen- und Darm-

beschwerden eine ernste, eine organische Ursache. Manchmal kommt es auch zu Magenverstimmungen, weil man sich – vielleicht im Urlaub – eine leichte Darminfektion geholt hat. In den allermeisten Fällen sind sie eher psychosomatisch bedingt, haben ihre Ursache also im seelischen Bereich. Bei leichten Beschwerden im Magen-Darm-Bereich wird man nicht sofort einen Arzt hinzuziehen, sondern erst einmal auf die seit vielen Jahrhunderten bewährten Hausmittel zurückgreifen, die man in jeder Familie kennt. Nur wenn chronische Beschwerden – wie etwa Magenschleimhautentzündung, Reizmagen, Magen- oder Zwölffingerdarmgeschwüre – vorhanden sind, muß man auf jeden Fall einen Arzt oder Therapeuten aufsuchen. Man darf auch nicht vergessen, daß sich manch ernsthafte Erkrankung – wie etwa eine Blinddarmentzündung – durch Übelkeit, Erbrechen und Appetitlosigkeit ankündigt. Wenn ein sonst bewährtes Hausmittel also nicht sofort wirkt, muß man auf jeden Fall den Arzt zu Rate ziehen. Er wird dann in einer Untersuchung feststellen, ob eine behandlungsbedürftige Krankheit vorliegt.

Leichtere Magen-Darm-Beschwerden, die ihre Ursache in zuviel Hektik und Streß oder in Aufregungen und Genußmittelmißbrauch haben, sollte man durch eine Umstellung der Lebensweise zu beheben versuchen. Hausmittel können – wie auch "richtige" Medikamente – kaum Linderung bringen, wenn man die geistig-seelischen Ursachen der körperlichen Beschwerden nicht abzustellen versucht. Guter Appetit und geregelte Verdauung sind leider keine Selbstverständlichkeit mehr.

Bei Reizzuständen des Magens mit einem Mangel an Magensäure sollte man mit seinem Arzt oder Therapeuten Rücksprache halten, bevor man auf Hausmittel zurückgreift. In so mancher Heilpflanze sind nämlich säurelockende Stoffe enthalten, so in Andorn, Bitterklee, Enzian, Habichtskraut (Korbblütler!), Herzgespann, Hopfen, Kalmus, Kardobenediktenkraut (Korbblütler!), Löwenzahn (Korbblütler!), Odermennig, Tausendgüldenkraut, Ziest.
Diese aromatischen Gewürzpflanzen enthalten ebenfalls säurelockende Stoffe: Bärlauch, Basilikum, Estragon (Korbblütler!), Ingwer, Koriander, Brunnenkresse, Kümmel, Majoran, Minze, Rosmarin, Salbei, Schnittlauch, Senf, Thymian sowie Zwiebeln.

## Appetitanregung

Appetitanregung ist – obwohl es viele übergewichtige Menschen gibt – für manche ein Problem. Meist ist Appetitlosigkeit auf eine zu geringe Magensaftproduktion zurückzuführen. Die folgenden Tees und Teemischungen regen den Appetit an, fördern aber auch die Verdauung.

### Basilikum-Hopfenbollen-Tee

Dafür mischt man je 30 Gramm Krauseminz- und Basilikumblätter sowie Hopfenbollen und gibt dazu je 15 Gramm Quendelblättchen und Rosmarinnadeln.
**Zubereitung:** 1 Eßlöffel der getrockneten Zutaten wird mit 1/2 Liter kochendem Wasser überbrüht, sollte 1/4 Stunde ziehen und wird dann abgeseiht.
**Anwendung:** Jeweils 1/4 Stunde vor dem Essen trinkt man 1 Tasse des Tees.

### Benediktenkraut-Tee

Benediktenkraut-Tee ist ein altes Hausmittel, das bei Magen- und Darmbeschwerden gut helfen soll.
**Zubereitung:** 1 Teelöffel Benediktenkraut wird mit 1/2 Liter kochendem Wasser übergossen, soll 5 Minuten ziehen und wird dann abgeseiht.
**Anwendung:** Bei Bedarf trinkt man 1 Tasse ungesüßten Tee vor den Mahlzeiten.

### Engelwurz-Tee

Engelwurz-Tee ist ebenfalls ein altes Rezept aus der Volksmedizin.
**Zubereitung:** Man übergießt 1 Teelöffel Engelwurzkraut mit 1/2 Liter kochendem Wasser, läßt das Ganze 5 Minuten ziehen und seiht dann ab.
**Anwendung:** Je nach Bedarf trinkt man 1 Tasse des ungesüßten Tees jeweils vor den Mahlzeiten.

### Enzian-Tee

Enzian-Tee ist ein reines Bittermittel. Zur Magenkräftigung wird er gerne empfohlen, denn er enthält nur sehr wenige Gerbstoffe.
**Zubereitung:** 1 Teelöffel Enzianwurzel wird mit 1/4 Liter kochendem Wasser übergossen. Der Tee muß 5 Minuten ziehen und wird dann abgeseiht.
**Anwendung:** Man trinkt 1 kleine Tasse des ungesüßten Tees mäßig warm vor den Mahlzeiten.
**ACHTUNG:** Patienten mit Magen- und Darmgeschwüren dürfen diesen Tee nicht zu sich nehmen!

### Enzian-Tropfen

Enzian-Tropfen bekommt man in der Apotheke. Sie haben eine ähnliche Wirkung wie der Enzian-Tee: Appetitlosigkeit, Magenschwäche, Blähungen sowie Krampf- und Erschlaffungszustände des Magens und Darms kann man gut mit diesen Tropfen behandeln.
**Anwendung:** Man gibt 10–15 Tropfen in 1/2 Glas Wasser, rührt um und trinkt dies vor dem Essen schluckweise.
**ACHTUNG:** Patienten mit Magen- und Darmgeschwüren dürfen keine Enzian-Tropfen einnehmen. Die Tropfen enthalten außerdem Alkohol.

### Hopfen-Tee

Hopfen-Tee enthält Bitterstoffe und hat eine appetitanregende Wirkung. Zugleich beruhigt und entspannt er den Magen.
**Zubereitung:** 2 gehäufte Teelöffel Hop-

fenzapfen werden mit 1/4 Liter lauwarmem Wasser übergossen. Man läßt sie 5 Stunden ziehen und seiht dann ab.
**Anwendung:** Täglich sollte man 2mal je 1 Tasse des ungesüßten Tees trinken, und zwar vor den Mahlzeiten.

### Johanniskraut-Safran-Tee

Johanniskraut-Safran-Tee hilft bei Magenschwäche und gleichzeitiger ängstlicher Verstimmung. Man mischt 50 Gramm Johanniskraut mit je 30 Gramm Herzgespann und Hopfenbollen sowie 10 Gramm Safranfäden und 15 Gramm Lavendelblüten.
**Zubereitung:** 3 Eßlöffel der getrockneten Mischung werden mit 1 Liter kochendem Wasser überbrüht, sollten 10 Minuten ziehen und werden dann abgeseiht.
**Anwendung:** Man trinkt diesen Tee über den Tag verteilt zur Kur 3 Wochen lang.

### Kardobenedikten-Lavendel-Tee

Dafür mischt man 40 Gramm Kardobenediktenkraut (Korbblütler!), jeweils 30 Gramm Habichtskraut (Korbblütler!) und Hopfenbollen sowie je 15 Gramm Lavendelblüten und Rosmarinnadeln.
**Zubereitung:** 3 Eßlöffel der getrockneten Mischung werden mit 1 Liter kochendem Wasser überbrüht, sollten 10 Minuten ziehen und werden dann abgeseiht.
**Anwendung:** Man trinkt 1 Liter Tee über den Tag verteilt und sollte dies zur Kur 3 Wochen lang durchführen.

### Koriander-Tee

Koriander-Tee enthält die ätherischen Öle des Korianders, die besonders krampflösend, entblähend und verdauungsfördernd wirken. Man sollte bei Verdauungsstörungen Koriander auch möglichst oft als Gewürz verwenden.

**Zubereitung:** 1 Teelöffel zerstoßener Koriander wird mit 1 Tasse kochendem Wasser übergossen. Man läßt den Tee 5 Minuten ziehen und seiht ihn dann ab.

**Anwendung:** Man trinkt 1 Tasse des ungesüßten Koriander-Tees nach den Mahlzeiten.

### Kümmel-Ingwer-Tee

Man mischt je 15 Gramm Kümmelsamen und gemörserte Ingwerwurzel mit 30 Gramm Süßholz und 5 Gramm Sternanis.

**Zubereitung:** Von den getrockneten Zutaten nimmt man 1 Eßlöffel voll, überbrüht ihn mit 1/2 Liter kochendem Wasser und läßt alles 10 Minuten ziehen. Dann wird abgeseiht.

**Anwendung:** Nach dem Essen sollte man jeweils 1 Tasse Kümmel-Ingwer-Tee trinken.

### Kondurango-Wein

Kondurango-Wein ist in Apotheken erhältlich. Man empfiehlt ihn als Mittel zur Appetitanregung und zur Aktivierung der Verdauung.

**Anwendung:** Vor dem Essen sollte man 1 Likörglas des Kondurango-Weins zu sich nehmen.

### Löwenzahn-Leinsamen-Tee

Man mischt je 30 Gramm Bitterklee, Löwenzahnkraut (Korbblütler!) und Angelikawurzel sowie 50 Gramm Leinsamen.

**Zubereitung:** Von der getrockneten Mischung nimmt man 3 Eßlöffel, überbrüht diese mit 1 Liter kochendem Wasser, läßt alles 10 Minuten ziehen und seiht dann ab.

**Anwendung:** 1 Liter Tee trinkt man über den Tag verteilt kurmäßig 3 Wochen lang.

### Safran-Ingwer-Trunk

Safran-Ingwer-Trunk hilft ebenfalls bei Magenschwäche mit Appetitlosigkeit. Man mischt je 10 Gramm Safranfäden, Pomeranzenschalen und Enzianwurzel mit 30 Gramm Hopfenbollen sowie je 15 Gramm Ingwer und Sternanis.

**Zubereitung:** Alle getrockneten Zutaten werden gut gemörsert und dann mit 5 Eßlöffeln Honig sowie 0,7 Liter Gin angesetzt. Nach 14 Tagen sollte man den Ansatz gut erhitzen und abseihen.

**Anwendung:** Kurweise nimmt man 1 Eßlöffel dieses Trunks 10 Minuten vor dem Essen.
Bei Völlegefühl oder Magendruck trinkt man nach dem Essen 1 Likörgläschen voll.

### Saure Gurken

Saure Gurken kannten schon unsere Großmütter als Mittel zur Appetitanregung, und dieses Hausmittel bewährt sich heute noch in vielen Fällen.

**Anwendung:** Man sollte bei Appetitlosigkeit einfach zwischen den Mahlzeiten hin und wieder 1 saure Gurke essen.

### Schafgarben-Tee

Schafgarben-Tee schmeckt bitter – aber gerade deshalb wirkt er so gut bei unbestimmten Magenbeschwerden und Appetitlosigkeit.
**Zubereitung:** 1 Teelöffel geschnittene Schafgarbe (Korbblütler!) wird mit 1 Tasse kochendem Wasser übergossen. Der Tee soll 1/4 Stunde ziehen und wird dann abgeseiht.
**Anwendung:** Vor den Mahlzeiten trinkt man täglich 3mal je 1 Tasse des ungesüßten Schafgarben-Tees.

### Schafgarben-Kamillen-Teemischung

Die Schafgarben-Kamillen-Teemischung ist nicht ganz so bitter und deshalb wohlschmeckender als reiner Schafgarben-Tee. Man mischt 30 Gramm Schafgarbenkraut (Korbblütler!) mit jeweils 10 Gramm Kamillenblüten (Korbblütler!) und Pfefferminzblättern.
**Zubereitung:** 1 Teelöffel der Mischung wird mit 1 Tasse kochendem Wasser übergossen, muß 1/4 Stunde ziehen und wird dann abgeseiht.
**Anwendung:** Jeden Tag 3mal trinkt man je 1 Tasse ungesüßten Tee vor den Mahlzeiten.

### Speisesenf

Speisesenf ist – ebenso wie die sauren Gurken – ein uraltes Hausmittel gegen Appetitlosigkeit.

**Anwendung:** Man ißt hin und wieder zwischen den Mahlzeiten eine kleine Menge Senf.

### Tausendgüldenkraut-Tee

Tausendgüldenkraut-Tee ist – wie viele appetitanregende und verdauungsfördernde Tees – sehr bitter. Doch ein "müder" Magen und vielerlei Verdauungsbeschwerden werden damit geheilt.
**Zubereitung:** 1 gehäufter Teelöffel Tausendgüldenkraut wird mit 1 Tasse kaltem Wasser übergossen und soll dann 6–10 Stunden kalt ziehen. Danach wird es abgeseiht und auf Trinktemperatur erwärmt.
**Anwendung:** Man trinkt 1 Tasse des Tausendgüldenkraut-Tees leicht erwärmt jeweils vor den Mahlzeiten.

### Zimtrinden-Tee

Zimtrinden-Tee enthält eines der ältesten Gewürze – nämlich Zimt. Zimtrinde regt den Magen an und fördert die Verdauung.
**Zubereitung:** 1/2–1 Teelöffel Zimtrinde (aus der Apotheke) wird mit 1/4 Liter kochendem Wasser übergossen und muß 10 Minuten ziehen. Danach wird der Tee abgeseiht.
**Anwendung:** Man trinkt bei Bedarf 1 Tasse ungesüßten Zimtrinden-Tee.

## Blähungen und Völlegefühl, Schluckauf und Sodbrennen

Blähungen und Völlegefühl, Schluckauf und Sodbrennen werden von vielen Heilpflanzen günstig beeinflußt. Vor allem drei Gewürze helfen bei diesen Beschwerden: Anis, Fenchel und Kümmel.

### Anis-Tee

Anis-Tee wirkt bei akuten, aber auch bei chronischen Blähungen.
**Zubereitung:** 1 gehäufter Teelöffel zerdrückte Anisfrüchte (oder 2 Teelöffel ganze Früchte) werden mit 1/4 Liter kochendem Wasser übergossen, müssen 10 Minuten ziehen und werden dann abgeseiht.
**Anwendung:** Nach dem Essen trinkt man 1 Tasse ungesüßten Tee gut warm und schluckweise.

### Fenchel-Tee

Fenchel-Tee wird schon kleinen Kindern gegen Blähungen gegeben. Natürlich wirkt er auch bei Erwachsenen.
**Zubereitung:** 1 gehäuften Teelöffel zerdrückte Fenchelfrüchte (oder 2 Teelöffel ganze Früchte) überbrüht man mit 1/4 Liter kochendem Wasser, läßt alles zugedeckt 10 Minuten ziehen und seiht dann ab.
**Anwendung:** Man trinkt gleich nach dem Essen oder über den Tag verteilt 2–3 Tassen des ungesüßten Tees.

### Kümmel-Tee

Kümmel-Tee ist ein uraltes Hausrezept gegen Blähungen – ob akute oder chronische.
**Zubereitung:** Man nimmt 2 Teelöffel ganze Kümmelfrüchte (oder 1 Teelöffel zerdrückte Kümmelkörner), übergießt sie mit 1/4 Liter kochendem Wasser und läßt alles 10 Minuten zugedeckt ziehen. Dann seiht man den Tee ab.
**Anwendung:** Bei Bedarf trinkt man 1 Tasse des ungesüßten Tees oder über den ganzen Tag verteilt 2–3 Tassen.

### Kümmel-Schnaps

Kümmel-Schnaps eignet sich hervorragend zur Linderung von Blähungen. Man darf aber keinen Kümmel-Likör verwenden, sondern muß sich den Schnaps mit hochprozentigem Alkohol selbst herstellen.
**Zubereitung:** 50 Gramm zerstoßener Kümmel werden mit 3/4 Liter Kornschnaps (mindestens 35% Alkohol) übergossen, sollten dann 10 Tage ziehen und sorgfältig abgeseiht werden.
**Anwendung:** Bei Blähungen oder Völlegefühl trinkt man 1 Likörglas des Kümmel-Schnapses, möglichst kalt.

### Majoran-Salbe

Majoran-Salbe hilft oftmals bei Blähungen. In der Apotheke bekommt man die Salbe mit Vaseline zubereitet. Man kann sie aber auch leicht selbst herstellen.
**Zubereitung:** 2 Teelöffel gepulverter Majoran werden mit 3 Teelöffeln 90%-

igem Weingeist (beides aus der Apotheke) vermischt. Nach 3 Stunden gibt man 3 Teelöffel frische ungesalzene Butter dazu und erwärmt alles 10 Minuten lang im Wasserbad. Den heißen Ansatz streicht man durch ein Tuch und läßt ihn dann erkalten.
**Anwendung:** Die Nabelgegend wird mit der Majoran-Salbe eingerieben, dann mit einem warmen Tuch bedeckt, das bis zum Abklingen der Beschwerden liegenbleibt.

## Reizmagen mit Sodbrennen

Es gibt einige andere gute Hausmittel gegen einen Reizmagen mit Sodbrennen.

### Emser Salz

Emser Salz hat sich – wie auch andere Bicarbonate (Bullrichsalz, Natriumbicarbonikum) – bei Sodbrennen gut bewährt.
**Anwendung:** Bei Bedarf löst man 1 Tablette Emser Salz in 1 Glas Wasser auf und trinkt dies dann.

### Heilerde

Heilerde lindert Sodbrennen in Kürze.
**Anwendung:** Man löst mehrmals täglich 1 Teelöffel Heilerde in Wasser auf und trinkt dies dann.

### Lindenholzkohle

Lindenholzkohle hilft gegen einen übersäuerten Magen.
**Anwendung:** Mehrmals täglich nimmt man (zur Kur über mehrere Wochen) 1 Teelöffel gepulverte Lindenholzkohle vor den Mahlzeiten ein. Man kann auch fertige Kohletabletten in der Apotheke kaufen.

### Rohe Kartoffeln

Rohe Kartoffeln werden als Saft ebenfalls kurmäßig eingenommen.
**Anwendung:** Man trinkt mehrere Wochen lang täglich den ausgepreßten Saft von 1 Pfund rohen Kartoffeln.

### Sauerrahm

Sauerrahm kann – als 3-Tage-Kur – oft dauerhaft von Sodbrennen befreien.
**Anwendung:** 3 Tage lang nimmt man als einzige Speise bis zu 5 Becher Sauerrahm löffelweise zu sich.

### Weißer Ton

Weißer Ton lindert Sodbrennen ebenfalls.
**Anwendung:** Man nimmt mehrmals täglich 1 Teelöffel weißen Ton (Bolus alba) in Wasser oder Tee aufgelöst ein.

## Schluckauf

Gegen Schluckauf kann Propolis-Tinktur helfen.
**Anwendung:** Man träufelt 10–15 Tropfen Propolis-Tinktur (gibt's in der Apotheke) auf ein Stück Würfelzucker und nimmt dies dann ein.
**ACHTUNG:** Diabetiker müssen für dieses Hausmittel Fruchtzucker verwenden und dies dann auf ihre täglichen Broteinheiten anrechnen!

## Verdauungsbeschwerden mit Übelkeit und Erbrechen

Verdauungsbeschwerden mit Übelkeit und Erbrechen kann man gut mit Hausmitteln bekämpfen. Man sollte allerdings sofort einen Arzt befragen, wenn die Übelkeit länger anhält.

### Melissengeist

Melissengeist bekommt man in Apotheken, Drogerien und Reformhäusern. Er bringt schnelle Hilfe bei Übelkeit.
**Anwendung:** 1 Teelöffel Melissengeist wird auf Zucker oder in ein wenig Wasser eingenommen.
**ACHTUNG:** Diabetiker dürfen Melissengeist nur in Wasser einnehmen!
In den Tropfen ist Alkohol enthalten.

### Pfefferminz-Tee

Pfefferminz-Tee ist das meistbekannte Hausmittel bei Übelkeit, Brechreiz oder akutem Erbrechen. Manchmal genügt schon 1 Tasse des Kräutertees, um Besserung und Linderung zu erzielen.
**Zubereitung:** 1 gehäufter Teelöffel Pfefferminzblätter wird mit 1 Tasse kochendem Wasser übergossen. Der Tee muß zugedeckt 10 Minuten ziehen und wird dann abgesiebt.
**Anwendung:** Man trinkt vom warmen Tee schluckweise 1–2 Tassen.
**ACHTUNG:** Säuglinge und Kleinkinder vertragen den Pfefferminz-Tee manchmal nicht gut, denn er enthält viel Menthol.

## Verdauungsschwäche

Bei Verdauungsschwäche hat man das Gefühl, das Essen liege einem "wie ein Stein" im Magen. Dagegen helfen einige Mittel aus Großmutters Hausapotheke.

### Ananas

Ananas hilft vor allem dann wieder auf die Beine, wenn man Eiweiß nur schwer verdauen kann.
**Anwendung:** Vor der Mahlzeit ißt man einige Scheiben Ananas (roh oder aus der Dose).
**ACHTUNG:** Diabetiker dürfen nur ungezuckerte Ananas zu sich nehmen!

### Chili

Chili ist ein scharfes Gewürz, das den Verdauungssaft vermehrt. Nach dem Genuß von Chili verläuft die Verdauung schneller und gründlicher.

### Schwedenbitter

Schwedenbitter bekommt man in der Apotheke. Er ist ein sehr altes Hausmittel gegen allgemeine Verdauungsschwäche.
**Anwendung:** Man nimmt 1/2–1 Teelöffel Schwedenbitter mit etwas Wasser vor der Mahlzeit ein.

# Krankheiten und Beschwerden von A bis Z und was dagegen hilft

## Verkrampfungen des Magens

Verkrampfungen des Magens sollte man vor allem erst einmal mit Wärme behandeln. Schon Albertus Magnus hat die Kräuterauflage empfohlen.

### Kräuterauflage

**Zubereitung:** Je 2 Handvoll Wermut, Salbei, Mutterkraut und Dost sowie je 1 Handvoll Raute, Wasserminze, Poleiminze, Pfirsich- und Walnußlaub sowie Rainfarn- und Steinkleeblüten werden kleingeschnitten, in ein Säckchen eingenäht und dann in Wein oder Essig gekocht.
**Anwendung:** Dieses Säckchen legt man gut warm auf den Nabel.

### Wärmflasche

Natürlich kann man aber auch ganz einfach als Erste-Hilfe-Maßnahme eine Wärmflasche auf den Magen legen.

Auch einige Tees helfen bei spastischer Gastritis (so der medizinische Fachausdruck).

### Bibernell-Herzgespann-Tee

Bibernell-Herzgespann-Tee mischt man aus 25 Gramm Bibernellwurzel, 50 Gramm Gänsefingerkraut, 40 Gramm Herzgespann sowie je 15 Gramm Malvenblüten und Veilchenkraut.
**Zubereitung:** 3 Eßlöffel der getrockneten Mischung werden mit 1 Liter kochendem Wasser überbrüht, sollten 10 Minuten lang ziehen und werden dann abgeseiht.

**Anwendung:** Diesen Tee trinkt man als 3-Wochen-Kur, und zwar täglich 1 Liter über den Tag verteilt.

### Johanniskraut-Fenchel-Tee

Johanniskraut-Fenchel-Tee mischt man aus je 60 Gramm Gänsefingerkraut, Kardobenediktenkraut (Korbblütler!) und Johanniskraut sowie je 15 Gramm Fenchel und Isländischem Moos.
**Zubereitung:** 3 Eßlöffel der getrockneten Mischung werden mit 1 Liter kochendem Wasser überbrüht, sollten 10 Minuten ziehen und werden dann abgeseiht.
**Anwendung:** Man trinkt diesen Tee als 4-Wochen-Kur, und zwar täglich 1 Liter.

### Kamillen-Gänsefingerkraut-Tee

Kamillen-Gänsefingerkraut-Tee wird aus 35 Gramm Kamillenblüten (Korbblütler!), je 30 Gramm Süßholz und Odermennigkraut sowie 60 Gramm Gänsefingerkraut gemischt.
**Zubereitung:** Von den getrockneten Zutaten nimmt man 3 Eßlöffel voll, überbrüht sie mit 1 Liter kochendem Wasser, läßt alles 10 Minuten ziehen und seiht dann ab.
**Anwendung:** Der Tee wird auf 5 Portionen aufgeteilt. In jede Portion rührt man 1 Teelöffel weißen Ton ein und trinkt dies warm über den Tag verteilt.

# Magen- und Darmbeschwerden

## Durchfall

Durchfall gehört ebenfalls zu den Magen- und Darmbeschwerden. Er kann durch reichliches Essen, durch Infektionen oder auch Klimawechsel im Urlaub hervorgerufen werden. Bei akuten Durchfällen sollte man eine ernsthafte Infektion ausschließen können, bevor man zu Hausmitteln greift: Also immer erst den Arzt oder Therapeuten befragen. Man muß besonders darauf achten, daß der Patient die durch die Ausscheidungen verlorenen Salze ersetzt bekommt.

Bei chronischen Durchfällen kann man – ebenfalls nach Rücksprache mit dem Arzt oder Therapeuten – mit Tees und Teemischungen helfen.

Zwei Schleimrezepte haben sich bei chronischem Durchfall besonders bewährt:

### Vollwertreis-Schleim

**Zubereitung:** In 1 Liter Wasser wird 1 Handvoll Vollwertreis so lange gekocht, bis man einen dünnen Schleim absieben kann. In diesen gibt man 2 Eßlöffel Heidelbeerblätter und läßt sie 12 Minuten ziehen. Dann seiht man erneut ab.
**Anwendung:** Man hält den Schleim in einer Thermoskanne warm und trinkt stündlich 1/2 Tasse davon.

### Hafer-Kamillen-Schleim

**Zubereitung:** Man kocht sehr dünnen Haferschleim und seiht ihn ab. Dann läßt man auf 1 Liter Schleim 2 Eßlöffel Kamillenblüten (Korbblütler!) sowie 2 Eßlöffel Hirtentäschelkraut 12 Minuten ziehen und seiht nochmals ab.
**Anwendung:** Man hält den Schleim in einer Thermoskanne warm und trinkt stündlich 1/2 Tasse davon.

### Blutwurz-Tee

Blutwurz-Tee hilft bei akuten und chronischen Durchfällen, wenn sie durch Gärungserreger im Darm hervorgerufen werden.
**Zubereitung:** 2 Teelöffel zerkleinerte Blutwurz übergießt man mit 1/4 Liter kaltem Wasser, erhitzt dieses bis zum Sieden, läßt es 5 Minuten kochen und seiht dann ab.
**Anwendung:** Man trinkt täglich 3mal 1 Tasse ungesüßten Tee nach dem Essen.

### Blutwurz-Tinktur

Blutwurz-Tinktur ist bei plötzlichem Durchfall ebenso wirksam wie reiner Blutwurz-Tee. Die Tinktur bekommt man in der Apotheke.
**Anwendung:** Man löst 30 Tropfen Blutwurz-Tinktur in 1 Glas Wasser auf und trinkt dies dann.
**ACHTUNG:** Die Tinktur enthält Alkohol!

### Heidelbeeren

Heidelbeeren kann man als gedörrte Früchte gegen Durchfall einnehmen.
**Anwendung:** Man kaut vor jeder Mahlzeit 12 gedörrte Beeren so lange, bis sie vom Speichel ganz aufgeweicht sind. Erst dann schluckt man sie hinunter.

### Heidelbeeren-Tee

Heidelbeeren-Tee ist ein altes Hausmittel bei Durchfall. Man darf für den Tee nur getrocknete Beeren verwenden – frische können sogar die gegenteilige Wirkung erzielen.

**Zubereitung:** 2 Eßlöffel getrocknete Heidelbeeren übergießt man mit 1/2 Liter kaltem Wasser, bringt das Ganze zum Sieden und läßt es etwa 10 Minuten kochen. Danach seiht man den Tee ab.

**Anwendung:** Man trinkt mehrmals täglich 1/4 Tasse des ungesüßten Tees, und zwar mäßig warm.

### Heilerde

Heilerde soll ebenfalls ein gutes Antidurchfallmittel sein.

**Anwendung:** Mehrmals am Tag nimmt man in Tee oder Mineralwasser 1 Teelöffel Heilerde ein.

### Knoblauch

Knoblauch desinfiziert den Darm und ist schon deshalb ein gutes Mittel bei Darminfektionen.

**Anwendung:** Man hackt Knoblauch klein und ißt bei Bedarf 1 Messerspitze voll.

### Königskerzen-Trunk

Der Königskerzen-Trunk ist schon seit alters her als probates Mittel gegen Durchfall bekannt.

**Zubereitung:** Man kocht 15 Gramm Königskerzenwurzel und 15 Gramm Eichenrinde in 1 Liter naturreinem Spätburgunder.

**Anwendung:** Täglich trinkt man davon 1 Tasse noch warm und tunkt altbakkenes Dinkelbrot oder Zwieback ein.

### Kohlepulver

Kohlepulver sind nicht nur alte Hausmittel, sondern auch ärztlich anerkannte Medikamente gegen Durchfall.

**Anwendung:** Bei Bedarf löst man mehrmals täglich 1–2 Eßlöffel Kohlepulver (aus der Apotheke) in Wasser auf und trinkt diese Mischung dann.

### Roher Apfel

Roher Apfel ist ein altes Hausmittel gegen Durchfall, das schon unsere Großeltern kannten. Vor allem bei Kleinkindern und älteren Menschen kann roher Apfel gut helfen.

**Anwendung:** 1 ungeschälter Apfel wird geschabt, geraspelt oder gerieben. Wenn er sich braun verfärbt hat, sollte man ihn essen.

### Schwarzer Johannisbeersaft

Schwarzer Johannisbeersaft aus der Apotheke, dem Reformhaus oder der eigenen Küche ist – ungesüßt! – ein gutes Antidurchfallmittel.

**Anwendung:** Man trinkt 2mal täglich 1 kleines Glas Johannisbeersaft.

### Spitzwegerich-Brombeer-Tee

Spitzwegerich-Brombeer-Tee soll bei Durchfall ebenfalls helfen. Man mischt je 30 Gramm Spitzwegerichsamen, Eichenrinde, Brombeerblätter und Blutwurz sowie 80 Gramm Gänsefingerkraut.

**Zubereitung:** 3 Eßlöffel der getrockneten Mischung werden mit 1/2 Liter kochendem Wasser überbrüht, dazu gibt man 1/2 Liter naturreinen Rotwein. Man läßt alles 10 Minuten ziehen und seiht dann ab.

**Anwendung:** Jede 1/2 Stunde sollte man 1 kleine Tasse als warmen Tee trinken und dazu Salzbrezeln kauen.

### Wiesenknöterich-Eibisch-Tee

Wiesenknöterich-Eibisch-Tee hat sich gegen Durchfall gut bewährt. Man mischt 40 Gramm Wiesenknöterich mit 20 Gramm Eibischwurzel, je 30 Gramm Blutwurz und gedörrten Heidelbeeren sowie 10 Gramm Enzianwurzel.

**Zubereitung:** 3 Eßlöffel der getrockneten Zutaten überbrüht man mit 1 Liter kochendem Wasser, läßt alles 10 Minuten ziehen und seiht dann ab.

**Anwendung:** Man trinkt diesen Tee zur Kur über einen Zeitraum von 3 Wochen, und zwar täglich 1 Liter.

### Zimt-Isländisches-Moos-Tee

Zimt-Isländisches-Moos-Tee sollte man zusammen mit Dinkelbrot gegen Durchfall einnehmen. Man mischt den Tee aus 10 Gramm Zimt, 30 Gramm Frauenmantelkraut, 15 Gramm Isländischem Moos sowie je 30 Gramm Kamillenblüten (Korbblütler!) und Malvenblüten.

**Zubereitung des Tees:** 1 Eßlöffel der getrockneten Kräuter wird mit 1/2 Liter kochendem Wasser überbrüht, sollte 10 Minuten ziehen und wird dann abgeseiht.

**Zubereitung des Dinkelbrots:** Man gibt in eine beliebige Menge feingemahlenes Dinkelmehl so viele geriebene Karotten, daß sich ein Teig kneten läßt. Diesen würzt man mit Salz und Muskat, gibt Bicarbonat als Backmittel zu und formt kleine Fladen. Diese backt man mit wenig Butter auf mittlerer Hitze in einer Pfanne gar.

**Anwendung:** Man trinkt den Zimt-Isländisches-Moos-Tee mehrmals täglich und ißt dazu die kleinen Fladen aus Dinkelmehl.

## Verstopfung

Verstopfung kann man natürlich mit zahlreichen Hausmitteln beheben. Man sollte die folgenden Rezepte aber nur bei einer akuten Verstopfung anwenden.

### Fenchel-Tee

**Zubereitung:** Man überbrüht 2 Eßlöffel Fenchelfrüchte mit 1/4 Liter kochendem Wasser, läßt dies 10 Minuten ziehen und seiht dann ab.

**Anwendung:** Man trinkt diese Menge Tee über den Tag verteilt.

### Holunder-Tee

**Zubereitung:** Man überbrüht 2 Eßlöffel Blüten oder getrocknete Früchte mit 1/4 Liter kochendem Wasser, läßt alles 10 Minuten ziehen und seiht dann ab.

**Anwendung:** Von diesem Tee trinkt man täglich 3 Tassen.

### Rizinusöl

Rizinusöl ist ein probates Hausmittel gegen Verstopfung. Es ist in seiner Wirkung sehr zuverlässig und dennoch mild. Man bekommt es in der Apotheke.

**Anwendung:** 1–2 Eßlöffel Rizinusöl werden eingenommen; man verspürt dann nach etwa 2–4 Stunden eine abführende Wirkung. Den Geschmack kann man mit einem Stückchen Brot oder etwas Bohnenkaffee neutralisieren.

Wer chronisch unter Stuhlverstopfung zu leiden hat, darf nicht ständig zu stark wirkenden Abführtees greifen. Dies kann nämlich zu erheblichen Darmbeschwerden führen. Es kann in der Folge sogar zu Herz- und Kreislaufstörungen und Muskelkrämpfen kommen. Auf jeden Fall sollte man den Arzt oder Therapeuten befragen, ob eine ernste Erkrankung vorliegt, die zur chronischen Verstopfung geführt hat. Ist dies nicht der Fall, versucht man mit milden Hausmitteln, seinen Darm zu "erziehen".

### Dörrpflaumen und Feigen

Dörrpflaumen und Feigen sind natürliche Mittel, die gegen Darmträgheit helfen.

**Anwendung:** Man übergießt abends 3–5 Dörrpflaumen und 1 getrocknete Feige in einem Glas mit soviel lauwarmem Wasser, daß die Früchte bedeckt sind, und läßt sie über Nacht stehen. Morgens trinkt man die Flüssigkeit sofort auf nüchternen Magen und ißt die Früchte auf. Spätestens nach 2–3 Stunden setzt die Wirkung ein.

### Kaltes Fußbad

Ein kaltes Fußbad sollte man regelmäßig abends durchführen. Es kann dann gegen chronische Verstopfung wirken.

**Anwendung:** Eine hohe Fußbadewanne (oder ein Eimer) wird mit kaltem Wasser gefüllt, so daß Füße und Unterschenkel zur Hälfte bedeckt sind. Während des Bades muß man die Füße ständig bewegen. Nach 2 Minuten trocknet man die Füße ab.

### Karlsbader Salz

Karlsbader Salz aus der Apotheke hat sich bei Darmträgheit ebenfalls bewährt.

**Anwendung:** Morgens nimmt man 1 große Messerspitze Karlsbader Salz auf nüchternen Magen ein. Man kann auch eine Lösung aus 1/2–1 Teelöffel Karlsbader Salz auf 1 Glas Wasser zubereiten und dieses dann morgens auf nüchternen Magen trinken.

### Leinsamen

Leinsamen ist schon seit alters ein Hausmittel gegen Verstopfung. Die Wirkung zeigt sich allerdings nicht sofort, sondern erst nach 2–3 Tagen.

**Anwendung:** Morgens und abends nimmt man jeweils 2 Eßlöffel Leinsamen (zerquetscht oder grob gemahlen) mit 1/2 Liter Wasser ein. Die Wirkung wird noch verstärkt, wenn man die Leinsamen mit Fruchtmus verrührt und mit Honig oder Fruchtzucker süßt. **ACHTUNG:** Diabetiker dürfen nur mit Fruchtzucker süßen und müssen dies auf die täglichen Broteinheiten anrechnen!

### Sauerkraut

Sauerkraut ist schon unseren Großeltern als mildes, aber probates Abführmittel bekannt gewesen. Es enthält zusätzlich viele Ballaststoffe, die die Darmbewegung anregen.
**Anwendung:** Zur Kur nimmt man Sauerkraut etwa 3–4 Wochen täglich (etwa 200–300 Gramm) roh zu sich.

### Weizenkleie mit Leinsamen

Weizenkleie mit Leinsamen ist ein probates Mittel bei Verstopfung.
**Anwendung:** Morgens nimmt man 2–3 Eßlöffel Weizenkleie mit viel Wasser ein. Oder man mischt 1 Eßlöffel Weizenkleie mit 1 Eßlöffel ganzen Leinsamen und nimmt dies 2–3mal täglich zu sich.

## Magengeschwür, Magen- schleimhautentzündung und Zwölffingerdarmgeschwür

Magengeschwür, Magenschleimhautentzündung und Zwölffingerdarmgeschwür sind ernsthafte Krankheiten, deren Behandlung in die Hände des Arztes gehört. Er muß nach den Ursachen forschen, um eine Heilung herbeizuführen.
Dennoch gibt es einige heilsame Hausmittel, die – immer nach Rücksprache mit dem Arzt – die Therapie unterstützen können.

### Kamillen-Tee

Kamillen-Tee ist bei chronischen Entzündungen der Magenschleimhaut und auch bei Magengeschwüren sehr nützlich.
**Zubereitung:** 1–2 gehäufte Teelöffel Kamillenblüten (Korbblütler!) – oder auch Kamillenblüten zu gleichen Teilen gemischt mit Melisse und/oder Pfefferminz – übergießt man mit 1 Tasse kochendem Wasser. Man läßt alles 10 Minuten ziehen und seiht dann ab.
**Anwendung:** Man sollte den Kamillen-Tee zur Kur über 3–4 Wochen trinken. Täglich nimmt man dann 3mal (morgens noch nüchtern) je 1 Tasse ungesüßten Tees zu sich.

### Leinsamen-Wollblumen-Tee

Leinsamen-Wollblumen-Tee mischt man aus 80 Gramm Leinsamen, je 25 Gramm Wollblume und Eibischwurzel sowie 50 Gramm Hirtentäschelkraut und 15 Gramm Blutwurz.
**Zubereitung:** 2 Eßlöffel der getrockneten Zutaten werden mit 1/2 Liter kochendem Wasser überbrüht, sollten 10 Minuten ziehen und werden dann abgeseiht.
**Anwendung:** Jeweils 1/4 Stunde vor dem Essen trinkt man 1 Tasse des warmen Tees, und zwar langsam und schluckweise.
Man kann auch noch 1 Teelöffel weißen Ton oder pulverisierte Lindenholzkohle zugeben.

### Heidelbeer-Eichenrinde-Tee

Heidelbeer-Eichenrinde-Tee mischt man aus 30 Gramm Heidelbeerblättern, 50 Gramm Hirtentäschelkraut sowie 15 Gramm Eichenrinde, 30 Gramm Isländischem Moos und 25 Gramm Malvenblüten.

**Zubereitung:** Man überbrüht 2 Eßlöffel der getrockneten Mischung mit 1/2 Liter kochendem Wasser, läßt alles 10 Minuten ziehen und seiht dann ab.

**Anwendung:** Etwa 1/4 Stunde vor den Mahlzeiten trinkt man 1 Tasse des Tees, warm und sehr langsam. Man kann auch noch 1 Teelöffel weißen Ton oder pulverisierte Lindenholzkohle zugeben.

### Rollkur

Eine Rollkur sorgt dafür, daß sich der Kamillen-Tee (oder eine Teemischung) gleichmäßig im Magen verteilt und so auf alle entzündeten Stellen einwirken kann.

**Anwendung:** Man trinkt morgens vor dem Aufstehen 3 Tassen ungesüßten, gut warmen, aber nicht heißen Tee. Danach legt man sich 5 Minuten auf den Rücken, dann auf den Bauch, anschließend 5 Minuten auf die eine und dann 5 Minuten auf die andere Seite.

Rollkuren kann man auch mit einer Kamillen-Melissen-Teemischung aus 20 Gramm Kamillenblüten (Korbblütler!) und 5 Gramm Melissenblättern machen.

**Zubereitung:** 3 Eßlöffel der Mischung werden mit 1 Liter kochendem Wasser überbrüht, sollten 10 Minuten ziehen und dann abgeseiht werden. Auch hierbei trinkt man zur Rollkur 3 Tassen des ungesüßten Tees gut warm, aber nicht zu heiß.

## Magenschmerzen

Magenschmerzen können die unterschiedlichsten Ursachen haben. Wenn nicht innerhalb kurzer Zeit eines der nachfolgenden Hausmittel nachhaltig hilft, sollte man auf jeden Fall einen Arzt oder Therapeuten aufsuchen.

### Baldrian-Tropfen

Baldrian-Tropfen bekommt man in der Apotheke. Sie helfen vor allem bei nervösen Magenbeschwerden.

**Anwendung:** 30 Tropfen werden in etwas Wasser eingenommen.

**ACHTUNG:** In den Tropfen ist Alkohol enthalten!

### Heublumen-Sack

Der Heublumen-Sack eignet sich auch hervorragend zur Behandlung von Magenschmerzen, ja, er hilft sogar bei Magen- und Darmkoliken. Man kann den Heublumen-Sack fertig in der Apotheke kaufen oder aber selbst herstellen.

**Zubereitung:** Man näht einen Leinensack in der Größe der zu behandelnden Stelle und füllt ihn mit Heublumen, bis er etwa 5–8 Zentimeter dick ist. Der Sack wird zugenäht, in einem Topf mit kochendem Wasser übergossen und sollte etwa 1/4 Stunde zugedeckt ziehen. Danach wird er zwi-

schen zwei Holzbrettern ausgepreßt.
**Anwendung:** Man schlägt den Sack in ein Tuch ein und legt ihn so warm, wie es dem Patienten angenehm ist, auf die schmerzende Stelle. Mit einem Wolltuch wird er fest am Körper angebunden. Er bleibt so lange liegen, bis er kalt geworden ist.

### Johanniskrautöl

Johanniskrautöl eignet sich gut als Mittel zur Beruhigung eines nervösen Magens.
**Anwendung:** Man nimmt bei Bedarf oder auch zur Kur über längere Zeit täglich 1–2 Teelöffel Johanniskrautöl ohne weitere Zusätze ein.
**ACHTUNG:** Dieses Öl macht lichtempfindlich. Deshalb sollte der Patient während der Einnahme Höhensonne, Solarium und direkte Sonnenbestrahlung meiden!

### Kümmel-Schnaps

Kümmel-Schnaps ist auch ein gutes Mittel gegen nervöse Magenbeschwerden.
**Zubereitung:** 50 Gramm zerstoßener Kümmel werden mit 3/4 Liter Kornschnaps übergossen. Diese Mischung muß 10 Tage lang ziehen und wird dann abgeseiht.
**Anwendung:** Man trinkt bei Beschwerden 1 Likörgläschen voll.

### Melissen-Tee

Melissen-Tee beruhigt den Magen und hat außerdem eine entblähende Wirkung.

**Zubereitung:** 2 Teelöffel zerschnittene Melissenblätter werden mit 1 Tasse kochendem Wasser übergossen, müssen zugedeckt etwa 10 Minuten ziehen und werden dann abgeseiht.
**Anwendung:** Man trinkt täglich 3mal 1 Tasse des ungesüßten Tees.

### Wärmflasche

Die Wärmflasche ist natürlich schon seit alters ein gutes Hausmittel gegen Magenschmerzen. Sie lockert außerdem verkrampfte Muskeln.
**Anwendung:** Man füllt eine Gummiwärmflasche mit Wasser, das so warm ist, daß der Patient es gerade noch als angenehm empfindet.
Diese wird dann mit einem Tuch umwickelt und auf die Magenregion gelegt.

# Nervosität und Schlafstörungen

In unserer hektischen Zeit klagt fast jeder über Nervosität und über Schlafstörungen. Andauernde Schwierigkeiten beim Ein- oder Durchschlafen lassen viele Menschen recht schnell nach einem Schlafmittel aus der Apotheke greifen.

Doch man sollte es auf jeden Fall – bevor man sich vom Arzt Schlaftabletten verschreiben läßt – mit den guten alten Hausmitteln aus Großmutters Zeit versuchen.

### Baldrian-Melissen-Teemischung

Die Baldrian-Melissen-Teemischung sorgt für Entspannung und löst seelische Verkrampfungen. Man mischt dafür jeweils 10 Gramm Baldrianwurzel und Melissenblätter.

**Zubereitung:** 2 Teelöffel der Mischung werden mit 1/4 Liter heißem Wasser übergossen, sollten 10 Minuten ziehen und werden dann abgeseiht.

**Anwendung:** Man trinkt täglich 2–3 Tassen des ungesüßten Tees.

### Baldrian-Tee

Baldrian-Tee ist der Tee aus einer uralten Heilpflanze. Er wirkt beruhigend auf das zentrale Nervensystem ein und ist auch krampflösend.

**Zubereitung:** 2 Teelöffel zerkleinerte Baldrianwurzel übergießt man mit 1/4 Liter kaltem Wasser und läßt dies dann 10–12 Stunden zugedeckt ziehen. Gelegentlich sollte man umrühren. Danach wird der Kaltauszug abgeseiht und auf Trinktemperatur erwärmt.

**Anwendung:** Man trinkt täglich 2–3 Tassen ungesüßten Tee.

### Pomeranzen-Melissen-Tee

Bei allgemeiner Reizbarkeit und Nervenschwäche sollte man einmal den Pomeranzen-Melissen-Tee versuchen. Man mischt je 30 Gramm Pomeranzen- und Melissenblätter, 50 Gramm Johanniskraut und 20 Gramm Lavendelblüten.

**Zubereitung:** 3 Eßlöffel der getrockneten Mischung werden mit 1 Liter kochendem Wasser überbrüht, sollten

10 Minuten ziehen und werden dann abgeseiht.

**Anwendung:** Man trinkt von dieser Teemenge je 1/4 Liter morgens und mittags, den restlichen 1/2 Liter abends. Das Ganze sollte man zur Kur über 3 Wochen durchführen.

### Johanniskraut-Rosmarin-Tee

Der Johanniskraut-Rosmarin-Tee wirkt gut zur Nervenstärkung in Zeiten besonderer Belastung. Man mischt dafür 80 Gramm Johanniskraut mit jeweils 20 Gramm Rosmarinnadeln, Salbei- und Melissenblättern, Königskerzenblüten sowie 10 Gramm Sternanis.

**Zubereitung:** 3 Eßlöffel dieser Mischung werden mit 1 Liter kochendem Wasser überbrüht, sollen 10 Minuten ziehen und werden dann abgeseiht.

**Anwendung:** Je 1/4 der Teemenge trinkt man morgens und mittags, den restlichen 1/2 Liter abends.

### Baldrian-Bad

Ein Baldrian-Bad wirkt als zusätzliche Maßnahme – neben Tees – ganz hervorragend. Man kann Baldrian-Bäder fertig in der Apotheke kaufen, aber auch selbst herstellen.

**Zubereitung:** 100 Gramm Baldrianwurzel werden mit 1 Liter kochendem Wasser übergossen. Der Sud soll 10 Minuten ziehen und wird danach abgeseiht.

**Anwendung:** Man setzt diese Flüssigkeit dem Badewasser zu. Die Badetemperatur sollte 38 Grad betragen, die Badedauer etwa 1/4 Stunde.

## Baldrian-Tropfen

Baldrian-Tropfen haben dieselbe Wirkung wie Baldrian-Tee. Man bekommt sie in der Apotheke, und sie sind vor allem dann gut geeignet, wenn man Entspannung in bestimmten Situationen – etwa Prüfungen oder wichtigen Geschäftsverhandlungen – braucht.
**Anwendung:** Man nimmt etwa 1/2 Stunde vor dem entsprechenden Termin 1/2 Teelöffel Baldrian-Tropfen in etwas Wasser ein.
**ACHTUNG:** Die Tropfen enthalten Alkohol!

# Entspannung und Schlafvorbereitung

Entspannung und Schlafvorbereitung sind wichtig, denn angespannt und mit den Sorgen des vergangenen Tages beschäftigt, kann kein Mensch die nötige Ruhe finden. Einige Hausmittel helfen, in Streßsituationen zu entspannen.

## Anissamen

Anissamen, die man einfach gründlich kaut, sind nach alter Überlieferung schlaffördernd.

## Bier mit Honig

Auch Bier mit Honig soll eine gute Einschlafhilfe sein.
**Zubereitung und Anwendung:** Man mischt in 1/2 Liter angewärmtes Bier 1 Eßlöffel Honig und trinkt dies vor dem Schlafengehen.
**ACHTUNG:** Für Diabetiker ist dieses Hausmittel nicht geeignet.

## Essigstrumpf

Der Essigstrumpf ist schon von Pfarrer Sebastian Kneipp als probates Mittel gegen Nervosität und Einschlafstörungen empfohlen worden.
**Zubereitung:** Man gibt in 1/2 Liter zimmerwarmes Wasser 3 Eßlöffel Essig.
**Anwendung:** In diese Wasser-Essig-Mischung legt man Baumwollkniestrümpfe, wringt sie kurz aus und zieht sie dann an. Beide Beine umwickelt man gut mit wollenen Tüchern und zieht die Essigstrümpfe nach etwa 1 Stunde wieder aus.

## Heublumen-Bad

Das Heublumen-Bad dient ebenfalls zur Beruhigung, hilft aber auch gegen eine allgemeine Schwäche.
**Zubereitung:** 500 Gramm Heublumen werden mit 3 Liter Wasser übergossen, zum Sieden gebracht und dann nach 1/2 Stunde abgeseiht.
**Anwendung:** Diese Flüssigkeit setzt man dem Badewasser zu. Man sollte beim Heublumen-Bad eine Temperatur von 38 Grad einhalten und etwa 1/4 Stunde im Wasser bleiben.

## Holunder-Zaunwinden-Tee

Holunder-Zaunwinden-Tee soll helfen, wenn man unter leichtem Schlaf mit häufigem Erwachen leidet. Man mischt dann je 30 Gramm Holunderblüten, Zaunwindensamen, grünes, blühendes Haferkraut, Johanniskraut, Hopfenbollen sowie Primelblüten.
**Zubereitung:** 2 Eßlöffel der getrockneten Mischung werden mit 1/2 Liter

kochendem Wasser überbrüht, sollten 10 Minuten ziehen und werden dann abgeseiht.

**Anwendung:** Man trinkt diese Teemenge etwa 1 Stunde vor dem Schlafengehen langsam und schluckweise.

### Kräuterkissen

Kräuterkissen sind ein altes Heilmittel der Volksmedizin – auch gegen Einschlafstörungen. In der Apotheke bekommt man fertige Kräuterkissen, man kann sie aber auch selbst herstellen. Kräuter gegen Schlaflosigkeit sind Primeln, die Blüten von Lilien, Baldrian, Holunder und Federnelken, Hopfen und Lavendel.

**Zubereitung:** Man näht eine kleine Kissenhülle, füttert sie mit Verbandswatte und füllt dann die Duftkräuter aus der Apotheke ein. Ein Teil der Kräuter sollte grob gepulvert sein, der andere Teil geschnitten.

**Anwendung:** Man legt das Kräuterkissen abends unter das Kopfkissen oder direkt unter den Kopf.

### Lavendel-Bad

Ein Lavendel-Bad ist bei nervösen Einschlafstörungen sehr zu empfehlen. Es wirkt entspannend und beruhigend.

**Zubereitung:** 50–60 Gramm Lavendelblüten werden mit 1 Liter Wasser übergossen, zum Sieden gebracht und dann nach 10 Minuten abgeseiht.

**Anwendung:** Diesen Absud gibt man dem Badewasser zu. Man sollte bei 38 Grad baden und etwa 1/4 Stunde im Wasser bleiben.

### Heiße Milch mit Primeln und Honig

Heiße Milch mit Primeln und Honig ist ein Rezept, das schon unseren Großmüttern überliefert wurde. Es soll ebenfalls das Einschlafen fördern.

**Zubereitung und Anwendung:** In 1 Glas heiße Milch gibt man 1 Teelöffel getrocknete Primeln und 2 Teelöffel Honig und trinkt dies vor dem Schlafengehen.

**ACHTUNG:** Diabetiker verwenden Fruchtzucker und müssen dies auf ihre täglichen Broteinheiten anrechnen.

### Melissen-Bad

Das Melissen-Bad wirkt bei Nervosität ausgleichend und entspannend. Man kann es fertig in der Apotheke oder im Reformhaus kaufen, aber auch selbst herstellen.

**Zubereitung:** 50–60 Gramm Melissenblätter werden in 1 Liter kaltem Wasser angesetzt, zum Sieden gebracht und dann nach 10 Minuten abgeseiht.

**Anwendung:** Diesen Sud gibt man dem Badewasser zu. Die Badetemperatur sollte 38 Grad betragen; man sollte nicht länger als 1/4 Stunde in der Wanne bleiben.

### Melissen-Tee

Melissen-Tee war schon zu Zeiten Karls des Großen als Heilmittel gegen Nervosität und Überreizung bekannt.

Eine Kur mit Melissen-Tee ist für all jene Menschen das richtige, die abends keine Ruhe finden, weil sie tagsüber total überlastet sind.

**Zubereitung:** 3 Teelöffel geschnittene Melissenblätter werden mit 1/4 Liter kochendem Wasser übergossen, müssen zugedeckt etwa 10 Minuten ziehen und werden dann abgeseiht.

**Anwendung:** Zur Kur trinkt man 6 Wochen lang täglich 3 Tassen Melissen-Tee. Man kann die Wirkung des Tees durch Zugabe von Bienenhonig verstärken.

**ACHTUNG:** Diabetiker dürfen ihren Tee nicht mit Honig süßen!

## Melissen-Wein

Melissen-Wein spielte schon früher in der Volksmedizin eine wichtige Rolle. Als beruhigenden Medizinalwein kann man ihn bei nervöser Unruhe und bei Schlafstörungen einnehmen.

**Zubereitung:** 1 Liter Weißwein wird mit 50 Gramm Melissenblättern versetzt und sollte gut verschlossen 2 Wochen bei Zimmertemperatur ziehen. Danach seiht man ihn durch ein Tuch oder einen Papierfilter ab.

**Anwendung:** Man trinkt täglich 2–3mal 1 Likörglas Wein.

## Milch-Fenchel-Honig

Milch-Fenchel-Honig ist eine gute Einschlafhilfe.

**Zubereitung:** Man kocht 2 Teelöffel zerdrückte Fenchelfrüchte mit 1/4 Liter Vollmilch auf, seiht alles durch ein Sieb und verrührt es nach dem Abkühlen mit 2 Eßlöffeln Honig.

**Anwendung:** Etwa 1/2 Stunde vor dem Zubettgehen trinkt man den Milch-Fenchel-Honig.

**ACHTUNG:** Diabetiker sollten keinen Honig zu sich nehmen! Man kann dieses Rezept aber auch mit Fruchtzucker zubereiten.

## Oliven-Tee

Oliven-Tee wird immer öfter auch als Mittel zur Entspannung eingesetzt.

**Zubereitung:** 2 gehäufte Teelöffel Olivenblätter werden mit 1/4 Liter kochendem Wasser übergossen. Man läßt das Ganze 10 Minuten ziehen und seiht dann ab. Nach Geschmack kann man noch mit Honig oder Fruchtzucker süßen.

**Anwendung:** Zur Kur trinkt man Oliven-Tee 3 Wochen lang abends 1 Tasse lauwarm.

**ACHTUNG:** Diabetiker dürfen ihren Tee nur mit Fruchtzucker süßen und müssen dies auf die täglichen Broteinheiten anrechnen.

## Primel-Hopfen-Tee

Primel-Hopfen-Tee hilft dann, wenn man unter massiven Einschlafstörungen leidet. Man mischt dafür je 30 Gramm Hopfenbollen, Holunderblüten, blühendes Waldmeisterkraut und Primelblüten sowie 50 Gramm grünes, blühendes Haferkraut.

**Zubereitung:** 3 Eßlöffel der getrockneten Mischung werden mit 3/4 Liter kochendem Wasser überbrüht, sollten 10 Minuten ziehen und werden dann abgeseiht.

**Anwendung:** Je 1/4 der Teemenge trinkt man 2 Stunden, 1 Stunde und 20 Minuten vor dem Zubettgehen.

### Rotwein mit Zusätzen

Rotwein mit Zusätzen kann ein besonders wirksamer Schlaftrunk sein.
**Zubereitung:** Man zerstößt jeweils 10 Gramm Baldrianwurzel, Hopfenblüten, Melissenblätter und Johanniskraut sowie 5 Gramm Lavendelblüten sehr fein in einem Mörser. Die Kräuter gibt man in eine Literflasche, die dann mit einem mittelschweren Rotwein aufgefüllt wird. Man schüttelt alles gut durch, gibt noch 1 Stange Zimt dazu und läßt die Mischung 10 Tage lang ziehen. Zwischendurch schüttelt man die Flasche hin und wieder und seiht den Wein dann ab.
**Anwendung:** Vor dem Zubettgehen trinkt man jeweils 1 Likörglas des Kräuterweins.

### Wassertreten

Wassertreten, Tautreten oder – im Winter – kurzes Umhergehen im Schnee ist nicht nur erfrischend, sondern nützt auch, wenn man unter Einschlafstörungen leidet.
**Anwendung:** Man geht 1–3 Minuten (auf keinen Fall länger!) in kaltem Wasser, Tau oder Schnee. Danach rubbelt man die Füße mit einem rauhen Handtuch warm.

# Rheuma und Gicht

Im Volksmund nennt man vieles "Rheuma", was medizinisch gesehen gar keine Rheuma ist. Rheuma im medizinischen Sinne kann eine Folge von akuten bakteriellen Infektionen sein. Nach vereiterten Mandeln, nach Scharlach oder auch bei Zahneiterungen kommt es dann zu massiven Schmerzen, Schwellungen und Fieber – es können sogar schwere Herzklappenfehler entstehen. Solche Kranke gehören auf jeden Fall in die Hände des Facharztes.

Seit dem Altertum kennt man die Krankheit Rheuma, und bis heute gibt es kein Wundermittel dagegen. Ganz allgemein versteht man im Volksmund unter Rheuma sowohl die Schmerzen, die nach Überlastungsschäden und Bindegewebsverlust auftreten, wie auch Polyarthritis, bei der es zu Verdickungen und Sehnenverkürzungen an den Gelenken kommt.

"Rheuma" kann noch nicht geheilt werden – auch Ärzte und Therapeuten können nur versuchen, den Fortgang der Krankheit aufzuhalten und die Schmerzen zu lindern. Ein echtes Gegenmittel gibt es nicht.

Die Volksmedizin kennt allerdings allerlei Mittel gegen das "Zipperlein", das so manchen Mitmenschen plagt.
Die Gicht ist eine Stoffwechselerkrankung, bei der im Körper zuviel Harnsäure eingelagert wird.
Die Folge ist eine schmerzhafte Entzündung zunächst der kleineren, dann

auch der größeren Gelenke mit Ein-
lagerungen von Harnsäureverbin-
dungen. Typisch für diese Krankheit
sind die sogenannten Gichtknoten.
Gegen Gicht hat die Schulmedizin
allerhand Mittel und Therapien entwickelt. Aus der Hausapotheke kommen noch einige hinzu.

## Birkenblättersaft

Birkenblättersaft sollte man kurmäßig
zu sich nehmen. Vor allem Gichtkranke empfinden eine Kur mit Birkenblättersaft als vorteilhaft. Den Saft kann
man in Apotheken, Reformhäusern
und Drogerien kaufen.
**Anwendung:** 4 Wochen lang sollte
man täglich 2–3mal 1 Eßlöffel Birkenblättersaft einnehmen.

## Birkenblätter-Tee

Birkenblätter-Tee sorgt dafür, daß
rheumatische Beschwerden gelindert
werden. Er regt den gesamten Körperstoffwechsel an.
**Zubereitung:** 2 gehäufte Teelöffel Birkenblätter werden mit 1/4 Liter kochendem Wasser übergossen, sollten
10 Minuten ziehen und werden dann
abgeseiht.
**Anwendung:** Den Tee trinkt man zur
Kur 4–8 Wochen lang, und zwar täglich 2–3 Tassen.
**ACHTUNG:** Tees mit wassertreibender
Wirkung sollten Patienten, die unter
Wasseransammlungen im Körper infolge eingeschränkter Herz- und Nierentätigkeit leiden, nur nach ärztlicher
Beratung einnehmen!

## Birkenblätter-Liebstöckel-Tee

Birkenblätter-Liebstöckel-Tee hilft, die
angesammelten Harnsäuren im Körper
auszuleiten. Man mischt für diesen
Tee jeweils 30 Gramm Liebstöckelwurzel, Birkenblätter, blühendes Mädesüß, Brennesselblätter und Queckenwurzel sowie 50 Gramm Goldrute
(Korbblütler!).
**Zubereitung:** 4 Eßlöffel der getrockneten Mischung werden mit 1 1/2 Liter
kochendem Wasser überbrüht, sollten
1/4 Stunde lang ziehen und werden
dann abgeseiht.
**Anwendung:** Den Tee trinkt man als
Tagesration kurmäßig 3 Wochen lang.
Dann legt man 10 Tage Pause ein, bevor man wieder mit einer 3-Wochen-
Kur beginnt.

## Bohnenschalen-Haferstroh-Tee

Bohnenschalen-Haferstroh-Tee soll
helfen, die Gicht auszuleiten, und ist
vor allem für solche Patienten geeignet, die gleichzeitig unter Diabetes
leiden. Man mischt je 30 Gramm Bohnenschalen, Haferstroh, Syzigiumsa-
men, Basilikumsamen sowie je
60 Gramm Birken- und Silberweidenblätter und gibt dazu noch je
15 Gramm Enzian- und Kalmuswurzel.
**Zubereitung:** 4 Eßlöffel dieser getrockneten Mischung werden mit 1 1/2 Liter
kochendem Wasser überbrüht, müssen 1/4 Stunde lang ziehen und werden dann abgeseiht.
**Anwendung:** Auch diese Teemischung
trinkt man zur längeren Kur: Die Tagesmenge von 1 1/2 Litern wird zunächst

3 Wochen lang getrunken, dann folgen – vor erneuten Trinkkuren – immer wieder 10 Tage Pause.

### Breitwegerich-Schachtelhalm-Tee

Breitwegerich-Schachtelhalm-Tee hilft gegen sogenannte Abnützungen. Man mischt dafür jeweils 30 Gramm Schachtelhalmkraut, Breitwegerichblätter, Bruchkraut, Hohlzahn und Heidekraut.

**Zubereitung:** 3 Eßlöffel der getrockneten Mischung werden mit 1 Liter kochendem Wasser überbrüht, sollten 10 Minuten ziehen und werden dann abgeseiht.

**Anwendung:** Diese Teemenge wird täglich zur Kur für die Dauer von 3 Wochen getrunken.

### Brennesselsaft

Brennesselsaft bekommt man in der Apotheke, im Reformhaus und in Drogerien. Er ist ebenfalls wirksam gegen rheumatische Beschwerden.

**Anwendung:** Zur Kur nimmt man 4 Wochen lang täglich 2–3mal 1 Eßlöffel Brennesselsaft zu sich.

**ACHTUNG:** Bei Ödemen infolge eingeschränkter Herztätigkeit darf man diesen Saft nicht einnehmen!

### Brennessel-Tee

Brennessel-Tee wird kurmäßig getrunken, wenn man unter Muskelrheumatismus leidet. Auch für Gichtkranke ist er sehr bekömmlich.

**Zubereitung:** 1 gehäufter Teelöffel Brennesselkraut wird mit 1/4 Liter kochendem Wasser übergossen. Alles soll 5–10 Minuten ziehen und wird dann abgeseiht.

**Anwendung:** Zur Kur trinkt man diesen Tee 4–8 Wochen lang, und zwar täglich 3 Tassen ungesüßt.

### Brunnenkresse-Brennessel-Tee

Brunnenkresse-Brennessel-Tee soll gegen Schwellungen mit Frostigkeit helfen. Man mischt dafür je 60 Gramm Brunnenkresse, Brennesselblätter, blühendes Mädesüß und Breitwegerichblätter sowie je 15 Gramm Süßholz, Sandelholz und Enzianwurzel.

**Zubereitung:** Von den getrockneten Zutaten werden 3 Eßlöffel mit 1 Liter kochendem Wasser überbrüht, sollten 10 Minuten ziehen und werden dann abgeseiht.

**Anwendung:** Man trinkt diese Menge als Tagesdosis, zur Kur 4 mal 4 Wochen mit jeweils 10 Tagen Pause.

### Ehrenpreis-Mädesüß-Tee

Ehrenpreis-Mädesüß-Tee hilft beim Ausleiten der Gicht, wenn gleichzeitig erhöhte Blutfettwerte vorliegen. Man mischt 80 Gramm blühenden Ehrenpreis und 60 Gramm blühendes Mädesüß mit jeweils 30 Gramm Ringelblumenblüten (Korbblütler!), dreifarbigem Stiefmütterchenkraut, Ulmenrinde sowie 60 Gramm Birkenblättern.

**Zubereitung:** 4 Eßlöffel der getrockneten Mischung werden mit 1 1/2 Liter kochendem Wasser überbrüht, sollten 10 Minuten ziehen und werden dann abgeseiht.

**Anwendung:** Als 3-Wochen-Kur trinkt man diese Teemenge täglich. Danach macht man 10 Tage Pause, bevor man erneut mit einer 3wöchigen Kur beginnt.

### Eukalyptusöl

Eukalyptusöl aus der Apotheke wird als Hausmittel gegen rheumatische Schmerzen empfohlen.
**Anwendung:** Bei Bedarf gibt man einige Tropfen Öl auf die schmerzenden Stellen und massiert sie leicht ein.
**ACHTUNG:** Auf ätherische Öle reagieren manche Menschen allergisch. Dann muß dieses Hausmittel sofort abgesetzt werden. Eukalyptusöl ist für Säuglinge und Kinder unter 5 Jahre ungeeignet!

### Franzbranntwein

Franzbranntwein ist ein sehr altes Mittel aus dem Hausschatz unserer Großeltern. Auch heute noch wird er als wirksames Einreibemittel bei Rheuma und Gicht verwendet.
**Anwendung:** Mehrmals täglich reibt man die schmerzenden Stellen mit Franzbranntwein ein. Akut von Gicht befallene Stellen bedeckt man mit einem in Franzbranntwein getränkten Mulläppchen.

### Giersch-Auflage

Die Giersch-Auflage ist schon von alters her als Gichtmittel bekannt.
**Zubereitung:** Man zerquetscht frische Gierschblätter zu einem Brei.

**Anwendung:** Der Brei wird auf die schmerzende Stelle gelegt.
Die Auflage muß alle 2 Stunden erneuert werden.
**ACHTUNG:** Giersch ist ein Doldengewächs. Man darf die Pflanze nur dann selbst sammeln, wenn man sie genau kennt. Denn es gibt auch sehr giftige Doldengewächse.

### Giersch-Tee

Der Giersch-Tee ist ein uraltes Hausmittel für Patienten, die unter Gicht leiden.
**Zubereitung:** 1 gehäufter Teelöffel geschnittene, getrocknete Gierschblätter wird mit 1/4 Liter kochendem Wasser überbrüht. Man läßt alles 10 Minuten ziehen und seiht dann ab.
**Anwendung:** Zur Kur trinkt man Giersch-Tee höchstens 2 Wochen lang, täglich 3 Tassen.

### Heublumen-Bad

Ein Heublumen-Bad kann Gicht und auch Rheuma spürbar lindern. Man kann dieses Bad fertig in der Apotheke kaufen, aber auch selbst herstellen.
**Zubereitung:** 500 Gramm Heublumen werden mit 3 Liter Wasser übergossen, zum Sieden gebracht und dann nach 1/2 Stunde abgeseiht.
**Anwendung:** Diese Flüssigkeit setzt man dem Badewasser zu. Man sollte beim Heublumen-Bad eine Temperatur von 38 Grad einhalten und etwa 1/4 Stunde im Wasser bleiben.

### Heublumen-Sack

Der Heublumen-Sack ist ein wichtiges Heilmittel gegen Rheuma. Die Auflage dieses Sacks begünstigt den Gewebestoffwechsel, entkrampft die Muskeln und lindert nachhaltig den Schmerz.

**Zubereitung:** Man näht einen Leinensack in der Größe der zu behandelnden Stelle und füllt ihn mit Heublumen, bis er etwa 5–8 Zentimeter dick ist. Der Sack wird zugenäht, in einem Topf mit kochendem Wasser übergossen und sollte etwa 1/4 Stunde zugedeckt ziehen. Danach wird er zwischen zwei Holzbrettern ausgepreßt.

**Anwendung:** Man schlägt den Sack in ein Tuch ein und legt ihn so warm, wie es der Patient gut aushält, auf die schmerzende Stelle. Mit einem Wolltuch wird er fest am Körper angebunden. Er bleibt dann so lange liegen, bis er kalt geworden ist.

### Holunderbeersaft

Holunderbeersaft soll gegen schmerzhafte Rheumaanfälle helfen. Den Saft bekommt man in der Apotheke und im Reformhaus.

**Anwendung:** 4 Wochen lang trinkt man – zur Kur – 3mal täglich 1/8 Liter Holunderbeersaft.

### Holunderblüten-Tee

Holunderblüten-Tee wird vor allem solchen Patienten empfohlen, die unter chronischem Rheuma leiden. Man kann mit diesem Tee die Schmerzen lindern und auch die Abstände zwischen den Rheumaanfällen vergrößern.

**Zubereitung:** 1 gehäufter Teelöffel Holunderblüten wird mit 1/4 Liter kochendem Wasser übergossen. Man läßt den Tee 10 Minuten ziehen und seiht ihn dann ab.

**Anwendung:** Zur Kur trinkt man Holunderblüten-Tee 4–6 Wochen lang, und zwar täglich 2–3 Tassen ungesüßt und nicht zu warm.

### Johanniskrautöl

Auf Johanniskrautöl können rheuma- und gichtkranke Menschen kaum verzichten. Das Öl kann man in Apotheken kaufen.

**Anwendung:** Man reibt die erkrankten Körperstellen oder die "gichtigen" Gelenke mehrmals täglich mit Johanniskrautöl ein.

### Kalter Wasserguß

Ein kalter Wasserguß ist ein sehr altes Hausmittel, das man vor allem dann anwendet, wenn die Schmerzen in der Schulter auftreten und jede Bewegung des Armes schmerzhaft ist.

**Anwendung:** Man füllt eine Gießkanne mit kaltem Wasser. Dann begießt man zuerst den Handrücken, die Außenseite des einen Arms bis zur Schulter, danach die Arminnenseite von oben bis hin zur Innenseite der Hand. Der ganze Arm sollte von einem "Wassermantel" umhüllt sein. Den anderen Arm behandelt man anschließend auf dieselbe Weise. Der kalte Wasserguß wird 2mal wiederholt.

**ACHTUNG:** Es gibt wärme- und kälteempfindliche Typen. Je nachdem kann dieses Hausmittel auch einmal nicht wirken.

### Kampferspiritus

Kampferspiritus kannten schon unsere Großeltern als bewährtes Hausmittel gegen Rheuma und Gicht.
**Anwendung:** Man reibt die erkrankten Stellen mehrmals täglich mit Kampferspiritus ein. Von Gicht befallene Gelenke bedeckt man mit einem Mullläppchen, das vorher in Kampferspiritus getaucht worden ist.

### Löwenzahn-Labkraut-Tee

Löwenzahn-Labkraut-Tee soll die Gicht ausleiten, vor allem dann, wenn gleichzeitig die Galle und die Verdauung nur träge arbeiten. Man mischt 50 Gramm Löwenzahnkraut mit Wurzel (Korbblütler!) mit jeweils 30 Gramm Labkraut, Brunnenkresse, Birken- und Brennesselblättern sowie 30 Gramm Angelikawurzel.
**Zubereitung:** 4 Eßlöffel der getrockneten Mischung werden mit 1 1/2 Liter kochendem Wasser überbrüht, sollen 10 Minuten ziehen und werden dann abgeseiht.
**Anwendung:** Diese Teemenge wird zur Kur täglich über einen Zeitraum von 3 Wochen getrunken. Danach legt man 10 Tage Pause ein, bevor man wieder mit einer 3wöchigen Teekur beginnt.

### Löwenzahn-Salat

Löwenzahn-Salat ist eine gute Ergänzung zu einer Kur mit Löwenzahn-Tee oder -saft. Dieselbe Wirkung erreichen Rheumapatienten auch mit Brennessel- oder Birkenblätter-Salat.

### Löwenzahn-Tee

Löwenzahn-Tee ist bei fast allen rheumatischen Beschwerden wirksam. Eine Teekur sorgt für bessere Durchblutung des Bindegewebes und die allgemeine Anregung des Stoffwechsels. Rheumaschmerzen werden verringert, auch die Rheumaanfälle werden seltener.
**Zubereitung:** 1–2 Teelöffel zerschnittene Löwenzahnwurzel mit Kraut (Korbblütler!) mit 1 Tasse kaltem Wasser übergießen, zum Sieden bringen und 10 Minuten ziehen lassen. Dann seiht man ab.
**Anwendung:** Zur Kur trinkt man Löwenzahn-Tee mindestens 8 Wochen lang täglich 2mal, und zwar morgens zum oder nach dem Frühstück 1 Tasse sowie abends vor dem Zubettgehen.
**ACHTUNG:** Patienten, die unter einem Verschluß oder einer Entzündung der Gallenwege leiden, dürfen diesen Tee nicht trinken, ebensowenig magenempfindliche Menschen – bei ihnen kann es nach dem Genuß von Löwenzahn zu Magenschmerzen kommen. Dann muß man die Teekur sofort beenden!

### Mädesüß-Isländisches-Moos-Tee

Mädesüß-Isländisches-Moos-Tee soll helfen, wenn die sogenannten Abnützungen ("Rheuma") mit Schmerzen einhergehen. Man mischt 50 Gramm blühendes Mädesüß mit jeweils

30 Gramm Ringelblumenblüten (Korbblütler!), Isländischem Moos und Vogelknöterich sowie 80 Gramm Schachtelhalmkraut.

**Zubereitung:** Von den getrockneten Zutaten werden 3 Eßlöffel mit 1 Liter kochendem Wasser überbrüht, sollten 10 Minuten ziehen und werden dann abgeseiht.

**Anwendung:** Man trinkt 1 Liter Tee als Tagesmenge, und dies kurmäßig 3 Wochen lang.

### Moor-Schwefel-Bad

Das Moor-Schwefel-Bad ist ein altes Hausmittel bei Rheuma und Gicht. Man kann das Bad fertig in der Apotheke kaufen, sollte aber vorher den Arzt befragen.

**Anwendung:** Man wendet dieses Bad nach der Packungsanleitung an.

### Quecken-Blutwurz-Tee

Quecken-Blutwurz-Tee soll helfen, wenn beim sogenannten Rheuma (also Abnützungserscheinungen) gleichzeitig Gelenksergüsse (zum Beispiel Wasser im Knie) auftreten. Man mischt jeweils 30 Gramm Isländisches Moos, Schachtelhalm, Schafgarbe (Korbblütler!), Blutwurz und Heidekraut mit 50 Gramm Queckenwurzel und 50 Gramm Liebstöckelwurzel.

**Zubereitung:** Von den getrockneten Zutaten werden 3 Eßlöffel mit 1 Liter kochendem Wasser überbrüht, sollten 10 Minuten ziehen und werden dann abgeseiht.

**Anwendung:** Man trinkt 1 Liter Tee als Tagesmenge, und zwar kurmäßig 3 Wochen lang.

### Ringelblumen-Salbe

Ringelblumen-Salbe ist seit alters ein bekanntes Hausmittel gegen Rheuma und Gicht. (Die Ringelblume ist ein Korbblütler!)
Die Salbe ist in der Apotheke und in Drogerien erhältlich.

**Anwendung:** Man hält sich an die Angaben auf der Packung.

### Ringelblumen-Sonnenhut-Tee

Ringelblumen-Sonnenhut-Tee hilft gegen morgendliche Gelenksteifigkeit. Man mischt dafür 50 Gramm Ringelblumenblüten (Korbblütler!) mit jeweils 30 Gramm Sonnenhutwurzel (Korbblütler!), Löwenzahnwurzel (Korbblütler!), Ulmenblättern, Silberweidenblättern, Bärentraubenblättern und 80 Gramm Gänsefingerkraut.

**Zubereitung:** Von den getrockneten Zutaten nimmt man 3 Eßlöffel, überbrüht sie mit 1 Liter kochendem Wasser, läßt alles 10 Minuten ziehen und seiht dann ab.

**Anwendung:** Man macht mit diesem Tee (Tagesmenge: 1 Liter) eine Kur von insgesamt 4 mal 4 Wochen Dauer. Dazwischen werden jeweils 10 Tage Pause eingelegt.

### Schachtelhalm-Bad

Das Schachtelhalm-Bad wurde schon von unseren Großeltern als Heilmittel gegen Rheuma und Gicht empfohlen.

**Zubereitung:** 100 Gramm Schachtelhalm werden mit 2 Liter kochendem Wasser übergossen, nach 1 Stunde zum Sieden gebracht, 1/4 Stunde lang gekocht und dann abgeseiht.
**Anwendung:** Diesen Sud setzt man dem Badewasser zu. Die Temperatur des Bades sollte 38 Grad betragen, die Badezeit etwa 10–15 Minuten. Danach sollte man eine Bettruhe von 1 Stunde einlegen.

## Senf-Pflaster

Das Senf-Pflaster und die Senf-Auflage waren schon früher beliebte Heilmittel gegen Rheuma. Heute kann man Senf-Pflaster fertig in der Apotheke kaufen. Man kann es aber auch selbst herstellen.
**Zubereitung:** 1 Handvoll milde schwarze Senfkörner wird im Mörser zerstoßen, dann mit 3–4 Eßlöffeln warmem Wasser übergossen. Man wartet ab, bis ein starker, beißender Geruch entstanden ist.
**Anwendung:** Der Senfbrei wird auf ein etwa handtellergroßes Leinentuch gestrichen, das man dann auf die schmerzende Stelle legt.
Nachdem man noch ein Wolltuch darübergelegt hat, bleibt die Auflage ein paar Minuten auf dem Körper.
Sobald die Wärme in Brennen übergeht, muß das Pflaster entfernt werden, damit keine Blasen entstehen. Man wäscht die Körperstelle danach mit lauwarmem Wasser ab.
Senf-Pflaster kann man alle 2 Tage auflegen.

**ACHTUNG:** Manche Menschen reagieren sehr stark auf Senf. Wenn ein Brennschmerz auftritt, muß die Auflage sofort entfernt werden!

## Sonnenhut-Weidenrinde-Tee

Sonnenhut-Weidenrinde-Tee eignet sich bei chronisch entzündlicher Gelenkerkrankung zur Unterstützung der ärztlichen Therapie und unter Kontrolle des Arztes.
Man mischt je 50 Gramm Sonnenhutwurzel (Korbblütler!), Weidenrinde und Schafgarbe (Korbblütler!) sowie je 30 Gramm Heidekraut, Wiesenknopf, Liebstöckelwurzel und Queckenwurzel.
**Zubereitung:** 3 Eßlöffel der getrockneten Zutaten werden mit 1 Liter kochendem Wasser überbrüht, sollen 10 Minuten ziehen und werden dann abgeseiht.
**Anwendung:** Man trinkt diesen Tee als Tagesmenge. Die Kurdauer beträgt insgesamt 4 mal 4 Wochen mit jeweils 10 Tagen Pause.

## Teufelskrallen-Tee

Teufelskrallen-Tee stammt ursprünglich aus Afrika und hilft bei Rheuma und Arthrose. Man sollte auch diesen Tee (aus der Apotheke) zur Kur anwenden.
**Anwendung:** Dosierungsvorschriften auf der Packung befolgen!

# Sonnenbrand

Heute muß sich niemand mehr einen Sonnenbrand holen: Zu gut schützen uns die entsprechenden Sonnenschutzmittel der Kosmetikindustrie. Die meisten sind allergiegetestet und außerdem mit hohen Lichtschutzfaktoren für jeden Hauttyp zu haben. Auch wegen der Hautkrebsgefahr sollte man einen Sonnenbrand auf jeden Fall vermeiden.

## Kräuterauflagen

Wenn es doch einmal passiert ist, empfehlen sich folgende Pflanzen als Auflagen: Knöterich, Kohl, Portulak, Sauerampfer und Wegerich.
**Anwendung:** Man blanchiert die frischen Kräuter 1–2 Minuten (aus Desinfektionsgründen!) und läßt sie auf Handwärme abkühlen.
Zerkleinert werden sie dann, in eine dünne Gazeschicht eingeschlagen, auf die sonnenverbrannten Körperstellen gelegt.

## Heilerde-Bäder

Heilerde-Bäder sind ebenfalls ein gutes Mittel, wenn man sich einen Sonnenbrand auf größeren Flächen zugezogen hat.
**Zubereitung:** 8 Eßlöffel weißen oder roten Ton gibt man in ein nicht zu warmes Vollbad.
**Anwendung:** Darin badet man und duscht sich nachher nicht ab. Die Haut sollte soweit wie möglich lufttrocknen.

## Lehm-Packungen

Auch Lehm-Packungen helfen bei Sonnenbrand.
**Zubereitung:** 5 Eßlöffel weißer oder roter Ton werden mit abgekochtem Wasser glattgerührt, bis er eine gipsähnliche Konsistenz hat. Man kann auch noch einige Tropfen Glyzerin beimischen.
**Anwendung:** Man streicht dies direkt auf die Haut und spült es nach 1/4 Stunde mit reichlich lauwarmem Wasser ab, ohne jedoch zu reiben.

## Quark-Auflage

Die Quark-Auflage ist ebenfalls ein bewährtes Mittel gegen Sonnenbrand.
**Zubereitung:** 5 Eßlöffel Vollfettquark wird mit so viel Milch gemischt, daß der Quark gut streichfähig wird.
**Anwendung:** Man streicht den Quark auf einen Leinenlappen und legt diesen auf die vom Sonnenbrand betroffenen Stellen. Solange die Quark-Auflage kühlt, läßt man sie liegen, danach erneuert man den Umschlag.

# Verbrennungen und Verbrühungen

Verbrennungen und Verbrühungen sind beim Kochen oder im Sommer beim Grillen leider keine Seltenheit. Schwere Verbrennungen oder Verbrühungen, Verkohlungen oder gar große Brandwunden muß man sofort vom Arzt behandeln lassen.

## Kaltes Wasser

Kaltes Wasser (etwa 20 Grad) ist bei Verbrennungen ein Wundermittel, es kann sogar Brandblasen verhindern. Nicht umsonst wird es vom Roten Kreuz als Erste-Hilfe-Mittel empfohlen. **Anwendung:** Die verbrannten Stellen werden sofort unter fließendes kaltes Wasser gehalten. Kleinere Stellen kann man nach dem Kühlen mit einem Quark-Pflaster versehen – aber nur dann, wenn die Haut noch intakt ist. Bei offenen Brandwunden gibt man Eiswürfel in einen Beutel, bedeckt die verbrannte Hautstelle mit einer keimfreien, nichtklebenden Brandgaze und legt den Eisbeutel darauf.

# Verletzungen

Verletzungen leichterer Art passieren immer wieder einmal. Ob beim Sport oder bei der Garten- und Hausarbeit, ob auf dem Spielplatz – einige Hausmittel sind als Erste-Hilfe-Maßnahme bei leichten Verletzungen gut anzuwenden.
Bei schweren Verletzungen muß man selbstverständlich einen Arzt aufsuchen. Achten sollte man außerdem darauf, daß man eine Tetanusschutzimpfung (beziehungsweise die entsprechenden Auffrischungsimpfungen) hat. Schon eine kleine Verletzung bei der Gartenarbeit oder ein Kratzer der Hauskatze kann sonst zum Wundstarrkrampf führen.

## Verstauchungen, Zerrungen, Prellungen

### Essigsaure Tonerde

Essigsaure Tonerde ist eines der bekanntesten Hausmittel bei Zerrungen, Prellungen, Blutergüssen, Verstauchungen und Verrenkungen.
**Zubereitung:** 1 Eßlöffel essigsaure Tonerde wird mit 1 Glas Wasser verrührt.
**Anwendung:** Man tränkt ein Stückchen Mullverband oder Watte mit dieser Mischung, legt es auf die schmerzenden Stellen und umwickelt alles mit einer Mullbinde. Wenn der Umschlag ausgetrocknet ist, muß man ihn erneut mit der Flüssigkeit tränken, ohne ihn jedoch abzunehmen. Er sollte aber immer luftdurchlässig, also ohne Plastikumhüllung, angelegt sein.

### Franzbranntwein

Franzbranntwein spielte in der Hausapotheke unserer Großmutter eine wichtige Rolle – auch zur Kühlung bei Prellungen, Zerrungen, Verstauchungen oder Knochenbrüchen.
**Anwendung:** Man tränkt ein Stückchen Mullbinde oder Watte mit Franzbranntwein, legt es auf die verletzte Stelle und umwickelt diese mit einer Mullbinde. Ist der Umschlag ausgetrocknet, muß man ihn erneut befeuchten. Auch hierbei ist wichtig: Der Verband muß immer luftdurchlässig bleiben.

### Kaltes Wasser

Kaltes Wasser ist eine der besten Erste-Hilfe-Maßnahmen bei Zerrungen, Verrenkungen und Blutergüssen. Man kann Schwellungen und Schmerzen vermeiden, wenn man sofort nach der Verletzung einen Kaltwasserumschlag macht.

**Anwendung:** Man tränkt ein Stück Mullverband oder ein Stück Watte mit kaltem Wasser und legt es auf die Stelle. Es wird mit einer Mullbinde umwickelt und – wenn es ausgetrocknet ist – erneut mit kaltem Wasser beträufelt. Der Verband braucht dabei nicht abgenommen zu werden, er muß aber luftdurchlässig sein.

### Lehm-Umschlag

Ein Lehm-Umschlag wurde als bewährtes Hausmittel schon von Pfarrer Sebastian Kneipp empfohlen. Er hilft vor allem bei Verstauchungen.

**Zubereitung:** 1 Handvoll Lehm (gereinigter weißer oder roter Ton aus der Apotheke: Bolus alba oder Bolus rubra) wird mit so viel Wasser versetzt, daß eine streichbare Masse entsteht. Das Wasser muß etwas Essig enthalten.

**Anwendung:** Die Lehm-Wasser-Masse wird dick auf einen Leinenlappen aufgetragen. Diesen legt man kalt auf die schmerzende Stelle und umwickelt ihn mit einer Mullbinde. Sobald der Lehm trocken ist, muß man den Umschlag erneuern.

**WICHTIG:** Ein Lehm-Umschlag darf niemals auf eine offene Wunde gelegt werden! Es besteht sonst Infektionsgefahr.

### Majoran-Salbe

Majoran-Salbe enthält viele ätherische Öle, die auch bei Verrenkungen, Prellungen, Zerrungen und Verstauchungen den Schmerz lindern können.
Man kann die Salbe fertig in der Apotheke kaufen oder aber selbst herstellen.

**Zubereitung:** 3 Teelöffel gepulverter Majoran werden mit 1 Eßlöffel Weingeist übergossen und ein paar Stunden stehengelassen. Diesen Ansatz vermischt man mit 2 Eßlöffeln frischer ungesalzener Butter und erhitzt alles zusammen 5 Minuten im Wasserbad. Danach wird durch ein Mulltuch abgeseiht, und die Salbe muß noch abkühlen.

**Anwendung:** Man bestreicht ein Mullläppchen mit der Majoran-Salbe und legt dieses dann auf die Wunden oder schmerzenden Stellen. Alles wird mit einer Mullbinde fixiert. Der Verband sollte täglich gewechselt werden.

### Arnika-Aufguß, Arnika-Salbe und Arnika-Tinktur

Arnika-Aufguß, Arnika-Salbe und Arnika-Tinktur sind empfehlenswert bei Verstauchungen, Verrenkungen, Zerrungen oder Schwellungen nach Knochenbrüchen. Schlecht heilende Wunden werden mit Arnika-Umschlägen und -Bädern behandelt; Blutergüsse heilen schneller, wenn man sie mit dem alten Hausmittel Arnika behan-

delt. Auch bei den manchmal hartnäckigen Unterschenkelgeschwüren ist diese Heilpflanze das richtige Rezept.
**Zubereitung des Aufgusses:** Man übergießt 2 Teelöffel getrocknete Arnikablüten (Korbblütler!) mit 1/4 Liter kochendem Wasser, läßt das Ganze 10 Minuten ziehen, seiht ab und läßt alles auf Zimmertemperatur abkühlen.
**Zubereitung der Tinktur:** 1 Teelöffel der Arnika-Tinktur aus der Apotheke wird mit 1/4 Liter lauwarmem Wasser verdünnt.
**Anwendung:** Man tränkt Verbandmull oder Watte mit dem Arnika-Aufguß oder der verdünnten Tinktur, legt dies auf die zu behandelnde Stelle und umwickelt es mit einer Binde. Sobald der Umschlag getrocknet ist, muß man ihn erneut mit der Flüssigkeit befeuchten – der Verband muß dabei nicht unbedingt abgenommen werden. Er sollte aber auf jeden Fall luftdurchlässig sein – also nicht mit Plastik abdecken!
Arnika-Salbe kann man in der Apotheke kaufen. Sie lindert unter anderem auch rheumatische Schmerzen.
**Anwendung:** Man geht nach den Angaben auf der Packung vor.

## Wundheilung

Zur Wundheilung eignen sich außer Arnika noch folgende Pflanzen: Dost, Ehrenpreis, Gänseblümchen (Korbblütler!), Hirtentäschel, Kamille (Korbblütler!), Labkraut, Ringelblumenblüten (Korbblütler!), Schafgarbe (Korbblütler!), Wegerich und Nußlaub.

## Quetschungen

Für Quetschungen sind geeignet Arnika (Korbblütler!), Bitterklee, Enzian, Habichtskraut (Korbblütler!), Kreuzkraut und Ringelblumen (Korbblütler!).
**Anwendung:** Man gibt den Tee aus diesen Pflanzen zu trinken und macht Kräuterauflagen.

## Schorf

Damit sich Schorf bildet und die Wunde sich zusammenzieht, sollte man Tee aus folgenden Pflanzen machen: Blutwurz, Eichenrinde, Heidelbeerblätter, Hirtentäschel, Nußlaub, Schafgarbe (Korbblütler!) und Ulmenrinde.
**Anwendung:** Man kocht Tee aus den Kräutern, trinkt diesen und verwendet die abgekochten Kräuter, in Gaze gewickelt, als Auflage.

### Kamillen-Aufguß

Der Kamillen-Aufguß eignet sich besonders gut zur Behandlung von Schürfwunden, von schlecht heilenden Wunden und von Entzündungen.
**Zubereitung:** Man übergießt 2 Teelöffel Kamillenblüten (Korbblütler!) mit 1/4 Liter kochendem Wasser, läßt dies 10 Minuten ziehen und seiht dann ab.
**Anwendung:** Ein Stück Watte oder Verbandmull wird in den Kamillen-Aufguß eingetaucht, auf die schmerzende Stelle gelegt und mit einer Binde umwickelt. Sobald der Umschlag ausgetrocknet ist, wird er erneut befeuchtet. Man muß ihn dabei aber nicht abnehmen. Der Verband muß luftdurchlässig angelegt sein.

# Hausmittel für die Schönheit

Ihr Wissen um natürliche Schönheitsmittel half unseren Großmüttern in der guten alten Zeit, die vorhandene Schönheit zu unterstreichen und zu bewahren. Damals ging man nicht einfach ins Geschäft und holte sich die Cremes und Salben, die man brauchte. Damals stellte man seine Kosmetik – ob pflegend oder dekorativ – selber her. In der Natur und in der Küche fand man ja alles, was man dazu brauchte.

Heute besinnen wir uns wieder auf die natürliche Kosmetik vergangener Tage. Nicht nur deshalb, weil Schönheitsmittel aus der Natur preiswerter sind als die teuren Cremetiegel der Kosmetikindustrie, sondern auch, weil man mit einfachen und natürlichen Mitteln gesünder schön bleibt.

Ebenso ist es mit der natürlichen Körperpflege: Mutter Natur hält in vielen Pflanzen, aber auch im Wasser und in anderen Substanzen allerlei Stoffe bereit, die – wenn man sie richtig aufbereitet und anwendet – eine sorgsame und schonende Körperpflege unterstützen.

## Pflanzenwirkstoffe

Für Kosmetik aus der Natur, so wie sie unsere Großmütter selbst herstellten, sollte man nur solche Wirkstoffe verwenden, die Pflanzenextrakte sind oder aus Pflanzenextrakten oder Milch stammen.
Nachfolgend stellen wir Ihnen die wichtigsten Pflanzenwirkstoffe für die natürliche Schönheit vor.

### Allantoin

entsteht aus Abkochungen von Weizenkeimen, Roßkastanienrinde oder den Wurzeln des Beinwells. Es fördert die Regenerierung überbeanspruchter und angegriffener Haut. Allantoin macht die Haut wieder glatt und geschmeidig – und es normalisiert überempfindliche Haut. Allantoin braucht man für Lotionen, Gesichtswässer und Cremes.

### Aloe vera

gewinnt man aus dem Aloe-vera-Gel, das im schleimigen, farblosen Blattinneren der Aloe-Pflanze enthalten ist. Aloe vera hat eine natürliche Lichtschutzwirkung. Sie ist feuchtigkeitsspendend und -bindend, wirkt beruhigend, abschwellend und regenerierend, sie pflegt und schützt. Man findet Aloe vera in Lotionen, Gesichtswässern, in Feuchtigkeitscremes sowie Nachtcremes wie auch Packungen für die empfindliche und anspruchsvolle Haut.

### Arnika

stammt aus den Blüten der Pflanze. Sie wirkt entzündungshemmend und wird deshalb vor allem bei unreiner Haut und Akne angewendet. Arnika-Extrakte nimmt man für Lotionen, Gesichtswasser und Cremes.

### Augentrost

wird aus dem Kraut der Pflanze gewonnen. Der Extrakt wirkt entzündungshemmend und stärkend. Man nimmt ihn als Kompresse für müde Augen.

### Baldrian

Seinen Wirkstoff für natürliche Schönheit gewinnt man aus den Wurzeln der Pflanze. Bäder aus dem Pflanzenextrakt wirken beruhigend und schlaffördernd.

### Birke

Der Baum speichert in seinen Blättern Wirkstoffe, die seit langem für Haarpflegemittel verwendet werden. Sie fördern die Durchblutung, wirken zusammenziehend und desinfizierend. Birken-Extrakte wendet man bei fettigem Haar und Schuppenbildung an.

### Brennesseln

enthalten ebenfalls kosmetische Wirkstoffe. Die Extrakte werden aus allen oberirdischen Teilen der Brennessel gewonnen. Sie helfen gegen Kopfschuppen bei Haarausfall und sind dann in Haarwässern und Haarpflegepräparaten enthalten. Man kann seine Haare sogar mit Brennessel-Tee waschen. Die entzündungshemmenden Wirkstoffe der Brennessel finden sich in Packungen für empfindliche Haut.

### Brunnenkresse

wirkt klärend und straffend bei unreiner Haut. Sommersprossen und Altersflecken sollten bei Anwendung der Brunnenkresse-Extrakte verschwinden. Sie sind in Gesichtswässern, Kompressen und Packungen enthalten.

### Efeu

Die Extrakte seiner Blätter wirken durchblutungsfördernd, zusammenziehend, abschwellend und antibakteriell. Efeu nimmt man als Badezusatz zum Beispiel bei Cellulitis und als Haarpflegemittel (bei Schuppen).

### Eibisch

soll beruhigen und lindern. In Gesichtsmasken wirkt Eibischwurzel feuchtigkeitsspendend, in Haarspülungen verwendet man sie gegen fettendes Haar.

### Fenchel

ist nicht nur ein leckeres Gemüse, sondern enthält auch wichtige Wirkstoffe, die man für Augenkompressen (bei müden Augen) und für Gesichts- und Haarwässer verwendet. Fenchel hat eine stärkende Wirkung, belebt die Augen und glättet Haut und Haar.

### Gänseblümchen

findet man das ganze Jahr hindurch auf unseren Wiesen. Die Blüten enthalten einen Wirkstoff, der die Talgproduktion der Haut herabsetzt. Bei fettender Haut wendet man deshalb Kompressen und Bäder an.

### Hafer

kennen wir als Getreide und als Flokken zum Frühstück. Gemahlener Hafer wird ähnlich wie Mandelkleie für Peelings und Masken (oder auch Bäder) bei unreiner Haut verwendet.

### Henna

ist ein bekanntes Haarpflegemittel. Es kräftigt das Haar, tönt es leicht rötlich. Henna wird aus den pulverisierten Blättern der Pflanze zubereitet.

### Holunder

enthält einen Wirkstoff, der gegen unreine, großporige Haut hilft. Man verwendet die Blüten in Gesichtsdampfbädern und als Lotion.

### Hopfen

wirkt durchblutungsfördernd, straffend und beruhigend auf die Haut. Die Pflanze wird in Kompressen und Badezusätzen verwendet.

### Johanniskraut

gibt es nicht nur als Johanniskrautöl (siehe S. 255). Die Pflanze wird als Packung und Badezusatz bei unreiner Haut verwendet. Denn die Wirkstoffe heilen, beruhigen, sind antibakteriell und gelten als durchblutungsfördernd.

### Kamille

ist besonders entzündungshemmend. Die Wirkstoffe der Kamille gewinnt man als Destillat aus den Blüten: das sogenannte Kamillenblauöl, außerdem die Wirkstoffe Chamazulen und Alpha-Bisabolol. Bei empfindlicher Haut ist Kamille besonders wichtig, ebenso bei Couperose; Kamille beruhigt außerdem sensible Haut. Die Kamillen-Wirkstoffe sind in Lotionen, Gesichtswässern, Cremes und Packungen enthalten. Außerdem kann man Waschungen und Kompressen mit Kamillen-Tee machen.

### Klettenwurzel

gilt von alters her als Haarpflegemittel. Die Wirkstoffe der Pflanze sind antibakteriell und kräftigen das Haar. Auszüge der Klettenwurzel verwendet man als Einreibung gegen Schuppen und Haarspliß.

## Kornblumen

Die Blüten enthalten augenstärkende Wirkstoffe; außerdem sollen sie graues und weißes Haar leicht bläulich färben. Den Extrakt der Blüten verwendet man für Augenkompressen und Haarspülungen.

## Lavendel

enthält Stoffe, die beruhigend, entzündungshemmend, desinfizierend und entspannend wirken. Man nimmt Blätter und Blüten der Pflanze für Gesichtsdampfbäder, für Kompressen und Badezusätze.

## Leinsamen

sind die Samenkörner des Leins, die Öl, Schleimstoffe, Linolsäure und Lecithin enthalten. Geschrotet verwendet man Leinsamen als Gesichtsmaske – sie wirken heilend bei unreiner und fettender Haut.

## Lindenblüten

kann man nicht nur als Gesundheitstee, sondern auch als Schönheitsmittel anwenden. Die Extrakte der Pflanze wirken durchblutungsfördernd, pflegend, befeuchtend für trockene Haut und trockenes Haar. Lindenblüten verwendet man in Gesichtswässern, in Cremes, in Badezusätzen und als Haarspülung.

## Mandeln

oder besser Mandelkleie wird aus feingemahlenen Mandeln gewonnen oder aber aus den Rückständen, die bei der Mandelölpressung anfallen. Mandelkleie verwendet man als Peeling bei unreiner und fettender Haut.

## Melisse

kennen viele nur als Tee, dabei ist die Pflanze auch ein Mittel für Kosmetik: Sie wirkt beruhigend bei trockener, sensibler Haut und entspannt als Badezusatz. Die Wirkstoffe der Melissenblätter findet man in Massageölen.

## Pfefferminze

wirkt erfrischend und desinfizierend. Bei fettender, unreiner Haut und Schuppen verwendet man Pfefferminze in Gesichtsdampfbädern, in Lotionen, als Badezusatz und in Haarwässern.

## Rhabarber

war bei unseren Großmüttern ein beliebtes Haarpflegemittel. Die pulverisierte Wurzel hat aufhellende, tönende und pflegende Wirkung auf blondes Haar.

### Ringelblume

wirkt ebenfalls entzündungshemmend. Der Extrakt wird aus den Blütenständen der Ringelblume gewonnen. Bei kleineren Hautdefekten, bei Akne wirkt er regenerierend. Extrakte von Ringelblumen kommen in Lotionen, Gesichtswässern, Cremes für Haut- und Handpflege vor.

### Rosmarin

enthält Wirkstoffe, die heilen und die Durchblutung fördern. Man findet den Extrakt der Blätter in Gesichtsdampfbädern, in Lotionen, Badezusätzen, Haar- und Rasierwässern.

### Roßkastanie

Der Extrakt ihrer Früchte wirkt straffend und durchblutungsfördernd; außerdem hat er eine leichte Sonnenschutzwirkung. Roßkastanie findet man in Badezusätzen, die gegen Cellulitis helfen sollen.

### Sandelholz

– besonders das rote – wird gerne als tönende Haarspülung verwendet. Es färbt dunkles Haar rötlich.

### Salbei

enthält Stoffe, die antiseptisch, heilend, schweißhemmend und zusammenziehend wirken. Man findet die Pflanzenextrakte in Cremes und Masken für fettende und unreine Haut, in Badezusätzen, in Deodorants und Haarspülungen.

### Schafgarbe

ist in Kompressen, Haarpflegemitteln und in Badezusätzen für unreine, gerötete und gereizte Haut enthalten. Die Extrakte sind entzündungshemmend, aseptisch, zusammenziehend und durchblutungsfördernd.

### Schlüsselblumen

enthalten in ihren Wurzeln Stoffe, die bei unreiner Haut zusammenziehend, aseptisch und heilend wirken.

### Seifenkraut

wird in Haarshampoos verwendet. Die Extrakte der Blätter wirken antibakteriell und anregend.

### Spitzwegerich

wirkt bei unreiner Haut antibakteriell. Die Extrakte aus den Blättern findet man in Gesichtswässern, in Kompressen und Badezusätzen.

### Stiefmütterchen

sind für Aknehaut gut geeignet, denn sie haben eine blutreinigende und heilende Wirkung. Der Extrakt der Blüten und Blätter der Pflanze wird in Gesichtsdampfbädern, in Kompressen und Badezusätzen verwendet.

## Thymian

kennen wir als Küchengewürz. Er ist jedoch auch ein Schönheitsmittel: Das Kraut wirkt bei Aknehaut aseptisch, durchblutungsfördernd und heilend. Thymian ist in Gesichtsdampfbädern, in Kompressen, Cremes und Badezusätzen enthalten.

## Veilchenwurzel

oder eigentlich der Extrakt aus der Schwertlilienwurzel riecht besonders angenehm. Man verwendet ihn in Körperpuder.

## Walnußschalen

stammen von den Früchten des Walnußbaums. Sie färben Haare und Haut bräunlich und werden in Haarpflegemitteln, Ölen und Cremes verwendet.

## Zaubernuß

oder Hamamelis sind Extrakte aus den Blättern und der Rinde dieser in Nordamerika heimischen Pflanze. Sie enthalten Gerbstoffe und ätherische Öle, die zusammenziehend (adstringierend), straffend und kräftigend wirken – vor allem dann, wenn man unter fettiger und unreiner Haut leidet. Hamamelis ist in vielen Lotionen, Gesichtswässern und Cremes enthalten.

## Zinnkraut

wird auch Ackerschachtelhalm genannt. Der Extrakt der Blätter wirkt zusammenziehend, entzündungshemmend, durchblutungsfördernd, festigt das Bindegewebe und kräftigt die Kopfhaut. Man verwendet ihn in Kompressen, in Badezusätzen und in Haarwässern.

# Ätherische Öle

Natürlich kennt man noch viele andere Wirkstoffe aus der Natur, die wichtig sind, wenn man seine eigene Kosmetik herstellen und natürliche Körperpflege betreiben will. Ätherische Öle kennen wir ja schon aus der Heilkunde. Sie sind aber auch für Körperpflege und Schönheit unerläßlich. Man sollte ätherische Öle immer nur tropfenweise verwenden, denn sie können bei zu starker Dosierung hautreizend wirken. Ätherische Öle kann man zum Beispiel aus folgenden Pflanzen für die Kosmetik brauchen:

- Anis
- Bergamotte
- Geranium
- Lavendel
- Kamille
- Melisse
- Nelke
- Orangenblüte
- Patschuli
- Rosmarin
- Sandelholz
- Thymian
- Zimt
- Zitrone

# Öle und Fette

Aber nicht nur ätherische Öle, auch andere Pflanzenöle benötigen Sie, wenn Sie im Schatzkästchen unserer Großmütter kramen, dort einige Schönheitsmittel entdecken und dann selber herstellen wollen. Hier eine kleine Auswahl der wichtigsten Öle und Fette, die bei unseren Schönheitsrezepten im nachfolgenden Kapitel unerläßlich sind.

### Avocadoöl

stammt aus der Pressung der entkernten und getrockneten Avocadofrüchte. Avocadoöl schützt vor Austrocknung, es pflegt die trockene, die anspruchsvolle und die empfindliche Haut. Das Öl der Avocado findet man in Lotionen, in Reinigungsmilch, in Cremes, Packungen und in Massageprodukten.

### Distelöl

ist hervorragend für Kosmetika geeignet. Man gewinnt es aus den Samen der Färberdistel; es ist sehr vitaminreich und enthält viele essentielle Fettsäuren.

### Erdnußöl

ist sehr reich an essentiellen Fettsäuren und an Vitamin E. Es wird kaum ranzig und ist deshalb für Ölbäder und Packungen gut geeignet.

### Johanniskrautöl

wird gewonnen, indem man die Blüten von Johanniskraut mit einem Pflanzenöl übergießt und an der Sonne ausziehen läßt. Das Öl färbt sich rot durch den Stoff Hypericin. Johanniskrautöl wirkt entzündungshemmend und beruhigt die empfindliche Haut. Das Öl wird in Lotionen, Cremes und Massageölen verwendet.

### Jojobaöl

wird aus den nußartigen Jojobasamen gepreßt; eigentlich ist es ein Wachs. Damit wird auch gleich erklärt, warum es für die Kosmetik so wichtig ist: Es wird nicht ranzig und ähnelt dem menschlichen Hauttalg. Jojobaöl wirkt hautschützend und bindet Feuchtigkeit. Bei normaler, anspruchsvoller Haut normalisiert es den Hydrolipidmantel. Jojobaöl ist in Emulsionen, in Cremes und in Packungen enthalten.

### Kakaobutter

wird aus der Kakaobohne gewonnen. Sie riecht leicht nach Schokolade, ist hellgelb und relativ stabil gegen Ranzigwerden. Sie läßt sich gut mit pflanzlichen Ölen mischen, zieht schnell ein und gibt trockener Haut ausreichend Fett.

### Mandelöl

ist geruch- und geschmacklos und deshalb besonders gut als Schönheitsmittel geeignet. Es ist mild und deshalb für jeden Hauttyp verwendbar. Mandelöl ist relativ haltbar und wird in der Kosmetik für Cremes, Lotionen und Badezusätze verwendet.

### Reisöl

oder besser Reiskeimöl ist ein pflanzliches Öl mit hohem Vitamin-E-Gehalt. Es ist sehr haltbar und gut hautverträglich.

### Rizinusöl

ist in Alkohol löslich. Es gibt schönen Glanz; deshalb verwendet man es zur Wimpernpflege, für trockenes und splissiges Haar sowie für Lippenstifte.

### Sesamöl

wird aus Sesamsamen gepreßt und ist sehr hautfreundlich. Es weist eine gewisse Lichtschutzwirkung auf. Gegen Ranzigwerden ist es jedoch kaum stabil.

### Sojaöl

enthält reichlich Lecithin und Vitamin E. Für die Herstellung von Cremes und Badeölen ist es deshalb gut geeignet.

### Sonnenblumenöl

ist für kosmetische Zwecke gut verwendbar, denn es enthält Lecithin und Vitamine.

### Weizenkeimöl

ist ein Preßöl aus Weizenkeimen. Es enthält etwa 50% Linolsäure, die dafür sorgt, daß die Haut nicht zu rasch verhornt und vor Infektionen und zu starker Lichteinwirkung geschützt ist. Weizenkeimöl ist das an Vitamin E reichste Öl. Es schützt die Haut vor Austrocknung und fördert – gerade bei trockener, anspruchsvoller Haut – die Regeneration, ebenso bei empfindlicher Haut. Weizenkeimöl dient bei Mischungen mit anderen Ölen zur Anreicherung mit Vitamin E. Es ist in Lotionen, Emulsionen, Cremes, Packungen und Massageölen enthalten.

## Vitamine

Unerläßlich für eine schöne und gesunde Haut sind Vitamine. Die folgenden Vitamine wirken von außen, aber auch von innen, das heißt, man kann sie mit der täglichen Nahrung zu sich nehmen und so schon etwas für die Schönheit tun.

### Vitamin A

und seine Vorstufe Carotin sind öllöslich. Es schützt die Oberhaut vor vorzeitiger Verhornung. Man wendet es bei trockener Haut an, bei fettender und unreiner Haut sowie bei Akne. Vitamin A wird direkt in die Haut aufgenommen. Es ist in allen roten und gelben Früchten und Wurzeln, in Butter und Pflanzenöl sowie in Lebertran enthalten.

### Vitamin D

ist ebenfalls ein öllösliches Vitamin. Es unterstützt die Heilung der Haut. Vitamin D entsteht aus der mit der Nahrung aufgenommenen Vorstufe des Vitamins durch UV-Bestrahlung der Haut und ist in Butter und Pflanzenölen sowie Lebertran enthalten.

### Vitamin E

ist ein öllösliches Vitamin. Man findet es in Weizenkeimen, Weizenkeimöl und anderen Pflanzenölen. Es schützt fettsäurehaltige Öle vor dem Ranzigwerden. Vitamin E verbessert die Sauerstoffnutzung der Haut und den Stoffwechsel; es fördert die Durchblutung und damit die Ernährung der Haut, ist mitverantwortlich für ihre Elastizität und wird auch als "Anti-Alterungs-Vitamin" bezeichnet.

### Vitamin B1

sowie der gesamte Vitamin-B-Komplex sind wasserlöslich. Man findet diese Vitamine in den Randschichten und Keimen von Getreide. Besonders reich an B-Vitaminen sind Weizenkeime und Hefe.

### Vitamin C

ist ebenfalls wasserlöslich. Es ist in Zitrusfrüchten und vielen anderen Gemüse- und Obstsorten enthalten.

## Gemüse und Obst

Grundstoffe für selbsthergestellte Schönheitsmittel können auch Gemüse und Obst (oder ihre Säfte) sein. Hier ein paar Beispiele:

### Bananen

enthalten die Hautvitamine A, B und E, viele Mineralstoffe und Spurenelemente. Äußerlich wendet man Bananen als Gesichtsmaske, vor allem bei trockener Haut, an.

### Gurke

enthält Schleimstoffe, Enzyme, Vitamine, Mineralstoffe und Spurenelemente, die glättend und straffend wirken. Gurkensaft wird bei fettender Haut verwendet; man kann aber auch frische Gurkenscheiben als Gesichtsmaske auflegen.

Als Masken, die beleben und befeuchten, sind besonders gut folgende Obstsorten geeignet:

- Apfel
- Avocado
- Erdbeeren (Vorsicht bei Allergien!)
- Papaya
- Pfirsich
- Zitrusfrüchte

## Zitronen

sind ein vielseitiges Hausmittel für die Schönheit. Als Zusatz zu Badewasser finden sie ebenso Verwendung wie als Gesichtswasserzusatz gegen fettende Haut, als Zusatz zu Reinigungslotionen und Handcremes und als neutralisierende Spülung nach der Haarwäsche.

## Milch und Honig

Milch und Honig waren schon im Altertum beliebte Schönheitsmittel: Kleopatra soll in Milch gebadet haben, ebenso die römische Kaiserin Poppaea. Und daß Honig nicht nur zum Süßen verwendet wurde, zeigen zahlreiche uralte Schönheitsrezepte, in denen Honig (oder andere Produkte der Bienen) eine große Rolle spielen.

**ACHTUNG:** Honig und Honigprodukte können bei Pollenallergikern eine Allergie auslösen!

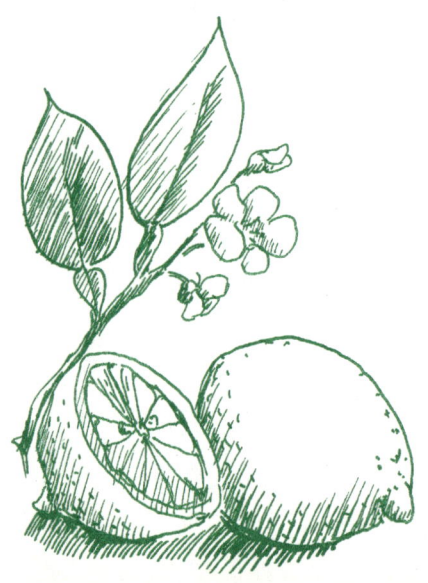

# Aus der Küche

Aus der Küche stammen noch so
manch andere Grundstoffe für kosmetische Hausmittel. Zum guten Schluß
hier eine kleine Auswahl.

## Agar-Agar

ist ein Gel-Bildner, der aus Meeresal-
gen gewonnen wird. Er ist in Pulver-
form im Reformhaus oder Naturkost-
laden zu haben. Agar-Agar quillt in
kaltem Wasser und geliert beim Erhitzen. Man braucht es für straffende
Bäder zum Beispiel bei Cellulitis oder
für Gesichtsmasken.

## Bier

ist nicht nur als Getränk zu verwenden.
Es enthält viel Protein, Vitamin B und
ist ein bewährtes Haarpflegemittel.
Bier hilft gegen übermäßige Talgproduktion und gibt dem Haar Festigkeit
und Glanz.

## Eigelb

enthält neben Eiweißen, Fett und Koh-
lehydraten reichlich Lecithin, Vitamine
und Mineralstoffe. Für frisch zuberei-
tete Kosmetika (Gesichtsmasken, Haarpackungen) nimmt man gerne Eigelb.

## Hefe

(frische Bäckerhefe) enthält besonders
viel Vitamin B. Man nimmt Hefe für
Masken und Packungen sowie als Badezusatz – sie bewirkt nämlich glatte
und weiche Haut.

## Meersalz

enthält besonders viele Mineralstoffe
und Spurenelemente (Eisen, Jod,
Brom). Man verwendet es als durch-
blutungsfördernden Badezusatz zu
Voll- und Fußbädern.

## Pottasche

kennt man vom Backen. Man braucht
sie aber auch zur Shampooherstel-
lung.

## Obstessig

wird durch Gärung aus Most gewonnen und äußerlich als Badezusatz sowie als saure Spülung nach der Haarwäsche verwendet. Das Haar wird
dann leichter frisierbar, Kalkrückstän-
de werden aus dem Haar entfernt.

## Schwarzer Tee

ist ein altes Hausmittel gegen großporige Haut und zur Farbauffrischung
von dunklem Haar.

## Stärke

(Kartoffel- und Maisstärke) ist als
Grundlage für kosmetische Puder geeignet.

Und nun ans Werk! Im nächsten Kapitel finden Sie bewährte Schönheitsrezepte für glatte Haut genauso wie für
glänzendes Haar, für feste Fingernägel
und schöne Zähne, für gepflegte Hände und Füße.

# Bewährte Schönheits- rezepte

# Wir stellen unseren Hauttyp fest

Bevor Sie sich in die alten Schönheitsmittel unserer Großmütter vertiefen, sollten Sie feststellen, welchen Hauttyp Sie haben.
Von alters her gilt die Regel:
Nur wer seinen Hauttyp kennt, kann auch gezielt Körperpflege betreiben.

## Wir unterscheiden

### Normale Haut

Sie ist feinporig, glatt, rosig und glänzt matt. Feuchtigkeitshaushalt und Talgproduktion sind in Ordnung. Normale Haut findet man meist bei jungen Menschen. Denn mit zunehmendem Alter wird die Haut trockener.

### Trockene Haut

Sie ist feinporig, oft spröde und ohne Glanz. Sie spannt leicht und neigt zu Rötungen. Sie produziert zuwenig Talg, deshalb speichert sie weniger Feuchtigkeit. Wenn trockene Haut außerdem noch dünn ist, zeigen sich schon frühzeitig die ersten Falten.

### Fettende Haut

Sie hat große Poren und neigt zu Mitessern und Pickeln. Diese Haut glänzt, weil übermäßig Talg produziert wird; sie erscheint dicker, weil mehr Fett und Feuchtigkeit in ihr gespeichert sind. Doch fettende Haut hat einen Vorteil: Es bilden sich weniger Falten.

Auch für fettende Haut gilt: Meist findet man sie bei jungen Menschen.

### Mischhaut

Sie hat fettende Hautpartien an Stirn, Nase und Kinn. Die übrige Haut ist trocken.

Wie stellt man nun seinen Hauttyp fest? Schon unsere Großmütter hatten dafür einen ganz einfachen Test:
Man vermischt den Saft 1 Zitrone, 1/2 Tasse destilliertes Wasser, 1 Teelöffel Olivenöl und 3 Eiswürfel. Sind die Eiswürfel geschmolzen, trägt man diese Mischung aufs gereinigte Gesicht auf und wartet 3 Stunden. Dann befeuchtet man einen Wattebausch und reibt vorsichtig über die Stirn. Ein zweiter Wattebausch wird für die Nase, ein dritter fürs Kinn benutzt. Bleiben alle drei Wattebäusche sauber, so schließt man auf trockene Haut.
Werden sie dunkel, ist die Haut fettig. Sind die Wattebäusche nur leicht beschmutzt, hat man eine Mischhaut.

Heute machen wir es uns einfacher: Abends wäscht man sein Gesicht, ohne es danach einzucremen. Am nächsten Morgen drückt man ein Zellstofftuch (Papiertaschentuch) kurz aufs Gesicht. Hält man es danach gegen das Licht, kann man an den sichtbaren Fettflecken feststellen, welcher Hauttyp man ist. Entdeckt man dagegen keine Fettflecken, gehört man zu den Menschen mit trockener Haut.

Ist dieser kleine Test gemacht, kann man anfangen, Großmutters Schönheitsmittel anzuwenden. Sie finden auf den folgenden Seiten eine ganze Reihe altbewährter wirksamer Rezepte.

# Glatte Haut

Das Wichtigste für Ihre Haut: Sie muß immer gut gereinigt werden. Wasser als einziges Hautreinigungsmittel reicht leider nicht aus, und Seife – gerade parfümierte Seife – ist im Gesicht verboten! Trockene und empfindliche Haut trocknet nämlich sonst noch mehr aus. Fettende und unreine Haut dagegen kann man mit einer milden Seife (am besten Naturseife ohne Zusätze) reinigen. Milder als Seifen sind jedoch Reinigungsemulsion und Reinigungsmilch.

## Reinigungsemulsionen und Reinigungsmilch

### Für jeden Hauttyp:
### ZITRONEN-BUTTERMILCH

*100 ml Buttermilch, 1 Eßlöffel frischgepreßter Zitronensaft und 1 Eßlöffel Honig* werden in einer Flasche gemischt und kräftig geschüttelt. Dann einen Wattebausch mit der Flüssigkeit tränken und Gesicht, Hals und Dekolleté großzügig damit reinigen. Ein paar Minuten einwirken lassen, dann mit lauwarmem Wasser abwaschen.

### Bei trockener, anspruchsvoller Haut:
### WEIZENKEIMÖL-LOTION

*1 Eigelb, 15 ml Obstessig, 1 Teelöffel Traubenzucker, 50 ml Weizenkeimöl,* Eigelb, Obstessig und Traubenzucker verrühren, nach und nach das Öl zugeben, bis eine mayonnaiseähnliche Lotion entsteht. Abfüllen, kalt stellen. Die Haut mit leicht kreisenden Bewegungen damit reinigen, mit viel lauwarmem Wasser abwaschen.

### Bei anspruchsvoller, alternder Haut:
### ALOE-VERA-REINIGUNGSÖL

*200 ml Aloe-vera-Gel, 80 ml Sesamöl, 4–5 Tropfen ätherisches Zitronenöl* miteinander in einer Flasche vermischen und gut schütteln. Das Öl dann auftragen, ein paar Minuten einwirken lassen. Mit einem angefeuchteten Wattebausch abnehmen und lauwarm nachspülen.

### Bei trockener, empfindlicher Haut:
### AVOCADO-REINIGUNGSMILCH

*20 g Trockenmagermilch, 1 Eßlöffel Honig, 100 ml Rosenwasser, 20 ml Avocadoöl, 20 ml Mandelöl* Die Trockenmagermilch und den flüssigen Honig im leicht erwärmten Rosenwasser auflösen. Die Öle hinzugeben, in eine Flasche füllen, gut schütteln. Kalt stellen. Die Haut damit einreiben, danach mit einem wassergetränkten Wattebausch abnehmen.

### Bei Mischhaut und fettender Haut:
### MANDELKLEIE-WASCHPASTE

*125 ml Vollmilch, 1 Tasse Mandelkleie, 15 ml Mandelöl* werden zu einer streichfähigen Paste verrührt. Diese sofort aufs Gesicht auftragen (besonders Nase, Stirn und Kinn – Augenpartie aussparen!). Mit leicht kreisenden Bewegungen einmassieren, mit reichlich lauwarmem Wasser abwaschen.

## Gesichtswässer

Zur Nachreinigung der Haut kannten auch unsere Großmütter schon das Gesichtswasser. Gesichtswässer sind immer auch pflegend und für jeden Hauttyp unterschiedlich.

### Bei trockener Haut:
### ROSEN-GESICHTSWASSER

*30 ml Rosenwasser, 10 ml Orangenblütenwasser, 20 ml Fenchel-Tee, 20 ml Lindenblüten-Tee, 1 Teelöffel Honig, 5 ml Obstessig*
Das Rosen- und das Orangenblütenwasser werden mit den Tees leicht erwärmt, der Honig wird darin aufgelöst. Nach dem Abkühlen zusammen mit dem Essig in einer Flasche gut durchschütteln.

### Bei fettender, unreiner und großporiger Haut:
### HAMAMELIS-GESICHTSWASSER

*100 ml Hamameliswasser, 1 Teelöffel Honig, 5 ml Kampferspiritus, 5 Tropfen ätherisches Melissenöl*
Das Hamameliswasser wird leicht erwärmt, so daß sich der Honig darin auflöst. Abgekühlt gibt man diese Mischung dann zusammen mit den anderen Zutaten in eine Flasche. Kräftig schütteln.

### Bei fettender und unreiner Haut:
### PETERSILIEN-GESICHTSWASSER

*1 Handvoll frische Petersilie, 100 ml 70%iger Alkohol, 300 ml destilliertes Wasser*
Die gewaschene, feingewiegte Petersilie in einem Schraubdeckelglas mit dem Alkohol übergießen. Fest verschließen und 1–2 Wochen stehenlassen. Dann durch einen Papierfilter gießen und mit dem destillierten Wasser versetzen.

### Bei Mischhaut und fettender Haut:
### SALBEI-GESICHTSWASSER

*2 Eßlöffel getrocknete Salbeiblätter, 100 ml destilliertes Wasser, 20 ml 70%iger Alkohol, evtl. 1–2 Tropfen ätherisches Salbeiöl*
Salbeiblätter mit kochendem Wasser übergießen, 8–10 Minuten ziehen lassen, abfiltern und abkühlen lassen. Diesen Aufguß mit Alkohol und Salbeiöl in einer Flasche gut schütteln.
Tip: Statt Salbeiblättern kann man auch Gänseblümchen (Blüten) oder Zinnkraut verwenden.

## Bei normaler und fettender Haut:
### KRÄUTER-GESICHTSWASSER

*3 gehäufte Eßlöffel gemischte getrocknete Kräuter ( zum Beispiel Kamille, Ringelblume, Johanniskraut), 100 ml destilliertes Wasser, 20 ml 70%iger Alkohol, 50 ml Rosenwasser, evtl. 15 ml Zitronensaft*
Aus den Kräutern einen Kaltauszug herstellen: Mit Wasser und Alkohol übergießen, in einem Schraubdeckelglas über Nacht ziehen lassen. Dann filtern und mit Rosenwasser (sowie evtl. Zitronensaft) vermengen. Kräftig schütteln.

## Für jeden Hauttyp:
### HONIG-GESICHTSWASSER

*100 ml destilliertes Wasser, 1 Eßlöffel Honig, 15 ml Zitronensaft*
Das Wasser leicht erwärmen, den Honig darin auflösen. Abkühlen lassen, mit dem Zitronensaft in eine Flasche geben und gut schütteln.

## Bei strapazierter und unreiner Haut:
### BEINWELL-GESICHTSWASSER

*200 ml destilliertes Wasser, 1 Eßlöffel Honig, 10 ml Kamillenextrakt, 10 ml Allantoin (Beinwell)*
Das Wasser wird leicht erwärmt, der Honig darin aufgelöst. Zusammen mit den anderen Zutaten in eine Flasche geben und gut durchschütteln.

## Lotionen

Lotionen werden ebenfalls zur Reinigung verwendet. Sie sind meist schonender zur Haut als Gesichtswässer, denn sie enthalten keinen Alkohol.

## Bei trockener Haut:
### ORANGENBLÜTEN-LOTION

*50 ml Orangenblütenwasser, 50 ml destilliertes Wasser, 20 ml Glyzerin* in einer Flasche gut durchschütteln.

## Bei trockener, strapazierter Haut:
### GURKEN-LOTION

*1/2 Salatgurke, 1/2 Zitrone, 60 ml Karottensaft, 30 ml Mandelöl*
Die Gurke schälen und reiben. Diese Masse durch ein feines Sieb streichen, dann filtern. Mit den übrigen Zutaten gut mischen. Jeweils vor der Anwendung kräftig schütteln.

## Bei fettender, unreiner Haut:
### WALNUßBLÄTTER-LOTION

*1 Handvoll kleingeschnittene Walnußblätter, 200 ml destilliertes Wasser, 50 ml Hamameliswasser*
Die Walnußblätter etwa 1/2 Stunde lang mit dem Wasser köcheln lassen, abfiltern und dann mit dem Hamameliswasser mischen.

## Bei fettender, großporiger Haut:
### KORNBLUMEN-LOTION

*2 Handvoll Kornblumenblüten, 250 ml destilliertes Wasser, 25 ml Hamameliswasser*
Aus Kornblumen und kochendem Wasser einen Aufguß herstellen, 8–10 Mi-

nuten ziehen lassen und dann filtern. Erkaltet mit dem Hamameliswasser mischen.

## Friktionen

Friktionen sind Abreibungen für den gesamten Körper. Auch dafür kannten unsere Großmütter so manches Rezept.

### Bei normaler Haut:
### LAVENDEL-FRIKTION

*1 Handvoll getrocknete Lavendelblüten, 100 ml 50%iger Alkohol, 300 ml destilliertes Wasser, 1 Eßlöffel Honig, evtl. 3–4 Tropfen ätherisches Lavendelöl*
Die Lavendelblüten mit dem Alkohol in einer Flasche (auf weiten Hals achten) verschlossen etwa 4 Wochen im Dunklen ziehen lassen. Danach auspressen und filtern. Im leicht erwärmten Wasser den Honig auflösen, Lavendelöl zugeben. Alles gut mischen und abfüllen.

### Bei normaler Haut:
### ROSEN-FRIKTION

*150 ml Rosenwasser, 1 Eßlöffel Honig, 100 ml 50%iger Alkohol, 15 ml Zitronensaft (oder 2–3 Tropfen ätherisches Zitronenöl)*
Den Honig im leicht erwärmten Rosenwasser auflösen. Abkühlen lassen und dann mit Alkohol und Zitronensaft (oder Zitronenöl) in einer Flasche gut durchschütteln.

## Hautcremes

Hautcremes sind nicht leicht selber herzustellen. Aber ein paar ganz einfache Rezepte kannte man früher auch schon. Immerhin fast 1800 Jahre alt ist diese

### Hautcreme nach dem römischen Rezept des Galenus

*4 Eßlöffel Olivenöl, stark duftende Rosenblüten, 1 Eßlöffel Bienenwachs, destilliertes Wasser*
Man erhitzt das Olivenöl im Wasserbad und gibt so viele Rosenblütenblätter wie möglich hinein. Zudecken und ein paar Tage ziehen lassen. Wenn das Öl den Duft der Rosen aufgenommen hat, filtert man es und füllt es in ein Glas. Das Bienenwachs wird in einer Pfanne langsam erhitzt, bis es zähflüssig geworden ist. Dann gibt man das Rosenöl zu, nimmt die Pfanne vom Herd und rührt so lange, bis die Masse erkaltet ist. Nach und nach gibt man ein paar Tropfen des destillierten Wassers hinzu, bis die Hautcreme die richtige Beschaffenheit hat, und füllt sie dann in ein Glas.

### Für alternde Haut:
### BIENENCREME

*10 Gramm Bienenwachs* schmelzen und *3 Eßlöffel Bienenhonig* unterrühren. Erkalten lassen und dann auftragen.

Unsere Großmütter machten sich vielleicht nicht immer die Mühe, Cremes selbst von Grund auf herzustellen. Aber sie verfeinerten ganz normale Hautcreme, indem sie besondere Zutaten untermischten.

## Belebend und glättend:
### HAUTCREME MIT FRÜCHTEN

- 1/2 Aprikose, zerdrückt und unter die Hautcreme gemischt, soll die Haut beleben und glätten.
- Weiches Avocadofleisch, auf dieselbe Weise untergemischt, macht die Haut glatt, weich und samtig.
- 2–3 Erdbeeren, zerdrückt und untergemischt, wirken kühlend und beruhigend.

Hautunreinheiten kennt man nicht erst in unserer Zeit. Man verwendete dagegen auch früher schon besondere Schönheitsmittel. Aus der Überlieferung unserer Großmütter stammen folgende Hausrezepte.

## Gegen Pickel, Sommersprossen, Hautschäden, Flecken und Falten:

- Bei spröder, rissiger Haut helfen Waschungen mit Honigwasser (1–2 Eßlöffel Honig auf 1 Liter Wasser).
- Großporigen Teint wasche man mit heißer Milch.
- Oder man reibe das Gesicht nach dem Waschen hin und wieder mit Zitronensaft ab.
- Bei spröder Haut setze man dem Waschwasser etwas Milch zu.

- Die Haut wird klar und weich, wenn man das Gesicht mit Schafgarben-Tee wäscht.
- Schönen Teint bekommt man, wenn man sich täglich mit schwarzem Tee abreibt.
- Zart und rosig wird die Haut, wenn man sie mit dem Inneren einer Melonenschale abreibt.
- Straff wird die Haut, wenn man sie regelmäßig mit Brennessel-Tee wäscht.
- Falten verschwinden, wenn man sich 1mal täglich mit Buttermilch wäscht.
- Kocht man die grünen Zapfen einer Edeltanne aus und wäscht sich mit dem abgefilterten Sud, vergehen Falten im Gesicht.
- Gesichtsröte schwindet, wenn man sich morgens und abends mit roher Milch wäscht.
- Auch der Saft einer frischen grünen Gurke, abends vor dem Schlafengehen aufgetragen, läßt Gesichtsröte schwinden.
- 10 Gramm Borax in 150 Gramm Rosenwasser läßt Sommersprossen verblassen.
- Auch regelmäßiges Betupfen der Sommersprossen mit Zitronensaft soll sie schwächer werden lassen.
- Ebenfalls ein Rezept gegen Sommersprossen aus Großmutters Zeiten: Grüne Sellerieblätter mit kochendem Wasser übergießen; die Blätter nach dem Abkühlen für 10 Minuten aufs Gesicht legen.

- Pigmentflecken auf der Haut verschwinden, wenn man sie mit Ringelblumen-Salbe behandelt.
- Geschälte Roßkastanien, gerieben und dann dem Waschwasser zugesetzt, bringen besonders reine Haut.
- Waldbeerenbrei läßt Hautmale und Flecken verschwinden.
- Gegen Pickel hilft eine Kompresse mit dem Sud aus Klettenwurzeln.
- Pickel heilen schneller ab, wenn man sie mit Zitronensaft betupft.
- Auch das Betupfen mit einer angeschnittenen Knoblauchzehe soll helfen.
- Unreine Hautpartien werden klar und rein, wenn man sie mit einem Aufguß aus Gänseblümchen (Blättern und Blüten) behandelt.
- Mitesser vertreibt man durch Gesichtsdampfbäder und Einreiben mit Zitronensaft.
- Glatte Haut erhält man, wenn man sie mit rohen Kartoffelstücken abreibt.
- Eine rohe Sauerkrautauflage (15 Minuten) hilft gegen fettige Haut.

## Packungen, Masken und Kompressen

sind eine Wohltat für die Haut im Gesicht, am Hals und am Dekolleté. Sie sollen

- erfrischen
- straffen
- klären
- durchbluten
- beruhigen –

und das je nach Hautzustand und Hauttyp.

- Packungen sind meist geschmeidig und wirken besonders pflegend und beruhigend.
- Masken haben dagegen – dadurch, daß sie auf der Haut etwas fester werden – eher eine straffende und durchblutende Wirkung.
- Kompressen und Gesichtsbäder erfrischen, reinigen und pflegen zugleich.

Sowohl Masken und Packungen wie auch Kompressen und Gesichtsbäder werden immer nur bei frischgereinigter Haut angewendet. Wenn nichts anderes angegeben ist, werden Masken und Packungen immer lauwarm abgewaschen.

### Bei normaler und trockener Haut:
### SAHNE-HONIG-MASKE

*2 Eßlöffel saure Sahne, 1 Eßlöffel Honig, Weizenkeimflocken*
Sahne und Honig mischen. So viele Weizenkeimflocken zufügen, daß ein dickflüssiger Brei entsteht. 15 Minuten einwirken lassen.

### BANANEN-QUARK-PACKUNG

*2 gestrichene Eßlöffel Quark, 1 Eßlöffel Sahne, 1 kleine Banane, 1 Eigelb*
Alles mischen und schaumig rühren, auf Gesicht und Hals auftragen und dann 1/2 Stunde einwirken lassen.

## KAROTTEN-MASKE

*2 Karotten, 1/2 Eigelb, 2 Tropfen Öl*
Die Karotten raspeln und auspressen, dann mit Eigelb und Öl vermischen, einreiben und 15 Minuten einwirken lassen.

## MANDELMILCH-PACKUNG

*20 Gramm blanchierte, geschälte Mandeln, 125 ml Vollmilch, einige Tropfen ätherisches Rosen- oder Rosmarinöl*
Die Mandeln sehr fein mahlen, mit Milch und Öl vermischen, auftragen und 20 Minuten einwirken lassen.

## ÖL-EI-PACKUNG

*1 Eigelb, 5 ml Weizenkeimöl, 125 ml Rosmarin-Tee*
Eigelb und Öl verrühren und auf das Gesicht auftragen. 20 Minuten einwirken lassen, dabei mit einer warmen Rosmarin-Kompresse abdecken.

## QUARK-PETERSILIEN-PACKUNG

*3 Eßlöffel Quark, 1 Bund feingehackte Petersilie*
Quark cremig rühren, mit der Petersilie vermischen, auftragen. 1/2 Stunde einwirken lassen.

## Bei fettender, grobporiger und unreiner Haut:
## JOGHURT-MASKE

*75 ml Vollmilch-Joghurt, 125 ml Vollmilch*
Den Joghurt aufs Gesicht tupfen und antrocknen lassen. Dann mit der lauwarmen Vollmilch abwaschen und mit kaltem Wasser erfrischen.

## BRENNESSEL-MASKE

*2 gestrichene Eßlöffel Heilerde, 125 ml Brennessel-Tee, einige Tropfen Arnika-Tinktur*
Die Heilerde mit dem noch warmen Brennessel-Tee und der Arnika-Tinktur verrühren, auftragen und 20 Minuten einwirken lassen.
Bei akuter Akne 2mal wöchentlich anwenden.

## PAPAYA-MASKE

*1 Papaya, 2–3 Eßlöffel Sahne* miteinander vermischen, auftragen und etwa 30 Minuten einwirken lassen.

## LEINSAMEN-MASKE

*2 gestrichene Eßlöffel frischgeschroteter Leinsamen, destilliertes Wasser, 125 ml Gänseblümchen-Tee*
Den Leinsamen im Wasser anrühren und quellen lassen. Auftragen und etwa 15–20 Minuten einwirken lassen. Dabei mit einer Kompresse aus Gänseblümchen-Tee bedecken.

## BIERHEFE-MASKE

*4 gestrichene Eßlöffel Bierhefe, 1 Teelöffel Honig, destilliertes Wasser*
Die Bierhefe mit dem flüssigen Honig und so viel Wasser verrühren, daß eine streichfähige Paste entsteht. Auftragen, etwa 10–15 Minuten einwirken lassen.

### EIWEISS-HONIG-MASKE

*1 Eiweiß, 2 Teelöffel Honig*
Beide Zutaten locker miteinander mischen und auftragen. 25 Minuten einwirken lassen.

### APFEL-MASKE

*1 Apfel, 1 Eßlöffel Honig*
Den geschälten Apfel reiben, mit flüssigem Honig verrühren, auftragen und 20 Minuten einwirken lassen.

### Bei müder oder faltiger, reifer Haut: AUFBAU-PACKUNG

*3 gestrichene Eßlöffel Quark, 1 Eigelb, 1 geschlagenes Eiweiß, 1 Eßlöffel Traubenzucker, frischgepreßter Saft von 1/2 Zitrone oder 1 kleinen Orange*
Alles gut vermischen, auftragen und 30 Minuten einwirken lassen. Nach dem lauwarmen Abwaschen kalt nachspülen.

### GURKEN-MASKE MIT ALOE

*1/2 Salatgurke (gerieben), 2–3 Eßlöffel Sahne, 2 Eßlöffel Aloe-vera-Gel*
Alle Zutaten miteinander vermischen, auftragen und etwa 15 Minuten auflegen. Dann mit klarem kalten Wasser abwaschen.

### Für jeden Hauttyp: QUARK-HONIG-PACKUNG

*1 Eßlöffel Quark, 1 Eigelb, 1/2 Teelöffel Honig, 1 Teelöffel Weizenkeimflocken, 1/2 Teelöffel Zitronensaft, 1 Teelöffel Sahne*
Alle Zutaten gut vermischen, auftragen und 20 Minuten einwirken lassen.

### KIESELERDE-MASKE

*1 Eigelb, 4 Eßlöffel Vollmilch, 1 Teelöffel Honig, Kieselerde*
Eigelb, Milch und Honig verrühren, mit so viel Kieselerde vermengen, daß ein streichfähiger Brei entsteht. 15 Minuten einwirken lassen.

### Zur Erfrischung und Straffung: GURKEN-PACKUNG

*2 gestrichene Eßlöffel Quark, 1/4 Salatgurke*
Den Quark und die gewaschene, mit der Schale pürierte Gurke vermischen, auf Gesicht und Hals streichen. 20 Minuten einwirken lassen und mit kaltem Wasser abwaschen.

### STRAFFUNGS-MASKE

*1 Ei, 1 Messerspitze Agar-Agar, 1/2 Teelöffel Honig*
Ei und Agar-Agar klümpchenfrei verrühren, flüssigen Honig untermengen. Auftragen, 20 Minuten einwirken lassen. Dann mit einer feuchtwarmen Kompresse aufweichen und lauwarm abwaschen.

### KRÄUTERKOMPRESSEN

Kräuterkompressen kann man aus fast allen Heilpflanzen herstellen.
Dazu nimmt man
*2 Eßlöffel getrocknete Kräuter oder Blüten, 1/2 Liter Wasser*
Pflanzenteile mit kochendem Wasser übergießen, 10–15 Minuten ziehen lassen, abseihen, dabei alles gut ausdrücken. Eine Stoffserviette (aus Leinen oder Baumwolle) mit dem war-

men Aufguß tränken, 5–15 Minuten auf das vorher gereinigte Gesicht legen. Danach für 3–5 Minuten ein in kaltes Wasser getauchtes und ausgedrücktes Tuch auflegen. Trockentupfen und dann eincremen.

**Kräuter bei unreiner und fettender Haut sind**

- Arnika
- Gänseblümchen
- Johanniskraut
- Kamille
- Lindenblüten
- Ringelblume
- Salbei
- Schafgarbe
- Thymian
- Zinnkraut

**Kräuter bei schlaffer Haut und roten Äderchen sind**

- Birkenblätter
- Feigwurz
- Thymian
- Zinnkraut

**Kräuter bei müder, schlecht durchbluteter Haut sind**

- Efeu
- Kornblumen
- Rosmarin
- Thymian
- Zinnkraut

**Kräuter bei trockener und nervöser Haut sind**

- Kamillenblüten
- Lavendelblüten
- Lindenblüten
- Ringelblumen
- Rosenblüten

## Kräuteröle

Nicht nur im Gesicht, am ganzen Körper muß man die Haut pflegen. Vor allem dann, wenn man unter trockener Haut leidet: Da muß nach jedem Vollbad, nach jeder Dusche, nach jedem Saunabesuch der Körper mit einem Körperöl oder einer Emulsion gepflegt werden. Es gibt auch Kräuteröle, die gegen so manchen Schönheitsfehler helfen sollen.

**Bei normaler und trockener Haut: SESAM-MASSAGEÖL**

*50 ml Sesamöl, 25 ml Rizinusöl, 10 ml Weizenkeimöl, 3–4 Tropfen ätherisches Duftöl (je nach Geschmack)* Alle Öle in einer Flasche gut durchschütteln. Nach dem Baden den Körper damit massieren.

**Für müde, schlecht durchblutete Haut: ARNIKA-KÖRPERÖL**

*2 gehäufte Eßlöffel getrocknete Arnikablüten, 100 ml Distelöl, 100 ml Mandelöl* Die Arnikablüten mit dem Öl in einer Flasche mischen und etwa 2 Wochen verschlossen an einem warmen Platz stehenlassen. Täglich kräftig schütteln. Dann auspressen, filtern und mit dem Mandelöl mischen. Neu abfüllen. **ACHTUNG:** Arnika kann Allergien verursachen. Deshalb vorher testen!

### Gegen Cellulitis:
### ALGEN-GEL

*1 Handvoll getrocknetes Zinnkraut, 250 ml destilliertes Wasser, 1/2 Päckchen (etwa 3 Gramm) Agar-Agar-Pulver* Das Zinnkraut mit kochendem Wasser übergießen und ziehen lassen (etwa 10 Minuten). Filtern, dann das Agar-Agar-Pulver zugeben. Alles nochmals erhitzen und dann abfüllen. Etwa 10 Minuten vor dem Duschen auf den Körper, besonders auf die Problemzonen auftragen. Lauwarm abduschen.

### EFEU-ÖL

*1 Handvoll frische Efeublätter, 200 ml Weizenkeimöl, 2 Tropfen ätherisches Rosmarinöl* Die Efeublätter in einem Schraubdeckelglas mit dem Öl übergießen und etwa 2 Wochen verschlossen an einem warmen Platz stehenlassen. Abfiltern und mit dem Rosmarinöl versetzen. Mit kreisenden Bewegungen in die Problemzonen einmassieren.

### Zur Pflege von Busen und Dekolleté:
### BUSENLOTION MIT JOJOBA

*50 ml Weizenkeimöl, 20 ml Jojobaöl, 20 ml 70%iger Alkohol, 10 Tropfen ätherisches Geraniumöl* Alle Zutaten in einer Flasche kräftig schütteln. Dekolleté und Busen damit massieren.

### BUSENLOTION MIT ALOE VERA

*Saft von 1/2 Zitrone, 30 ml Avocado- oder Mandelöl, 10 ml Aloe-vera-Gel* Alle Zutaten in einer Flasche gut mischen. Vor Gebrauch jeweils kräftig schütteln. Busen und Dekolleté damit massieren.

## Bäder

Bäder dienen nicht nur der Entspannung, sondern natürlich auch der Schönheit. Im alten Hausschatz aus Großmutters Zeiten haben wir die folgenden Rezepte gefunden.

- Gegen Hautunreinheiten hilft ein Weizenkleie-Bad: 1 Handvoll Weizenkleie in einem Leinenbeutel unter den Warmwasserhahn hängen. In diesem Wasser dann 15 Minuten baden – nicht abtrocknen.
- Zitronenbäder verhelfen zu zarter Haut: In Scheiben geschnittene Zitronen einige Stunden in einen Topf mit Wasser legen und dann ins Badewasser abseihen.
- Essigbäder sind gut bei großporiger Haut: 1/2 Liter Essig auf ein Vollbad genügt.

### Milchbäder

Nicht nur Kleopatra badete in Milch – auch unseren Großmüttern war dieses probate Schönheitsmittel noch bekannt. Milchbäder machen die Haut zart und geschmeidig, glatt und schön; Hautreizungen klingen ab, Hautunreinheiten verheilen.

## BUTTERMILCH-BAD

*2–3 Liter Buttermilch* werden zunächst in die Wanne gegossen. Darauf sollte man das Wasser mit steigender Temperatur laufen lassen. Die Buttermilch sollte nicht flockig werden. Nach dem Baden nicht duschen, sondern nur trockentupfen.

## Für jeden Hauttyp:
## MILCH-HONIG-BAD

*1 Tasse Honig, 2 Liter Vollmilch*
Den Honig zunächst in der warmen Milch auflösen und dann alles ins Badewasser geben.

## Bei trockener und Mischhaut:
## MANDELMILCH-BAD

*2 Eßlöffel sehr fein gemahlene Mandeln, 125 ml Vollmilch,*
*15 ml Mandelöl*
Mandelmehl mit Milch und Öl vermischen und ins Badewasser geben.

## Bei unreiner, leicht gereizter Haut:
## KLEIE-BAD

*250 Gramm Weizenkleie, 3 Liter Milch*
Beide Zutaten zusammen aufkochen und dann die Flüssigkeit durch ein Mulltuch ins Badewasser pressen. Etwa 20 Minuten baden.

## HEFE-BAD

*80 Gramm Bäckerhefe, 1/8 Liter Milch,*
*1 Teelöffel Zucker*
Die Zutaten zum Gären bringen und dann ins Badewasser geben. Etwa 15 Minuten darin baden.

## MOLKE-BAD

*2–3 Liter Molke* ins Badewasser gießen.

## Kräuter- und Blütenbäder

Kräuter- und Blütenbäder sind ebenfalls schon seit alters bekannt und beliebt. Man gibt dem Badewasser dabei duftende und heilende Kräuter- und Blütenauszüge bei.

## KAMILLEN-BAD

*150 Gramm getrocknete Kamillenblüten, 50 Gramm getrocknete Lindenblüten, evtl. noch zusätzlich 50 Gramm getrocknete Lavendelblüten*
Die Blüten in ein Stoffsäckchen (Leinen oder Baumwolle) geben. Das Säckchen in die Badewanne legen, etwas heißes Wasser darauflaufen lassen und dann 15 Minuten ziehen lassen. Erst dann das restliche Badewasser einlaufen lassen und kurz vor dem Bad das Säckchen gründlich ausdrücken.

Blütenbäder kann man mit folgenden Pflanzen machen (jeweils 150–200 Gramm Kräuter oder Blüten):
- Heublumen
- Hopfen
- Lavendel
- Malve
- Melisse
- Pfefferminze
- Rose
- Rosmarin
- Salbei

- Intensiver wird das Kräuter- oder Blütenbad, wenn man zusätzlich noch ein paar Tropfen des entsprechenden ätherischen Öls beimischt.
- Man kann auch zunächst einen starken Sud aus den Pflanzen machen und diesen dann zum Badewasser geben (20 Minuten köcheln lassen).
- Trockene Haut wird besonders zart, wenn man ins Kräuterbad etwas Honig gibt.

### RINGELBLUMEN-BAD

*50 Gramm getrocknete Ringelblumen, 1/2 Liter Wasser, 3 Eßlöffel Honig*
Die Blüten mit kochendem Wasser übergießen, 20 Minuten ziehen lassen. Filtern, den Sud mit dem Honig vermischen und dann den Aufguß ins Badewasser geben.

### MALVEN-KLEIE-BAD

*Je 1 Handvoll Malvenblüten und Weizenkleie (etwa 100 Gramm)*
Die Kräuter in ein Säckchen geben und für 1/4 Stunde ins heiße Badewasser hängen.

### Badesalze

Badesalze haben unsere Großeltern ebenfalls selbst zubereitet. Das ist gar nicht schwer.

### LAVENDEL-BADESALZ

*1 Handvoll getrocknete Lavendelblüten, 500 Gramm Meersalz*
Lavendelblüten und Salz in einem fest verschließbaren Gefäß gut mischen und 1 Woche stehenlassen. Dann in ein Säckchen füllen und für 1/4 Stunde ins Badewasser hängen. Diese Mischung reicht für 5–6 Wannenbäder. Danach muß man sich gut abduschen.

## Sonnenschutzmittel

Zwar wird das Thema Sonnenschutz bzw. Sonnenbrand auch in Kapitel 4 behandelt. Wir möchten Ihnen aber trotzdem noch ein paar alte Hausmittel aus Großmutters Schatzkästlein präsentieren:

- Man viertle 4 grüne Walnüsse, gebe sie zusammen mit 1/2 Liter Olivenöl in eine Glasflasche und lasse dies 2–3 Wochen in der Sonne stehen. Dann erhält man ein Nußöl als Sonnenöl.
- Einen braunen Teint erhält man, wenn man sich täglich mit Karottensaft abreibt. So kann man sich auch seine Urlaubsbräune erhalten.
- Frische Erdbeeren wirken bei Sonnenbrand beruhigend und kühlend. 2–3 Erdbeeren mit einer Gabel zerdrücken, mit etwas Zitronensaft verrühren und auf dem Gesicht etwa 1/4 Stunde einwirken lassen.
- Buttermilch oder mit kühlem Kamillen-Tee getränkte Wattebäusche lindern ebenfalls den Sonnenbrand. Etwa 1/2 Stunde einwirken lassen.
- Ein Absud aus Quittenkernen (1 Eßlöffel Kerne auf 1 Glas Wasser, 1/4 Stunde kochen lassen!) lindert – als Kompresse aufgelegt – den Sonnenbrand.
- Eine Maske aus Papaya lindert von der Sonne gestreßte Haut: 1 Papaya

zerdrücken, auf die Haut auftragen, 10 Minuten einwirken lassen. Lauwarm abwaschen.

- Eine kühlende Maske aus Buttermilch, Quark oder Joghurt über aufgetragenem Zitronensaft hilft ebenfalls.

# Glänzendes Haar

Glänzendes Haar war der Stolz unserer Großmütter. Sie gingen ja nicht regelmäßig zum Friseur oder Coiffeur, sondern pflegten ihre Haarpracht selbst.

Von der österreichischen Kaiserin Elisabeth ("Sissi") ist bekannt, daß sie um ihr prachtvolles Haar, das ihr angeblich bis zu den Fersen reichte, einen wahren Kult trieb. Zwar wurde es – wie in der damaligen Zeit üblich – nur alle drei Wochen gewaschen, dann aber mit immer neuen, kostbaren Essenzen. Doch auf ein altes Hausmittel schwor die Kaiserin von Österreich: Cognac und Ei als Mischung erzielte einen ganz besonderen Glanz.

## Shampoos

Schon seit vielen Jahrhunderten werden pflanzliche Rohstoffe – wie Kamillenblüten, Birkenblätter, Henna oder Klettenwurzeln – zur Haarpflege eingesetzt. Auch unsere Großmütter kannten so manches Geheimrezept. Das Haarshampoo stellten zwar auch sie in den seltensten Fällen selbst her, sie kannten allerdings dieses Grundrezept:

### GRUNDREZEPT

*50 Gramm feste Seife (Kernseife), 750 ml destilliertes Wasser (oder Kräutersud), 10 Gramm Pottasche*
Die Seife wird in dem siedenden Wasser (oder Kräutersud) gelöst. Dann die Pottasche zugeben und etwa 1/2 Stunde im offenen Topf köcheln lassen. Wenn alles abgekühlt ist, ist das Shampoo gebrauchsfertig.

### KRÄUTERSUD

Einen Kräutersud stellt man folgendermaßen her:
*1 Handvoll Kräuter (Brennessel, Kamillenblüten, Lindenblüten, Ringelblume, Rosmarin oder Salbei) mit 750 ml Wasser* etwa 10 Minuten sieden, dann weitere 10 Minuten ziehen lassen und abseihen.
Man kann das Shampoo auch noch mit ein paar Tropfen ätherischen Öls der entsprechenden Pflanze aromatisieren. Pflegende Wirkung hat außerdem die Zugabe von 10–15 ml Aloevera-Gel.

Bewährt hat es sich auch, bestimmte Pflanzen je nach Haarfarbe zu verwenden:

- Für blondes Haar: Kamillenblüten- oder Rhabarberwurzel-Auszug, Zitronensaft
- Für dunkles Haar: Rosmarin- oder Birkenblätter-Tee, Obstessig

- Für graues Haar: Kornblumenblüten-Tee, Obstessig

Aus Großmutters Hausschatz stammen auch die folgenden Haarwaschmittel.

### Für schönen Glanz:
### ZITRUS-SHAMPOO

*2 Eßlöffel Seifenkraut, 1/2 Liter Wasser, 2 Eßlöffel Zitronen- oder Orangensaft, 2 Eigelb, 2 Tropfen ätherisches Zitronen- oder Orangenöl*
Das Seifenkraut mit dem Wasser aufkochen und die übrigen Zutaten unterschlagen. 10 Minuten ziehen lassen, dann abfüllen.

### Bei trockenem Haar:
### EI-SHAMPOO

*2 Eigelb, 1 Eiweiß, 1 Teelöffel Honig, Saft von 1 Zitrone, 5–10 ml Pflanzenöl (zum Beispiel Weizenkeimöl)*
Alle Zutaten gut vermischen, Haar und Kopfhaut damit massieren und gründlich ausspülen.

### Zur Kräftigung:
### HENNA-SHAMPOO

*1 Ei, 1 Eßlöffel Rum, 125 ml destilliertes Wasser, 1 Eßlöffel neutrales (farbloses) Henna*
Alle Zutaten gut vermischen. Das Haar damit einreiben und dann gut ausspülen.

## Spülungen

Spülungen sollen das Haar von Kalkrückständen des Wassers befreien und nochmals – vor allem nach der Haarwäsche mit Seifenshampoos – pflegen. Ganz einfach selbst herstellen kann man dieses Grundrezept:

### GRUNDREZEPT

*1 Eßlöffel getrocknete Kräuter oder Blüten, 100 ml Wasser, 60 ml Zitronensaft (oder Obstessig)*
Die Kräuter oder Blüten mit dem kochenden Wasser übergießen, 10 Minuten ziehen lassen, abfiltern. Dann mit dem Obstessig bzw. Zitronensaft mischen. Nach der Haarwäsche gibt man diese Spülung übers Haar und wäscht sie nicht mehr aus.
Kräuterspülungen gibt es für alle Haartypen.

### Für fettendes Haar:
### ANTI-FETT-SPÜLUNG

*Je 1 Teelöffel Thymian, Zinnkraut, Salbei und Rosmarin*

### Für feines blondes Haar:
### KRÄFTIGUNGS-SPÜLUNG

*Je 1 gehäufter Teelöffel Brennesselblätter und Rosmarin, 1 Teelöffel Kamillenblüten*

### Für alle Haartypen, belebend und kräftigend:
#### BIRKEN-LAVENDEL-ESSIG

*Je 1 Teelöffel getrocknete Birkenblätter und Lavendelblüten, 1 Liter Obstessig, einige Tropfen ätherisches Lavendelöl*
Kräuter und Essig in eine Flasche füllen, verschließen und 1 Woche ziehen lassen. Dann abfiltern und das Lavendelöl zugeben. Bei jeder Anwendung mischt man 1 Teil dieser Spülung mit 2 Teilen Wasser und massiert damit Haar und Kopfhaut. Die Spülung wird nicht ausgewaschen.

### Für glänzendes Haar:
#### BRENNESSEL-ESSIG

*1 Handvoll frische Brennesselblätter, 1/2 Liter Wasser, 1/4 Liter Obstessig*
Die Brennesselblätter mit dem kochenden Wasser überbrühen, 3 Stunden zugedeckt ziehen lassen. Abseihen, dann den Sud mit dem Essig mischen und in eine Flasche füllen. Nach jeder Haarwäsche das Haar gründlich mit diesem Aufguß spülen, die Kopfhaut einige Minuten massieren. Die Spülung wird nicht ausgewaschen.

### Für besseren Haarwuchs und glänzendes Haar:
#### BIER-SPÜLUNG

*125 ml Bier*
Die Hälfte dieser Biermenge nach dem Waschen im Haar verteilen, ein paar Minuten einwirken lassen. Dann das Haar nochmals waschen, das restliche Bier einmassieren und nicht mehr ausspülen.

### Für weiches, seidiges Haar:
#### MILCH-SPÜLUNG

*125 ml Vollmilch*
Die Milch mit einem Frottierwaschlappen ins Haar reiben und 1/4 Stunde einwirken lassen. Dann mit Wasser ausspülen.

## Festiger

Nicht nur in unserer modernen Zeit benötigt man Haarfestiger. Man verteilt sie vor dem Einlegen oder Fönen im frottierten, noch feuchten Haar. Schon unsere Großmütter kannten ein paar Hausmittel, um das Haar besser frisierbar zu machen.

#### HONIG-FESTIGER

*1 Eßlöffel Honig, 250 ml destilliertes Wasser, 1 Teelöffel Obstessig*
Der Honig wird im warmen Wasser aufgelöst, dann gibt man den Essig zu.

Sogar farblich tönende Haarfestiger kannte man früher schon.
- Für helles Haar nahm man statt des destillierten Wassers einen Kamillenblüten- oder Rhabarberwurzel-Auszug.
- Für dunkles und rotes Haar löste man 1 Eßlöffel rot färbendes Henna im destillierten Wasser auf und ließ es etwa 10 Minuten köcheln (nicht kochen!), gab danach den Honig zu.

## Färben und Tönen

Von alters her kannte man genügend Rezepte, um die Haarfarbe zu verändern. Mit ganz natürlichen Mitteln aus dem Pflanzenreich konnte man seine natürliche Haarfarbe intensivieren. Eines der ältesten Haarfärbemittel ist Henna: Es war schon im Altertum beliebt und wurde damals nicht nur fürs Haar verwendet, sondern auch für Fuß- und Fingernägel. Henna gibt dem Haar nicht nur Farbe, sondern auch Glanz. Und es kräftigt das Haar. Überliefert und bewährt ist folgendes Rezept:

- Das Haar nach der Wäsche gut ausspülen.
- 1 Tasse Hennapulver mit 60 Grad heißem Wasser oder Rotwein zu einem streichfähigen Brei verrühren.
- Bei trockenem Haar kann man noch 1 Eßlöffel Olivenöl oder 1 Eigelb daruntermischen.
- Diesen Brei einige Zeit anziehen lassen.
- Mit einem flachen Pinsel auf das Haar auftragen. Zum Schutz vor der Farbe unbedingt Handschuhe tragen!
- In Wärme (Sonne, Plastik- oder Trockenhaube) einwirken lassen.
- Je nach gewünschter Farbintensität 1/2–3 Stunden einwirken lassen.
- Gründlich ausspülen.

Auch andere Haarfärbemittel waren schon unseren Großmüttern bekannt.

**Bei blondem Haar:**
**TÖNEN MIT RHABARBER-WURZEL**

- 1 Tasse Rhabarberwurzel (in der Kaffeemühle gemahlen oder fertig gekauft) wird mit heißem Wasser und etwas Zitronensaft zu einem streichfähigen Brei angerührt.
- Bei trockenem Haar kann man ebenfalls Öl und/oder Eigelb zumischen.
- Mit dem Pinsel auftragen.
- 10 Minuten anziehen lassen.
- In Wärme einwirken lassen.
- Dann 30–60 Minuten einziehen lassen.
- Gründlich ausspülen.

Aufhellend wirkt eine Spülung aus dem Sud der Römischen Kamille (2 Handvoll Kamillenblüten auf 1 Liter Wasser).

**Bei braunem Haar:**
**TÖNEN MIT WALNUßSCHALEN**

- Für eine Farbspülung rechnet man 1/2 Tasse pulverisierte Walnußschalen auf 1/2 Liter Wasser.
- Für eine Färbung nimmt man die Menge von 1–2 Tassen auf dieselbe Menge Wasser.
- Mit 1 Eßlöffel Öl dann zu einem streichfähigen Brei verrühren.
- Sonst genauso wie Henna anwenden.
- Die Walnußschalenmischung je nach gewünschter Farbintensität 20–40 Minuten einwirken lassen.

- Schwarzes Haar bekommt durch die Walnußschalen einen wärmeren Farbton.
- Braunes Haar kann man auch durch eine Spülung mit schwarzem Tee farblich auffrischen.

## Haarwässer

Haarwasser soll erfrischen und desinfizieren. Wenn man es einmassiert, wird die Kopfhaut besser durchblutet. Haarwässer verändern aber nichts an der Haarstruktur und regen auch kaum den Haarwuchs an.

- Haarwasser besteht meist aus geruchlosem Alkohol und Kräuterzusätzen.
- Man kann Haarwässer aus Birkenblättern und -knospen, aus Brennesselblättern, Fenchelsamen, Kamillenblüten, Klettenwurzel, Lavendelblüten, Rosmarin, Thymian oder Zinnkraut herstellen.
- Menthol erhöht die erfrischende Wirkung eines Haarwassers.
- Haarwasser hat eine gute Haltbarkeit, man kann es auf Vorrat herstellen.

### GRUNDREZEPTE

Unsere Großmütter kannten diese beiden Grundrezepte:
- *200 ml 50%iger Alkohol, 20 ml Kräutertinktur, evtl. 1–2 Kristalle Menthol oder 2–3 Tropfen ätherisches Blütenöl*
Alle Zutaten durch Schütteln gut vermischen und dann abfüllen.

- *150 ml Kräutersud, 50 ml 70%iger Alkohol, evtl. 2–3 Tropfen ätherisches Blütenöl*
Alle Zutaten durch Schütteln gut vermischen und dann abfüllen.

### Gegen Haarausfall, fettende Kopfhaut und Schuppen:
### HAMAMELIS-HAARWASSER

*3 Tropfen ätherisches Melissenöl,*
*20 ml Birkenblätter-Tinktur,*
*80 ml Hamameliswasser*
Das Melissenöl wird in der Birkenblätter-Tinktur aufgelöst. Dann fügt man das Hamameliswasser hinzu, mischt alles gut durch und füllt es in eine Flasche (am besten mit Spritzverschluß) ab. 2 Wochen lang wird dieses Haarwasser morgens und abends 5 Minuten in die Kopfhaut einmassiert.

## Packungen und Kuren

Haarpackungen und Haarkuren sollen das Haar entscheidend verbessern: Sie bekämpfen spröde und gespaltene Haarspitzen, geben dem Haar mehr Glanz, machen es leichter frisierbar. Man wendet Haarkuren und -packungen zwischen der 1. und 2. Haarwäsche an, massiert sie leicht ein und läßt sie dann unter einem warmen Tuch (oder unter der Sonne oder einer Trockenhaube) 1/4–1 Stunde einwirken.

Aus dem Hausmittelschatz unserer Großmütter stammen die folgenden Rezepte.

### Bei sprödem Haar:
### ÖL-PACKUNG

*1–2 Eßlöffel Öl (Mandel-, Oliven-, Avocado-, Rizinus- oder Carotinöl)*
Das erwärmte Öl wird im nassen Haar verteilt und sollte 1 Stunde einwirken. Dann gut auswaschen.

### Bei angegriffenem, glanzlosem Haar:
### ÖL-ZITRONEN-KUR

*30 ml Olivenöl, 30 ml Zitronensaft*
Das angewärmte Öl und der Zitronensaft werden vermischt und im nassen Haar verteilt. 1 Stunde einwirken lassen, dann gründlich auswaschen.

### Bei dünnem, brüchigem Haar:
### EI-BIER-PACKUNG

*1 Ei, 30 ml Bier*
Ei und Bier vermischen, im nassen Haar verteilen, mindestens 1/4 Stunde einwirken lassen. Gut auswaschen.

### Bei stumpfem Haar:
### EI-ALOE-KUR

*1 Eigelb, 1 Teelöffel Aloe-vera-Gel, 1 Glas Kornschnaps*
Alle Zutaten vermischen, ins nasse Haar geben und 1/2 Stunde einwirken lassen. Gut auswaschen.

### Bei trockenem, sprödem Haar:
### ÖL-HENNA-PACKUNG

*1 Eßlöffel Avocadoöl (oder anderes Pflanzenöl), 1 Eßlöffel farbloses, neutrales Henna, evtl. 1 Eigelb*
Alle Zutaten zu einem Brei verrühren und im nassen Haar (vor allem in den Spitzen) verteilen. Eine 1/2–1 Stunde einwirken lassen. Gut auswaschen.

### Bei strohigem Haar:
### KLETTENWURZEL-KUR

*1 Eigelb, 1 Eßlöffel Klettenwurzelöl, 2 Eßlöffel Zitronensaft*
Eigelb und Öl (tropfenweise zugeben!) mischen. Dann – nachdem eine mayonnaiseähnliche Creme entstanden ist – den Zitronensaft zugeben. Ins nasse Haar, besonders in die Spitzen, einmassieren. 1/2 Stunde einwirken lassen. Gut auswaschen.

### Für weiches, geschmeidiges Haar:
### GLYZERIN-EI-PACKUNG

*1 Eßlöffel Glyzerin, 1 Eßlöffel Weizenkeimöl, 2 Eßlöffel Vollmilch, 1 Eigelb, 2 Eßlöffel Zitronensaft, evtl. etwas destilliertes Wasser*
Alle Zutaten zusammenrühren, bei Bedarf mit dem destillierten Wasser verdünnen. 1 Stunde lang einwirken lassen und dann gut auswaschen.

**Gegen strapaziertes Haar:**
**KRÄUTER-ÖL-PACKUNG**

*60 ml Olivenöl (oder ein anderes Pflanzenöl), je 1 Teelöffel getrocknete Kamillenblüten, Brennessel- und Birkenblätter, 1 Eigelb, 1 Eßlöffel Honig, 1 Teelöffel Zitronensaft, 2–3 Tropfen ätherisches Rosmarinöl*

Das Olivenöl wird im Wasserbad erwärmt; dann gibt man die Kräuter zu und läßt sie darin 1/2 Stunde ziehen. Filtern und danach Eigelb, Honig und Zitronensaft sowie das Rosmarinöl zugeben, wenn das Olivenöl fast abgekühlt ist. Die Kräuter-Öl-Packung wird dann im nassen Haar und auf der Kopfhaut verteilt und soll 1 Stunde einwirken. Gut auswaschen.

Glänzendes Haar – wir erwähnten es schon – war der Stolz unserer Großmütter. Was Wunder, daß es im alten Hausmittelschatz noch eine ganze Menge Tips für die Haarpflege gibt:

- Beim Haarewaschen nie zu heißes Wasser verwenden. Es laugt das Haar aus.
- Zu kaltes Wasser ist ebenfalls schädlich: Es regt die Talgdrüsen noch mehr an – das Haar fettet schneller.
- Bürsten und Kämme sollte man waschen können. Beim Kauf darauf achten.
- Bei Haarausfall hilft Pferdemark: Nach dem Waschen einmassieren und einige Stunden einwirken lassen. Dann auswaschen.
- Auch Schwedenkräuter helfen gegen Haarausfall.

- Oder eine Einreibung des Haarbodens mit Kochsalz – 2mal wöchentlich.
- Haare werden nicht so schnell grau, wenn man sie regelmäßig mit verdünntem Apfelessig einreibt.
- Gegen Kopfschuppen hilft eine Waschung mit Lindenblüten-Tee.

# Schöne Hände

Die Hände sind unsere wichtigsten "Werkzeuge". Sie geben Auskunft über unser Alter. Und: Man kann sie nicht "liften" lassen. Deshalb sollte man seine Hände ganz besonders gut pflegen.

- Gerade weil man die Hände oft wäscht, sollte man eine besonders milde Seife benutzen.
- Das Eincremen nach dem Waschen nie vergessen.
- 1mal die Woche dürfen auch die Hände mit einer Spezialbehandlung verwöhnt werden: zunächst mit einem Peeling, dann mit einer Handmaske.
- Das Peeling kann man als Enzympackung (gibt's zu kaufen) machen. Das Pulver anrühren und den Brei auf die Hände auftragen.
- Auch eine Packung aus warmem Kartoffelbrei erfüllt diesen Zweck.
- Oder ein Brei aus 2 Eßlöffeln Weizenkleie, vermischt mit 5–8 Eßlöffeln Buttermilch.
- Dazu zieht man Baumwollhandschuhe an, die man mit einer Mi-

schung aus Weizenkeimöl, Maiskeimöl und Avocadoöl getränkt hat.
- 20 Minuten einwirken lassen.

Aus Großmutters Hausschatz stammen folgende Pflegetips:
- Gegen spröde Hände hilft ein lauwarmes Olivenölbad 1mal wöchentlich.
- Auch warme Milchbäder (2–3mal in der Woche) lassen Rötungen auf den Händen verschwinden.
- Melkfett ist gegen rauhe Hände ein bewährtes Mittel.
- Oder ein Bad in Haferflocken, die man mit kochendem Wasser übergießt.
- Hände, die vom Kartoffelschälen schmutzig geworden sind, reinigt man durch Abreiben mit saurem Obst, mit Essig oder Zitronensaft.
- Nikotinflecken an den Händen verschwinden, wenn man etwas Puderzucker mit Zitronensaft durchfeuchtet und die Hände mit dieser Mischung abreibt.
- Bevor man Zwiebeln, Rotkohl oder ähnliches schneidet, sollte man die Hände mit Olivenöl einreiben. Dann nehmen sie den Geruch nicht an.
- Gegen Zwiebel- oder Fischgeruch an den Händen hilft auch eine Abreibung mit feuchtem Salz.
- Gegen Handschweiß sind Waschungen mit Kampferspiritus geeignet.
- Einige Körnchen Alaun in lauwarmem Wasser aufgelöst helfen ebenfalls gegen Schweißhände.

- Weiße, gepflegte Hände erhält man, wenn man sie abends mit Glyzerin einreibt und für die Nacht Waschlederhandschuhe anzieht.
- Rote Hände werden weiß, wenn man sie oft mit dem Brei mehliger Kartoffeln einreibt.

# Gepflegte Fingernägel

Feste Fingernägel gehören zu einer gepflegten Hand. Genauso sollte man darauf achten, daß die Haut um die Nägel fein und zart bleibt, ohne Risse, Schwielen und eingerissene Nagelhaut. Es gibt viele alte Hausmittel dafür:
- Bei spröden, brüchigen Fingernägeln sollte man die Hände in mit Mandelkleie versetztem Wasser baden. Die Hände dann abtrocknen und mit lanolinhaltiger Handcreme eincremen.
- Eichenrinden-Tee, in dem man die Fingernägel badet, hilft gegen brüchige Nägel.
- Rissige Nagelhaut verschwindet, wenn man die Fingerspitzen 10 Minuten lang in warmem Mandel- oder Olivenöl badet. Danach das Öl einmassieren.
- Brüchige Fingernägel werden wieder fest, wenn man sie mehrmals mit einer aufgeschnittenen Zwiebel einreibt.
- Beim Zurückschieben der Nagelhaut nur einen Holzstab verwenden.

- Die Nagelhaut niemals schneiden!
- Stark verschmutzte Fingernägel reinigt man in warmem Wasser, dem man etwas Haarshampoo oder Wollwaschmittel zugesetzt hat.

### Handcreme

Natürlich kann man sich auch eine Handcreme selber herstellen.

### HANDCREME AUS RINGELBLUMEN

*1 Handvoll getrocknete Ringelblumenblüten, 100 ml Olivenöl, 20 Gramm Bienenwachs, evtl. 3–4 Tropfen ätherisches Melissenöl*
Die Blüten etwa 20 Minuten im Olivenöl kochen lassen, dann herausfiltern. Bienenwachs zum Öl geben, unter vorsichtigem Erwärmen schmelzen. Vom Herd nehmen und kaltrühren, dabei eventuell das ätherische Öl zugeben. Abfüllen. Handcreme aus Ringelblumen hält sich kühl gelagert etwa 1/2 Jahr.

# Glänzende Augen

Die Augen sind der "Spiegel der Seele", und deshalb sollten sie immer strahlend sein. Aus den Überlieferungen unserer Großmütter stammen dazu folgende Ratschläge:
- Strahlende Augen bekommt man, wenn man einen Gazebeutel (heute geht auch ein Teebeutel) mit gekochter Kamille – nicht zu heiß – für 10 Minuten auf die geschlossenen Augen legt.
- Wäscht man die Augen mit schwarzem Tee, werden sie schön glänzend.
- Lange Wimpern erhält man, wenn man sie jeden Abend mit Rizinusöl bestreicht.
- Kompressen aus lauwarmer Milch sorgen für schöne, wache Augen. 10 Minuten auflegen, dann mit Wasser abspülen.
- Bei überanstrengten Augen nützen Kompressen mit Borwasser.
- Gegen unschöne Tränensäcke hilft eine Mischung aus Eischnee mit etwas Kaffeesatz. Auftragen, einwirken lassen und mit lauwarmem Wasser abwaschen.
- Ringe unter den Augen lindert man mit jeweils 1 Scheibe Salatgurke, die man auf die Augen legt.
- Kornblumen-Wasser (1 Handvoll Kornblumenblüten auf 1/2 Liter kochendes Wasser, 10 Minuten ziehen lassen, filtern) pflegt die Augen ebenfalls.

### ANTIFALTEN-AUGEN-GEL

Selbst herstellen kann man ein Antifalten-Augen-Gel:
*1 Teelöffel getrockneter Fenchel, Efeublätter, Kornblumenblüten, 100 ml destilliertes Wasser, 30 ml Rosenwasser, 3 Gramm Agar-Agar-Pulver*
Die Pflanzenteile mit dem kochenden Wasser übergießen, 2 Stunden ziehen lassen und dann filtern. Das Rosenwasser erwärmen und das Agar-Agar-Pulver darin erhitzen. Mit dem Aufguß verrühren, abfüllen und kalt stellen.

## Weiche Lippen und schöne Zähne

Auf Lippen und Zähne schaut man im Gesicht besonders. Denn ein strahlendes Lächeln wirkt noch mehr auf das Gegenüber, wenn die Zähne gepflegt und strahlend weiß sind. So sind die letzten Schönheitsrezepte in diesem Buch diesem Thema gewidmet:

- Aufgesprungene Lippen bestreicht man mit Sahne oder ungesalzener Butter.
- Gegen rissige, rauhe Lippen ist Kakaobutter ein bewährtes Mittel.
- Spröde Lippen bestreicht man täglich – am besten abends – mit Honig.
- Schöne rote Lippen bekommt man, wenn man sie öfter mit einer Zahnbürste und Salz massiert. Auf jeden Fall nachher eincremen.
- Schöne Zähne bekommt man durch Zähneputzen mit warmem Salbei-Tee. Er festigt auch das Zahnfleisch.
- Blendend weiß werden die Zähne, wenn man sie gelegentlich mit Kochsalz putzt.
- Auch Erdbeeren verhelfen zu strahlend weißen Zähnen: 1 Erdbeere zerdrücken, auf die Zahnbürste streichen und die Zähne damit putzen.
- Alte Hausmittel sind außerdem das Putzen mit Zitronensaft, Backpulver oder Soda.

## Frischer Atem

Gegen Mundgeruch ist so manches Kraut gewachsen. Großmutter kannte die folgenden Tricks:

- Stark abgekochtes Zinnkraut nahm man als Mundspülung gegen übelriechenden Atem.
- Oder man aß 1 Apfel vor dem Schlafengehen.
- Sogar gegen Knoblauchgeruch sollte das Kauen von Aniskörnern helfen.
- Auch das Kauen von frischer Petersilie hilft gegen Mundgeruch.

### Mundwässer

Mundwässer, die zu frischem Atem verhelfen, kann man aus Kräutern und Heilpflanzen leicht selbst herstellen.

Die folgenden Mischungen lindern auch Entzündungen.

### QUITTEN-MUNDWASSER

*2 Eßlöffel Quittensamen, 1,1 Liter kochendes Wasser, 1 Eßlöffel Sherry*
Den Quittensamen mit dem Wasser etwa 10 Minuten köcheln lassen. Vom Herd nehmen, erkalten lassen und dann den Sherry zufügen. In ein Glas füllen.

### ROSMARIN-MINZE-MUNDWASSER

*2 Teelöffel Rosmarin, 2 Teelöffel Minze, 570 ml kochendes Wasser, 1 Teelöffel Myrrhe-Tinktur*

Die Kräuter mit kochendem Wasser
übergießen, 10 Minuten ziehen lassen.
Abseihen und nach dem Erkalten die
Myrrhe-Tinktur zugeben. In ein Glas
füllen, vor Gebrauch gut schütteln.

## KORNBLUMEN-MUNDWASSER

*1 Handvoll Kornblumenblüten, 1 Tee-
löffel Myrrhe-Tinktur, 1,7 Liter kochendes Wasser*
Die Blüten in einer Pfanne mit kochendem Wasser übergießen, zudecken
und 2 Stunden ziehen lassen. Nach
dem Erkalten filtern, die Myrrhe-Tinktur zugeben und dann in ein Glas um-
füllen.

## HAMAMELIS-MUNDWASSER

*15 Eßlöffel Wasser, 3 Eßlöffel Hama-
meliswasser*
Die Zutaten mischen und dann in eine
Flasche abfüllen.

## A

Abführmittel 45
Abszesse 36
Abwehrkräfte,
   Stärken der 50
Ackerschachtelhalm 168
Agar-Agar 259
Akne 76
Alant 168, 204
Ananas 221
Andorn 152, 158
Anfälle, asthmatische 74
Angelikawurzel 161
Angina 80, 97
Anis 120, 123, 153f., 187,
   219, 231
Apfel, roher 123, 224
Apfelessig 149
Appetitlosigkeit 35, 75
Armbad, kaltes 129, 182
Armpackungen 20
Arnika-Aufguß 244
Arterienverkalkung 30
Arthrose 121
Artischockensaft 201
Asthma 26, 28
Aufbewahren von Kräutern
   und Gewürzen 105
Auflagen, feuchte 125
Augentränen 15, 29, 46, 62
Augentrost 127f., 166
Ausschläge 37

## B

Badeextrakte 18, 155
Baldrian 141, 178, 181,
   228, 230, 231
Bärentrauben-Tee 139
Bärlauch 113, 169,
   171, 209
Basilikum 180, 215
Bauchspeicheldrüsen-
   leiden 65
Bauchtee 188
Beinpackungen 20, 36
Beinwell-Rosmarin-
   Balsam 173
Benediktenkraut-Tee 215
Bibernelle-Tee 149, 222
Bier 145, 259
Bier mit Honig 231
Bierhefetabletten 203
Bindehautentzündung
   29, 46
Bingelkraut-Aufguß 174
Birkenblätter-Tee 136,
   199, 200, 235

Bitterstoffe 12
Blähungen 28, 30, 34,
   36, 40, 43, 46, 54, 62,
   68f., 72, 94
Blasen-Teemischung 135
Blasenleiden 30, 50
Blutarmut 55
Blutdruck 53, 63
Blutergüsse 29
Blutreinigung 38, 60, 77,
   79, 81, 91
Blutwurz-Tee 149, 223
Bockshornklee 110,
   174, 197
Bohnenkaffee 124
Bohnenschalen 136,
   181, 155
Boldo-Johanniskraut-
   Tee 203
Borretsch 168
Brandverletzungen 47
Braunwurz 132, 170
Breitwegerich 236
Brennessel 113, 158, 183,
   211, 212, 214, 236
Brombeerblätter 123, 124
Bronchialerkrankungen
   28, 68, 84
Bruchkraut-Tee 139
Brunnenkresse 205, 236
Brustpackungen 21
Brustwurz-Tee 123
Buchweizensamen 121
Bukko-Tee 139

## C

Cayennepfeffer-Kampfer-
   Öl 121
Chili 221

## D

Dampfbäder 15
Darmbeschwerden 28, 63,
   72, 88
Depressionen 57
Dörrpflaumen 226
Durchblutungs-
   störungen 64
Durchfall 34, 36, 38, 47f.,
   50, 53

## E

Eberraute 172
Edelgamander-Aufguß 206
Ehrenpreis-Mädesüß-
   Tee 236
Ehrenpreis-Saft 139

Eichenrinde 149, 165,
   173, 176
Eigelb 259
Eis-Auflage 128
Eisenkraut 110, 201
Ekzeme 32, 36f., 51
Emser Salz 153, 220
Emulsionen 18
Engelwurz-Tee 215
Entzündungen 31, 47
Enzian 216
Epilepsie 26
Erdbeeren 140
Erfrierungen 42, 51
Erkältungskrankheiten
   37, 51, 55, 71
Erkennen von Kräutern
   102f.
Erregungszustände,
   nervöse 31
Eschenblätter-Packun-
   gen 121
Essig 154, 181, 231
Eukalyptusöl 237

## F

Färberröte-Tee 139
Farn-Kräuterkissen 126
Farnsamen, schwarzer 126
Feigen 226
Fenchel 123, 154, 162,
   184, 194, 198, 219, 225
Fettkraut-Wegerich-
   Tee 145
Fieber 33
Fingernägel, brüchige 27
Fitmacher 210
Flechten 27
Fluide 18
Franzbranntwein 237, 243
Frauenleiden 32
Frauenmantel 168
Frauentrunk 159
Frauenwein 158
Furunkel 36
Fußbäder 15, 155,
   182, 190
Fußpackungen 20
Fußpilz 34

## G

Galgantwurzel 114
Gallenbeschwerden 39
Gänseblümchen 168
Gänsefingerkraut 136,
   162, 184
Gefäßschäden 44

Geiste 17f.
Gelenkschmerzen 29,
   36, 75
Gemüse und Obst 257f.
Gerbstoffe 12
Gerstenwasser mit
   Honig 154
Gesichtsguß 127
Gewürze 12ff.
Gewürznelken 133
Gicht 26, 49, 92, 99
Giersch 237
Globuli (Streukügel-
   chen) 17
Goldrutentee 212
Grapefruitsaft 200
Grippe 38
Gundelrebensaft 126
Gurgellösungen 16
Gurken, saure 217

## H

Haarschäden 27
Hafer-Kamillen-
   Schleim 223
Haferkraut-Hopfenbollen-
   Bier 160
Hagebutten-Sanddorn-
   Marmelade 186
Halswickel 20
Hämorrhoiden 37, 42,
   44, 48
Handpackungen 21
Harnwegserkrankun-
   gen 82
Hausmittel, homöo-
   pathische 17
Hauswurzsaft 170, 175
Haut 262
Hautausschläge 27, 54,
   78, 81, 85
Hautgeschwüre 56
Hautunreinheiten 26,
   38, 57
Heckenrosen-Elixier
   117, 158
Hefe 127, 259
Heidekraut-Tee 141, 212
Heidelbeeren 124, 140f.,
   186, 190, 223, 224, 228
Heilerde 220, 224, 242
Heilpflanzen 12ff.
Heiserkeit 37, 42
Herrensuppe 209
Herzgespann-Tee 115,
   159, 178
Herzleiden 33, 53, 97

Heublume 121f., 138, 164, 191, 205, 213, 228, 231, 238, 237f.
Himbeer-Tee 159, 206
Hirschtalg 172
Hirtentäschel 169
Holunder-Tee 137, 225, 231
Holunderbeersaft 238
Holunderblüten-Tee 155, 199, 238
Honig 115, 122, 127, 147, 166, 171, 186, 206
Hopfen-Tee 216
Hühnersuppe 196
Husten 26, 28 f., 31, 38, 40ff., 46ff., 49, 57, 80, 85ff., 90, 92, 98, 194
Hypertonie 56

**I**
Ingwer, kandierter 118
Inhalationen 16
Ischias 36, 51

**J**
Joghurt-Einlagen 164
Johannisbeersaft, schwarzer 224
Johanniskraut 103, 142, 174, 216, 222, 229, 230, 238

**K**
Kamille 124, 150, 169, 176, 185, 188, 222, 227
Kampferspiritus 239
Kardobenedikten-Tee 206, 216
Karlsbader Salz 226
Karottensaft 166
Kartoffelpackungen 22, 220
Kiefernöl 147
Kieselsäure 13
Knoblauch 114, 123, 150, 164f., 170, 178, 194, 206, 224
Kohlblätter 110
Kohlepulver 224
Kohlwickel 22
Koliken 48
Kompressen, kalte 132
Kondurango-Wein 217
Königskerzen-Trunk 143, 224
Königsöl 133

Kopfpackungen 21
Kopfschmerz 29, 35, 40
Koriander-Tee 123, 219
Krampfadern 32
Krampfbutter 160
Krämpfe 29, 61
Krätze 51
Kräuterauflage 16, 222, 232, 242
Kräuterklößchen 210
Kräuteröl-Mischung 148
Kräutersuppe 161
Kräutertees 14ff., 15, 129
Krautsaft 166
Küchenkräuter 160
Kuhfett 211
Kümmel 123, 217, 219, 229
Kürbiskerne 141, 213
Kurkuma 206
Kurtee 127

**L**
Lähmungen 51
Lakritze 194
Lärchensalbe 111
Lavendel 167f., 232
Leberblümchen 25, 201
Leberleiden 33, 51, 70
Lebertran-Orangensaft 122
Lehm-Packungen 174, 242, 244
Leinkraut 169, 202
Leinöl 175, 177
Leinsamen 22, 111, 150, 226
Lichtempfindlichkeit 29
Liebstöckel-Tee 207
Lilien-Lavendel-Öl 122
Lindenblüten-Tee 155f., 192
Lindenholzkohle 220
Löwenzahn 118, 122, 170, 180, 205, 239
Lungenkraut-Tee 145

**M**
Mädesüß-Tee 239
Magen- und Darm-beschwerden 28, 33f., 38, 42, 46f., 48, 58, 61, 63, 65, 74
Mais 137, 178
Majoran-Salbe 185, 219f., 244
Malzessig 130, 150
Mandelentzündung 87
Mandelmilch 188

Männerspeise 209f.
Männerwein 209
Mariendistel 116, 199, 202, 204
Märzveilchen-Tee 145
Mauerpfeffer 175
Meerrettich-Auflage 130, 133
Meersalz 259
Melisse 175, 182, 207, 229, 232, 233
Melissengeist 17, 156, 182, 221
Menstruations-beschwerden 89
Menthol 128
Migräne 35, 43, 59, 94
Milch 147, 205, 232, 233
Milchwickel 22
Mineralien 13
Mischhaut 262
Mistel-Tee 116, 137, 178f.
Mistel-Wein 118
Mönchsbalsam 173
Moor-Schwefel-Bad 240
Mückenstiche 87
Mundspülungen 16
Muskat-Wickel 148
Muskatellersalbei-Elixier 119
Muskelschmerzen 29, 75, 84
Mutterkraut 130

**N**
Nasenbluten 19, 131
Nelkenöl 126
Nervenleiden 29, 84
Neuralgien 36
Nieren- und Blasenleiden 30, 34, 50, 52, 62, 68

**O**
Obstsalat 159
Ohrenschmerzen 37
Ohrkerzen 133
Öle, ätherische 12, 17f., 152, 254
Oliven 179, 183, 233
Orangenblütenöl 125, 181

**P**
Pestwurz 169
Petersilien-Wein forte 115
Pfefferminz 128, 207, 221
Pfennigkraut 169
Pflanzenwirkstoffe 248ff.

Pilzbefall 42
Pomeranze 119, 230
Pottasche 259
Preiselbeerenblätter-Tee 139
Primel-Tee 192, 197, 233

**Q**
Quark 165, 242
Quecken-Tee 137, 240
Quendel-Kümmel-Tee-mischung 116
Quetschungen 29
Quittenwein 150f.

**R**
Rettich 194, 202, 205, 207
Rheuma 26, 34, 38, 41, 44, 49, 53, 57, 66, 86, 92f., 96, 99
Riechfläschchen 179
Rinden-Kompressen 177
Ringelblume 172, 186, 240
Rizinusöl 170, 172, 226
Rollkur 228
Rosa-Canina-Spezial-trunk 120
Rosenöl und Wermut 126
Rosmarin 114, 163, 182
Roßkastanie 173
Rote-Bete-Saft 168
Rotwein mit Zusätzen 234
Rückenschmerzen 28
Ruprechtskraut 132

**S**
Saathafer 151, 173, 202
Safran-Ingwer-Trunk 217
Säfte 18
Salbei 151, 160, 163, 193
Salben 18
Salz 111, 133
Salz-Bäder 125, 177
Sammeln von Kräutern und Gewürzen 102ff.
Sauerampfer 208
Sauerkirschsaft 158
Sauerkraut 227
Sauerrahm 220
Schachtelhalm 138, 144, 213, 240
Schafgarbe 112, 161, 202, 218
Scharbockskraut 170
Schellblumenöl 122
Schlafkissen 197

Schlafstörungen 29, 31, 32, 55, 64
Schleim (Pflanzenkunde) 13
Schlüsselblumen-Tee 144
Schnupfen 38
Schöllkraut 170, 175
Schulterpackungen 21
Schuppenflechte 88
Schüttelfrost 43
Schwarzer-Holunder-Tee 130
Schwarzkümmel 208
Schwarznessel-Tee 142
Schwedenbitter 221
Schwitzkuren 156
Senf 23, 123, 148, 218, 241
Silberweiden-Gänsefingerkraut-Tee 129
Sklerose 44
Sonnenhut 241
Spargel 141
Speichel 170
Spiritus 18
Spitzwegerich-Tee 144, 192, 196, 224
Spurenelemente 13
Stärke 259
Steinbrechsamen 205
Stiefmütterchen 129, 168
Stranddistel (Männertreu)-Tee 137
Sumpfschafgarbe 134

**T**
Tannenspitzengelee 187
Taubnessel 165, 169, 196
Tausengüldenkrauttee 120, 218
Teekuren 165
Teilbäder 16
Terpentin 176
Teufelskrallen-Tee 241
Thrombose 87
Thuja-Tinktur 170
Thymian 112, 117, 145, 146, 195
Tinkturen 18
Ton, weißer 220
Tonerde, essigsaure 243
Trocknen von Kräutern und Gewürzen 104
Tropfen 18

**U**
Übererregbarkeit 64
Umschläge 16, 19

**V**
Vanille-Basilikum-Tinktur 210
Veilchen 118, 146
Verbrennungen 42
Verdauungsstörungen 39f., 43, 92
Verstauchungen 29
Verstopfung 26
Vitamine 13, 256f.
Vogelmieren-Salbe 112
Vollbäder 16
Völlegefühl 32
Vollwertreis-Schleim 223

**W**
Wadenwickel 21f., 154
Walnuß 94, 160, 173
Wärmflasche 140, 222, 229
Warzen 26, 82
Waschungen 17, 238
Wasserstauungen 26
Wassertreten 157, 234
Wechselduschen 155
Wechselfußbäder 164
Wegwarte 203
Weidenröschen-Tee 125, 213
Weißdorn 116, 180
Weizenkleie mit Leinsamen 227
Wickel 19
Wiesenknopf-Tee 162
Wiesenknöterich-Eibisch-Tee 225
Winterlinde 203
Wirsing-Auflage 134
Wolfsmilch 171
Wolfstrappkraut-Baldrian-Teemischung 162
Wundbehandlung 43, 47, 78,
Wundklee 169
Wurzel-Trunk 208

**Y**
Ysop 128, 146, 148

**Z**
Zahnfleischbluten 51, 65, 67
Zahnschmerzen 51
Zerrungen 29
Zimt 134, 218, 225
Zinnkraut-Umschläge 204
Zitrone 131, 132, 148, 151

Zuckerkrankheit 60
Zuckerrübensirup 162
Zwiebeln 128, 131, 144f., 151f., 171, 195
Zwiebelwickel 23


**Schönheits-rezepte**

**A**
Algen-Gel 272
Aloe-Vera-Reinigungs-öl 263
Anti-Fett-Spülung 276
Antifalten-Augen-Gel 283
Apfel-Maske 270
Arnika-Körperöl 271
Aufbau-Packung 270
Avocado-Reinigungs-milch 263

**B**
Bananen-Quark-Packung 268
Bienencreme 266
Bier-Spülung 277
Bierhefe-Maske 269
Birken-Lavendel-Essig 277
Brennessel 269, 277
Busenlotion mit Jojoba 272
Buttermilch-Bad 273

**E**
Efeu-Öl 272
Ei-Kur 280
Ei-Shampoo 276
Eiweiß-Honig-Maske 270

**G**
Galenus 266
Gesichtswässer 264, 265
Glyzerin-Ei-Packung 280
Gurken-Lotion 265
Gurken-Packung 270

**H**
Haartönungen 278
Haarwässer 279
Handcreme aus Ringelblumen 283
Hautcreme 266, 267
Hefe-Bad 273
Henna-Shampoo 276
Honig-Festiger 277

**J**
Joghurt-Maske 269

**K**
Kamillen-Bad 273
Karotten-Maske 269
Kieselerde-Maske 270
Kleie-Bad 273
Klettenwurzel-Kur 280
Kornblumen-Lotion 265
Kräftigungsspülung 276
Kräuter-Öl-Packung 281
Kräuterkompressen 270
Kräutersud 275

**L**
Lavendel 266, 274
Leinsamen-Maske 269

**M**
Malven-Kleie-Bad 274
Mandelkleie-Waschpaste 264
Mandelmilch-Bad 273
Mandelmilch-Packung 269
Milch-Honig-Bad 273
Milch-Spülung 277
Molke-Bad 273
Mundwässer 284, 285

**O**
Öl-Packungen 269, 280
Orangenblüten-Lotion 265

**P**
Papaya-Maske 269

**Q**
Quark-Packung 269, 270

**R**
Ringelblumen-Bad 274
Rosen-Friktion 266

**S**
Sahne-Honig-Maske 268
Sesam-Massageöl 271
Shampoo-Grundrezept 275
Straffungs-Maske 270

**W**
Walnußblätter-Lotion 265
Weizenkeimöl-Lotion 263

**Z**
Zitronen-Buttermilch 263
Zitrus-Shampoo 276